跟著四季作芳療

效果Up10倍

林瑜芬 著

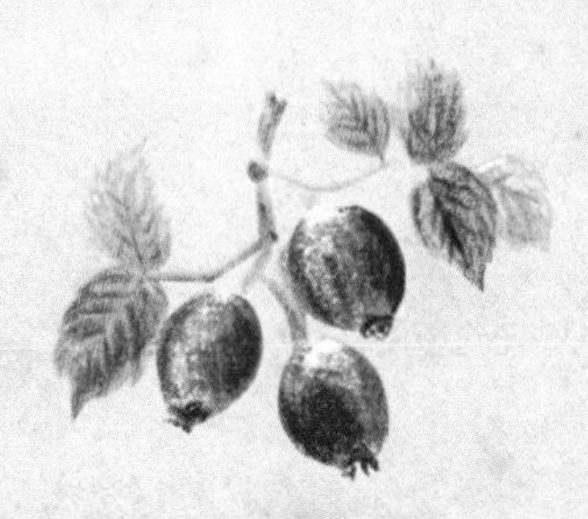

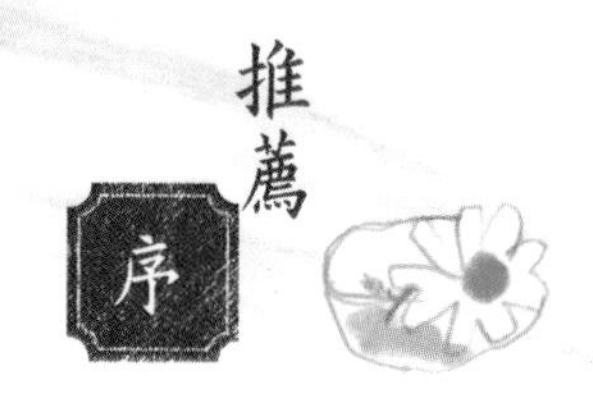

推薦序

台灣荷柏園．花漾芳療學院 創辦人 **卓芷聿**

芳香療法是神的恩典，源自於大自然藥用植物的精華，具有豐盛的奧秘，又深又廣，能吸引不同領域、不同專業、不同個性、不同年齡、不同教育水平的人，來親近它、來認識它，有的人是因情緒困擾走進了芳療的門，有的人是因健康問題，例如我是壓力性偏頭痛，非用芳療不可，有的人是因為對美的追求愛上芳療。

是的，芳療是極美的恩典，包含了身心靈不同面向，美化了我們的生命品質及生活品質，芳療的學習及應用，使我們有能力照顧自己，也發展出主動關心別人的健康、情緒及照顧的能力，我們的生命是分享的、熱情的，是充滿愛與關懷的。我們的生活品質因芳療改善了，特別是居住在城市中的人，雖然無法像鄉村的人生活在大自然的環境之中，但是透過植物精華的香氣擴散在空間中，讓我們輕易的沈浸在大自然的氛圍中，甚至能將世界各地的大自然氛圍，例如中東乳香的氣味、東南亞的岩蘭草的氣味、保加利亞玫瑰的氣息，通通輕易帶入生活之中，這樣的美好，在古時只有王公貴族才能享有，據說清朝的慈禧太后指定玫瑰精露沐浴、美容呢！

與瑜芬相交超過10年，是花漾芳療學院科班出身，澳洲國際認證的芳療師，近年更是學院的芳療講師，透過多年教學相長的機會，讓她對芳療的認識及應用更加個人經驗化，讓她有能力、有信心的為學生處理肌膚及身心等問題。瑜芬老師堪稱台灣芳療界數一數二的美魔女，不僅看起來較實際年齡少10歲，身材更是無可挑剔，更重要的是有美麗的心及追求新事物的熱情。這本書是她的代表作，更是她成為美魔女秘訣大公開、沒有藏私的佳作，在她的芳療配方中，為了追求效果，只使用世界級最佳品質的精油，更沒有預算限制，大量使用花瓣精油。渴求更多健康、美麗的讀者，我相信只要照著瑜芬老師建議的處方，搭配她建議的瑜珈練習，一定能和她一樣成為人人稱羨的美魔女，我也要向她看齊，因為她十年修煉瑜珈及芳療有成，已成為我們芳療界美魔女的最佳代言人。

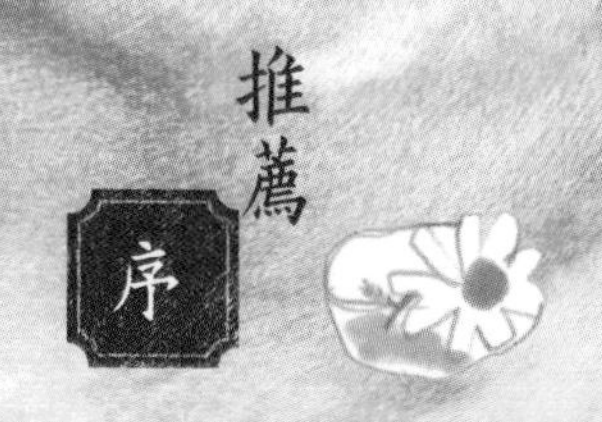

開南大學健康產業管理學系系主任 **林佳賢**

瑜芬老師在本校任教多年，頗獲學生愛戴，每學期瑜芬老師的課程是學生最期待的，因為老師的教學內容生動有趣又生活化，有些學生雖然已經修過了老師的課程，但是每學期瑜芬老師一開課，學生還是一再地去旁聽，可見得老師的課程真的很受學生喜愛。

本書蒐集了瑜芬老師多年的教學經驗，提供社會大眾最常碰到與在意的身體健康等相關問題，從清潔到保養，還有女性最在乎的瘦身、消水腫、經前的不適，甚至潔齒、護唇、呼吸道過敏等課題，都有提供精油的介紹與簡單的 DIY 製作方式，不同的節氣有不同的保養方式，但最終都是要讓身體保持在活氧的最佳狀態。在本書的第五章，還特別設計了 15 招從頭到腳的瑜珈提斯與有氧運動，讓社會大眾可以藉由運動與芳療相結合，進而保持良好的體態；促進了血液循環，而達到由內到外的美麗。第六章介紹了情緒芳療，現代人壓力緊張，家庭工作兩頭燒，在職場上的工作壓力與人際關係，在家庭的夫妻、親子、婆媳關係，都耗弱了現代人許多的體力與精神，本書藉由幾個簡單的情緒芳療方法，幫助社會大眾舒緩自身的精神壓力。身心靈都美好了，生活自然順遂如意。

本書淺顯易懂，非常適合社會大眾閱讀與使用，衷心希望藉著閱讀本書，並親自動手做親身體驗，而讓大家對於芳療有更深入的瞭解，對於自己身心靈的健康有所助益。

推薦序

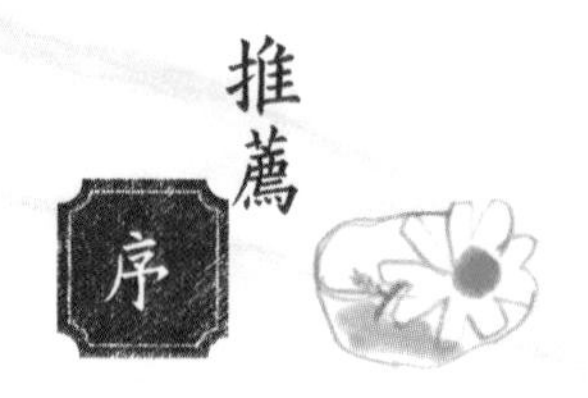

壢新醫院復健科主治醫師
尊爵體重管理中心主任　**林頌凱**

瑜芬在我服務醫院的體重管理中心擔任「芳療瑜珈提斯」課程的教練已有五年多的時間，她的課堂上有許多是我擔任復健科醫師治療的患者，常常在回診的患者口中提到，上她的課總是一進教室就聞到令人放鬆的植物香氣，很快就能進入課程中，各種伸展動作也能夠循序漸進的跟上。

這不禁讓我想起第一次認識瑜芬的時候，就覺得她跟一般的瑜珈與彼拉提斯教練不一樣，她身上散發著滿滿的天然植物的香氣與能量。後來才知道她不只是合格的墊上核心運動指導員，更是領有澳洲芳療諮詢師證照的芳療講師。難怪學員上她的課，總是期待每一次她在課堂中給予不同氣味的驚喜，與真心誠意帶領學員們進行各種伸展運動的愛。

身為體重管理與運動醫學領域的推動者之一，非常開心瑜芬把她擅長的芳香療法與瑜珈彼拉提斯運動結合，完成這本《跟著四季作芳療，效果 Up 10 倍》，不僅把植物精油帶給人們身心靈療癒的好處，以春夏秋冬四個季節適合的芳療保養觀念，透過 DIY 的練習，提供讀者容易上手的操作方法，更讓芳療 DIY 的成品能夠幫助身體更加柔軟，從頭到腳提供十五招現代人最需要的有氧與瑜珈提斯動作，釋放現代人各式各樣的壓力，非常推薦大家一起跟著動動手、動動身體，用最簡單的方法愛自己！

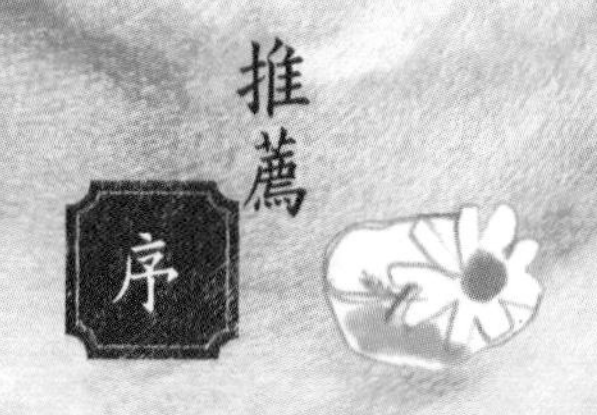

推薦序

愛莉國際股份有限公司總經理 朱承天

當我知道瑜芬要出書時，非常替她開心，想不到她邀請我來寫推薦文，反而是她鼓舞了我，這就是我們十幾年來相知相惜的緣分之妙。

故事要從南崁的台茂購物中心說起，當時，這個台灣首家購物中心要開幕，籌備期間，我有幸任職行銷經理的職務，而瑜芬是我部門內的資深公關，後來做到行銷副理的職務。從資深公關人員，負責公關媒體規劃、聯繫、撰稿及媒體活動，到整體行銷的主管職務，原本以為應該繼續在公關行銷領域大展長才。後來，突然發現她轉行啦！

不管是澳洲的精油芳療師認證，還是美國 AFAA 的彼拉提斯與瑜珈教練資格。甚至結合起來之後，還在開南大學擔任健康產業管理學系的講師。她從裡到外，從頭到腳，脫胎換骨，成為另一個形象──專業的芳療講師與瑜珈提斯與有氧教練。台灣從北到南，無論公家或私人企業，包括醫院體重管理中心、婦幼醫院及月子中心、學校團體，都爭相邀請她任課。

至於她鼓勵我的部分，是因為我們一起交換了很多相關的知識與經驗，我終於把我自己的創業夢想落實。運用台灣的原料及生產技術，創造出有趣而且特殊的實用保養小物。因此「愛莉愛娃錦囊」這個品牌就出現了，感謝瑜芬給我的鼓勵，以及對這個品牌的支持與信賴。

看到她的努力耕耘及累積，加上眾多學生的愛戴、授課單位的鼓勵，以及出版社的支持，將芳香療法與瑜珈彼拉提斯的專業整合成這本《跟著四季作芳療，效果 Up 10 倍》，我除了讚嘆，還是讚嘆。書中有非常多實用及有趣的保健與美容 DIY 小物的介紹，以及簡易上手的瑜珈提斯練習，真的值得大家來購買與收藏。

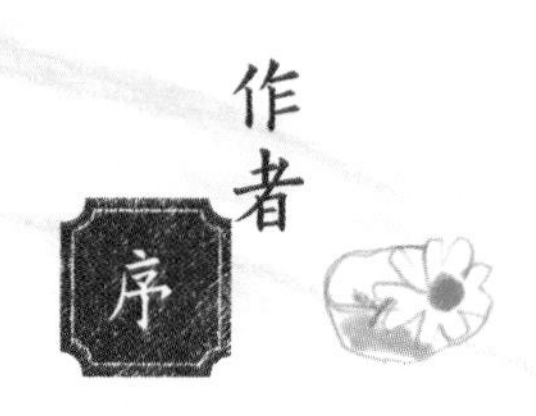

作者序

本書以四季精油保養、芳療瑜珈提斯（Aroma Yogates）、情緒芳療保養為主軸。首先，從第一章到第四章，依據四季的皮膚保養重點，挑選出最適合春、夏、秋、冬的四十種植物精華，每一個季節都有十種植物，足以解決當季的肌膚、身體症狀。精油用對季節，才能夠發揮天然植物成分的最大療效。

春天最需要創造氧氣，來修護沉睡了整個冬天的皮膚；夏天則以肌膚保水為關鍵，保濕才能避免肌膚不適當的出油，保持水嫩；秋天時節需要良好的水循環，以幫助氧氣流動全身；冬天需要的良好血液循環，以儲存氧氣的方式珍藏體內，保持溫暖好氣色。

每一種精油保養都有親身體驗的個案分享，提供解決肌膚問題的獨家精油配方，帶領讀者認識該款精油的歷史淵緣與功能，體驗該種植物對於我們身心靈的照護與保養，並詳述DIY的材料與製作步驟，讀者們可以按部就班自行操作、輕鬆進入芳療的世界。

如果想要保持美好的身形與健康的膚色，必須適當運動。本書的第五章，特別設計了十五招從頭部到腳的瑜珈提斯與有氧運動，可以搭配適合的芳療DIY產品一起按摩與保養肌膚。根據我多年的教學試驗發現，芳療結合運動，效果更加倍！而對於情緒保養方面，本書在第六章也提出了十招情緒芳療的做法，不管是能夠認識自己的「自我人格九型芳香基因學」小測驗，還是在職場、戀愛、婚姻中提升魅力與人氣的精油配方，讓心情在芳療植物的照顧下，感到幸福又開心，讀者們不妨跟著做做看！

最後，為了讓喜歡芳療的朋友們能夠經濟地體驗精油的植物美好效果，輕鬆展開芳療生活饗宴，我也依據學員們及初次進入芳療世界者的需要，提出了居家必備的十二款基礎精油。同時根據各種身體健康、情緒保養、居家環境建議了三十六種搭配方式，讓讀者們不用買一堆精油，也能夠體驗到最常使用的三十六種芳療效果。準備好了嗎？讓我們一起感受芳香生活的美妙與趣味吧！

林瑜芬

芳香療法的基本知識

一、什麼是精油（Essential Oil）

精油是從天然植物所萃取出的精華，包裹了植物的氣和能量。當我們用不同的萃取方法，例如冷壓萃取法、蒸餾法或是有機溶劑法等，將植物中的揮發油收集起來，便成為了精油。精油中往往散發植物的自然香味，如：玫瑰花的香氣、剝橘子皮時所散發出來的果香、割草時的清新草香、木頭傢俱產生的自然氣味等。

二、如何判定精油品質

商標：

值得信任的精油廠商必定會有專屬的品牌名稱與 LOGO 標示，這是辨別精油品質的首要事項。

香氣：

天然精油的香氣，在鼻腔中會產生層次性的變化，第一次使用的精油可以試一滴於手腕內側，每隔 30 秒左右嗅聞手腕的氣味變化，與體溫結合後的天然植物精油氣味變化十分有層次，同時會漸次溫潤柔和。果皮類精油揮發最快，葉子與花瓣類其次，木心與樹脂類精油最持久。

純度：

百分之百純正與天然的精油，沒有添加或是混雜任何劣質成分，或是人造的化學芳香劑。可信賴廠商通常會在精油瓶身上的標籤印製「Pure Essential Oil」或是「純精油」的字樣。

名稱與萃取部位：

使用市場上熟知的植物俗名，並應清楚標示萃取的植物部位。

拉丁學名：

精油產品必須提供精確的植物拉丁學名，才能進一步瞭解其化學型態，並對應芳療功效。

產區：

植物精油需於標籤上明白標示植物的產地，有助於確認其精油品質。

栽培方法：

該植物精油的栽培方式是特選、傳統、野生採集、有機或是野生採集合併有機栽種等，關乎該精油的品質精純與否與製造是否標準化。

萃取方式：

標示為冷壓萃取法、蒸餾法、有機溶劑萃取法或是超臨界 CO_2 萃取法。

批號：

每一支精油都有批號，以標示它的生產過程，以及生產當時的天然環境狀態等。

當地認證字號：

精油的產地來自世界各地，必須清楚標示當地主管機關所許可的代號，才能確保其療效與功能用途。

有效日期：

確保植物精油的新鮮度與保障消費者的使用安全。

因此，若有品牌能夠清楚標示以上的精油資訊與製作過程，讀者們都可以參考選擇喔！

三、精油滴數的換算

市面上的精油滴口依孔徑的大小不同，一毫升（1ml）的滴數從 18 滴到 40 滴都有，本書中的計算則以最普遍使用的一毫升 20 滴為標準。掌握這點後，就可以輕鬆的計算出每一項 DIY 產品需使用的精油劑量。

例如：希望以植物油 25ml 製作濃度 5% 的精油劑量時，精油的滴數就是：25ml x 0.05 x 20=25 滴精油。**一般成人的精油用量：建議臉部 DIY 以 2.5% 為上限；身體 DIY 以 10% 為上限。七歲以下孩童減半使用。**

四、DIY 的基本材料

精油、植物油、藥草油、精露、瀉利鹽、海鹽、藥用酒精、蘆薈膠、精油用基底乳液、泥岩粉、小蘇打粉、有機醋、乳果木脂、可可脂、蜂蠟、乳化劑、無香精的洗髮精、沐浴精等。在一般的精油專櫃或值得信任的美容保養材料行，都可以買到以上的產品；而在一般商店即可買到食用類的材料。

五、DIY 的基本工具

玻璃量杯、玻璃的調油缽、不鏽鋼或可耐精油的塑膠量匙（刻度為 5ml ≒ 1 茶匙、10ml 及 15ml ≒ 1 湯匙為宜）、10ml 到 100ml 容量的精油瓶、玻璃滴管、玻璃或是可耐精油的噴瓶、玻璃乳霜瓶、電動攪拌器、電子秤（可量至小數點後一位，最高可量到 500g）、標籤紙、記錄 DIY 調劑的筆記本、乾淨的抹布或是紙巾等。各位可以在網路上尋找信用良好的賣家，或是到一般的材料行採買這些瓶瓶罐罐和工具。

六、調製的步驟

原則上將油的劑型（如植物油、乳液、乳果木脂、可可脂、蜂蠟等）與水的劑型（如精露、蘆薈膠、藥用酒精等）分開調配，之後進行再調合，加入乳化劑會使製品更加融合。精油因為具有揮發的特性，建議最後再加入製品中；同時盡量先將多種精油先調入滴管中，使其均勻後再加入製品中調勻。

七、精油的敏感測試

絕大多數的精油都不會造成皮膚過敏反應，只有一些較具刺激性的香葉草醇或是酚、醚類精油，比較有可能造成敏感性肌膚的過敏反應，因此當不確定時或是第一次使用該精油，可以先做肌膚試驗。將一滴精油滴於手腕或是手肘內側，停留至少二十分鐘，最長可達兩天（四十八小時）。觀察是否有不舒服、紅腫或發癢的情形。萬一出現過敏，只要停止使用，精油即可隨著時間慢慢代謝消失；如果沒有過敏反應，基本上代表你的肌膚就適合使用這支精油。

八、如何保存精油與 DIY 製品

1. 存放於陰涼通風處。
2. 避免日光直射。
3. 避免濕度過高。
4. 瓶蓋一定要轉緊。
5. 建議放冰箱中。
6. DIY 製品上一定要標示製作日期，以利掌握有效期限。

{目錄}

三、秋收凝氣篇

四、冬藏儲氣篇

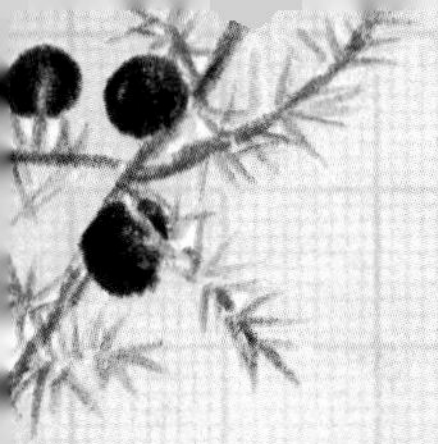

五、瑜珈提斯氧身篇

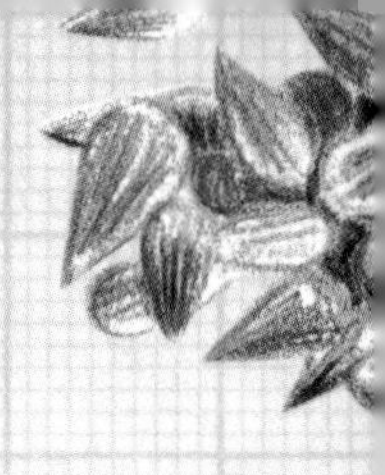

六、情緒氧心篇

七、居家必備 12 款精油與香氣妙方

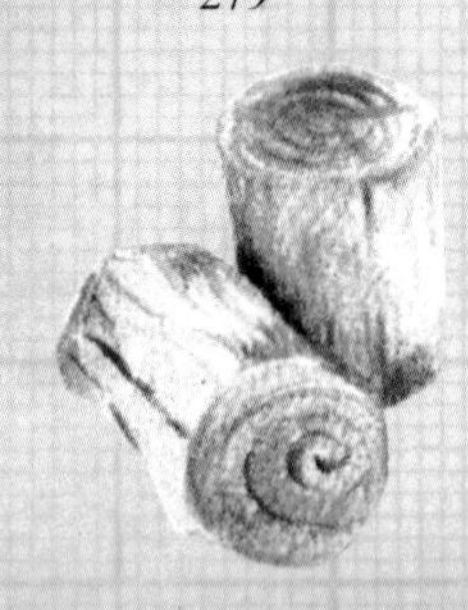

一·春耕造氣篇

春季保養重點

春天的季節是最明顯的季節變換時間，臉部與身體肌膚經過了一個冬天的冷風吹拂，遇到了春天氣候漸暖的變化，一時之間不易適應，而此時具有脂溶性與有機活性保養功能的植物精油就能派上用場，讓你更能在植物精油的香氣中，迎接春暖花開的美好新生活、好情緒。

在這個季節，臉部方面的保養最適合進行基礎清潔、保濕、緊實、皮膚活化與再生能力提升的護膚工作，可以運用的精油如埃及天竺葵、真正薰衣草、羅馬洋甘菊、杜松子與橙花等；而身體方面則適合進行促進循環、清阻塞、調節荷爾蒙、保持好氣味與提振精神的精油，例如辣薄荷、絲柏、快樂鼠尾草、中國肉桂與沉香醇百里香。

用對時節的精油，搭配最適合春天的十種芳香療法 DIY 小物，肯定能讓身心靈保養事半功倍，輕鬆獲得最佳效果！

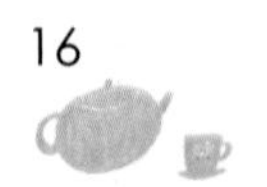

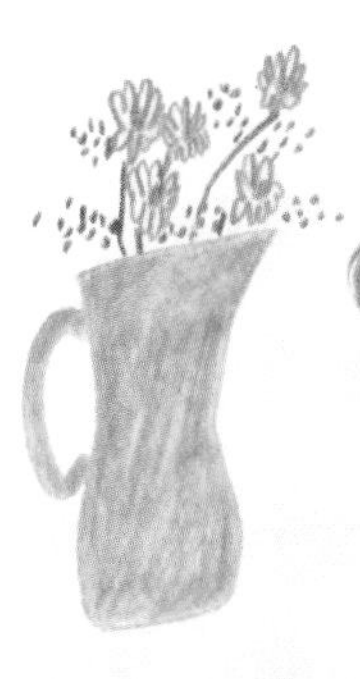

春季必買的十種植物精華：

1 埃及天竺葵

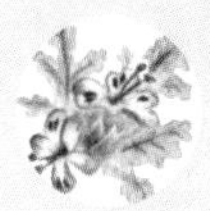

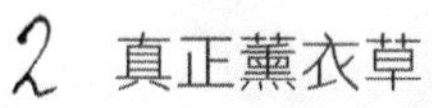

2 真正薰衣草

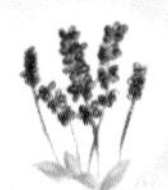

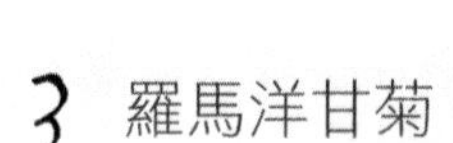

3 羅馬洋甘菊

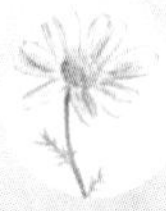

4 杜松子

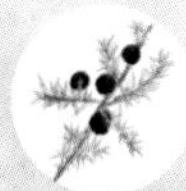

5 辣薄荷

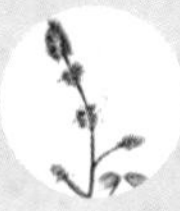

6 絲柏

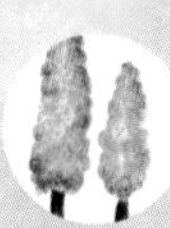

7 快樂鼠尾草

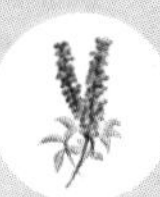

8 中國肉桂

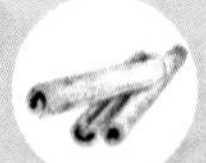

9 沉香醇百里香

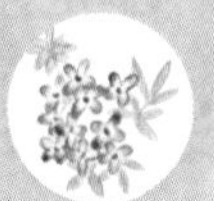

10 橙花

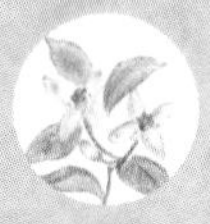

埃及天竺葵

保養基礎：卸妝油

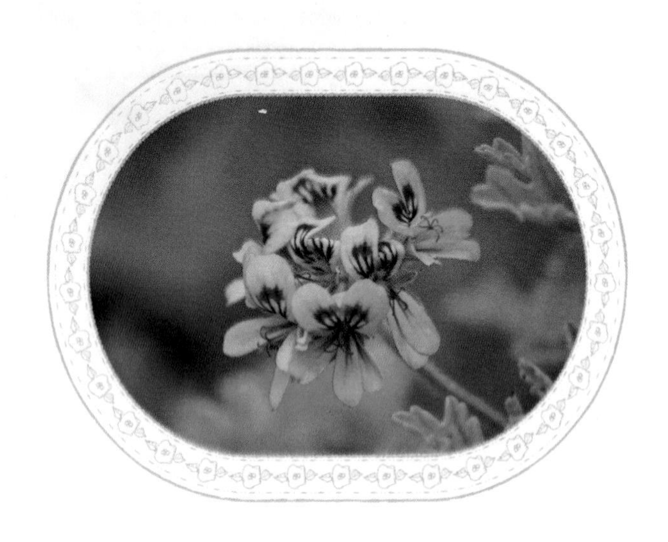

化個美麗的妝不容易，卸下它當然要更費功夫！很多女生常常因為太疲倦或是偷懶，隨便抹個兩三下後就擦上保養品睡覺，卻不知隱形的皮膚老化殺手已經找上身，然後再總是抱怨各種保養品對她的皮膚都沒有效果，皮膚還是又乾又粗糙，暗沉無光澤，因此卸妝對於想要延緩肌膚老化的人來說，真的非常重要！

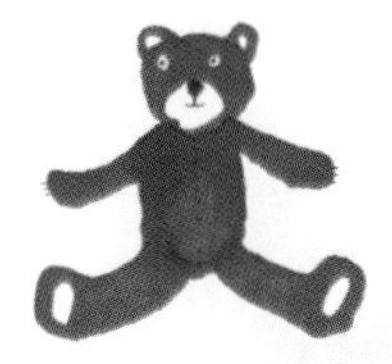

在我的芳療教學學員中，大多是上班族的女生，二十多歲到三十多歲者居多。每位同學都很重視自己的皮膚保養，基本上膚質也不差，不過因為需要上妝的關係，回到家後就需要適當的卸妝，現在最夯的就是卸妝油。然而困擾這些女生們的現況是，因為大多數的卸妝油會添加矽質的潤滑油成分，讓卸妝產品呈現出稀薄如水、黏稠、果膠的液體狀，容易吸附厚重油脂，有些卸妝油甚至可能添加礦物油為基底。

每天使用的結果就是毛細孔阻塞，後續的保養品根本無法被皮膚吸收，甚至造成皮膚大量出油、發炎。於是我建議她們使用天然植物油製成的卸妝油，同時也請她們減少過度的使用彩妝品，並改用沒有添加過多的香精香料或是過多的合成物質的彩妝品，結果因為年輕膚質的再生能力很好，皮膚很快就又恢復光采與細緻，而且在卸妝的同時因為精油的香氣也讓身心感到放鬆，肌膚的細胞也充滿了活力。

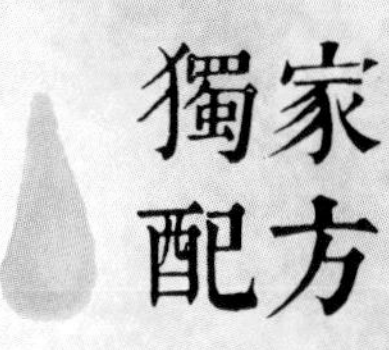

獨家配方

埃及天竺葵卸妝油：

埃及天竺葵 8 滴 + 荷荷芭油 15ml+
天然外用調合劑 15ml

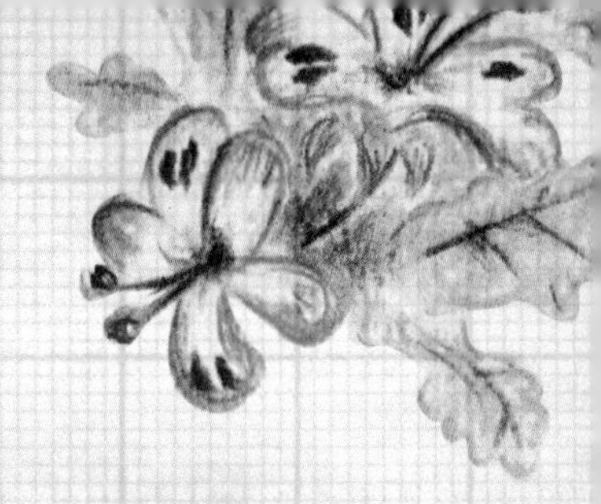

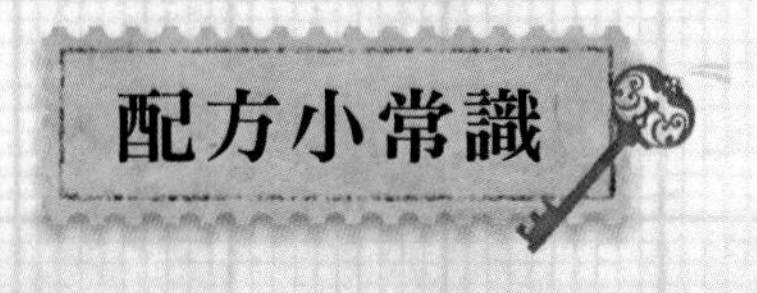

Geranium Egypt

埃及天竺葵

拉丁學名：Pelargonium graveolens

來自留尼旺島的埃及天竺葵 (Geranium Egypt) 精油軟化皮膚、恢復皮膚彈性與抗菌的功能非常好。它屬於花瓣類精油，與玫瑰有類似的香氣，但帶著輕微的木質味。

它是平衡肌膚狀況的好幫手，有預防皺紋、黑斑，使肌膚回春、調整皮脂分泌與平衡荷爾蒙的作用。常用於護膚，對於乾燥、中性與油性肌膚都很好。特別是在心理層面上，對於過度追求完美，每件事都想要做到一百分，而使心情搖擺不定或身心感到不平衡時，它能幫助你找到安心的平衡點。

它更是很好搭配的精油，可以有效發揮精油的協同作用，除了增益其他精油功效之外，還會因為搭配而改變自身的氣味，散發整合的迷人香氣。不過懷孕中的女性與極度敏感肌膚者要小心使用。

◎荷荷芭油（Jojoba）

基本上只要使用天然的荷荷芭油（Jojoba）就有很好的卸妝效果了。它的特性上可以取代鯨蠟脂，而且是極佳的保濕品，完美的深層保養效果能夠補充皮膚失去的水分，使得皮膚表面生成的油脂層能夠得到穩定，皮膚能夠再度恢復柔嫩光滑，像是敏感性肌膚、乾燥膚質與因暖氣或冷氣造成的皮膚過敏現象，都能夠得到舒緩。

◎外用調和劑（Essential Solubiliser）

為了讓卸妝油在按摩卸妝後讓清水沖洗掉，自己製作卸妝油時可以加上純天然植物萃取的外用調和劑，杏仁油與椰子油天然萃取的調和劑讓精油乳化成細小分子，同時穩定自製產品的品質，讓油與水完美融合。

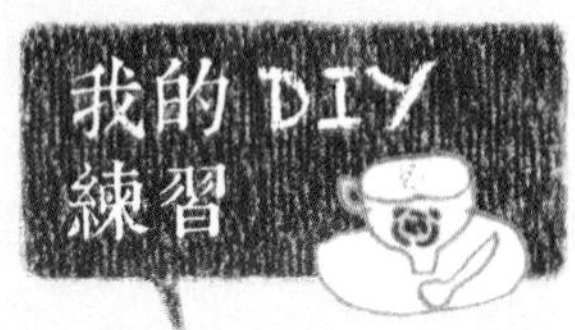

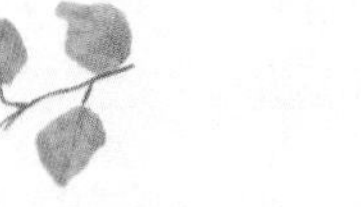

簡易天竺葵卸妝油動手做：2.5% 精油

製作方法：將荷荷芭油 15ml+ 天竺葵 8 滴先調勻後，再加上天然外用調和劑 15ml，三者混合均勻後，裝入 30ml 有滴口的深色精油瓶中。記得置於陰涼通風處保存，因未添加抗菌劑，盡量於三個月內使用完畢。若製作份量更多，精油用量以 2.5% 為上限。

使用方法：每次洗臉前滴出 10 ～ 15 滴卸妝油，以畫圓方式輕柔按摩全臉，約一至兩分鐘後，以清水沖洗，接著再使用潔膚乳洗淨即可。

調合的替代材料：

真正薰衣草、有機茶樹、馬丁香、花梨木精油等。

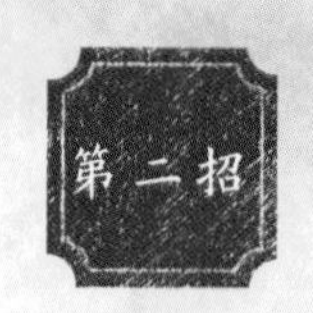

真正薰衣草

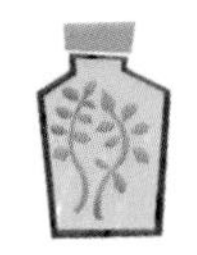

保濕修護：保濕凝膠

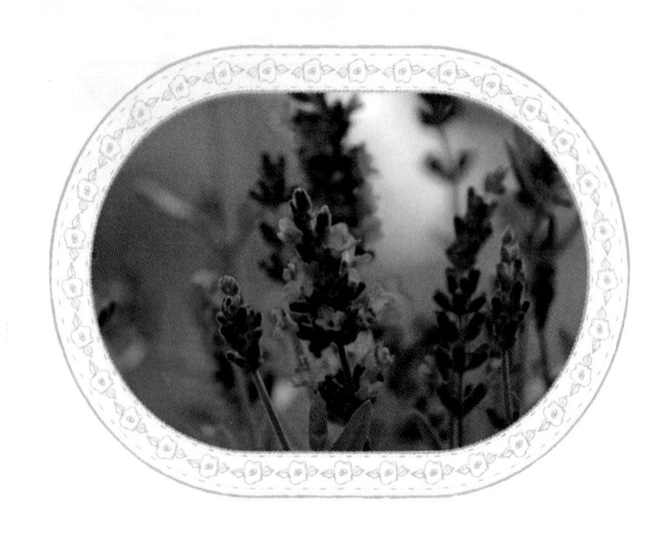

多變的氣候讓肌膚很容易就產生敏感的情況，再加上乍暖還寒的氣溫，也讓身體的免疫力容易受到侵襲。身為人體最大的器官「皮膚」，除了能夠防止水分蒸發，還有防止外部污染物、化學物質、紫外線及細菌等入侵的功能。組織結構上包含了表皮層、真皮層與皮下組織，最主要的三大組成是水分、蛋白質與脂肪酸，此外也負責呼吸、體溫調節、感覺機能及排泄等任務。

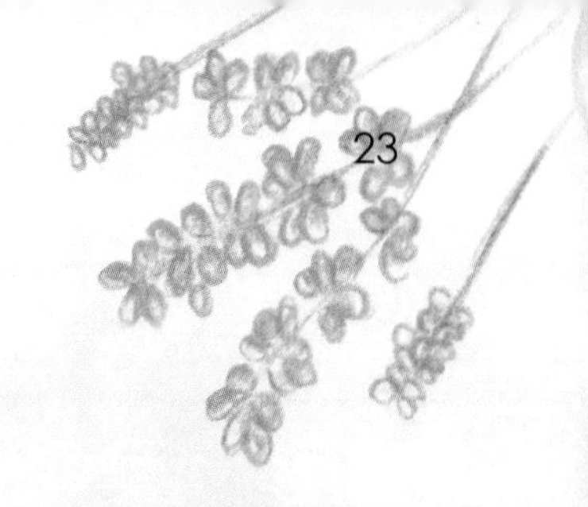

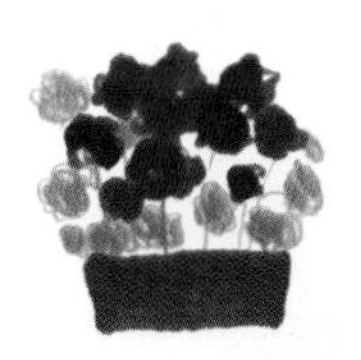

一位將近三十歲的年輕上班族女性，長期為乾燥肌膚所苦，在一次瑜珈課程結束後來問我，有什麼方法可以改善她的肌膚問題。平常她用的是知名品牌的保濕型保養品，每週也都定期去角質與敷臉，同時每週一次固定上我的瑜珈課。問題就在於她愛喝咖啡、吃辛辣食物，同時經常熬夜趕企劃案，總是帶著滿滿的工作思緒上床，真正進入夢鄉大概是凌晨三點。

基本上就養生的概念而言，刺激性的食物一定會使身體上火，讓體內產生發炎的狀態，而熬夜不睡與壓力當然也是造成她身體修護能力趨緩的主要原因之一。現代人的工作壓力已是不得不的現實，只能請她先從飲食與作息方面進行調整，然後加上保濕修護型產品，幫助她的肌膚修護與對抗發炎。再配合固定的瑜珈課程，透過課程中腹式呼吸的練習，差不多一個半月後，她的乾燥肌膚便改善了不少。

獨家配方

真正薰衣草保濕凝膠：

真正薰衣草精油 12 滴 + 荷荷芭油 5ml+ 天然酵母膠 20g

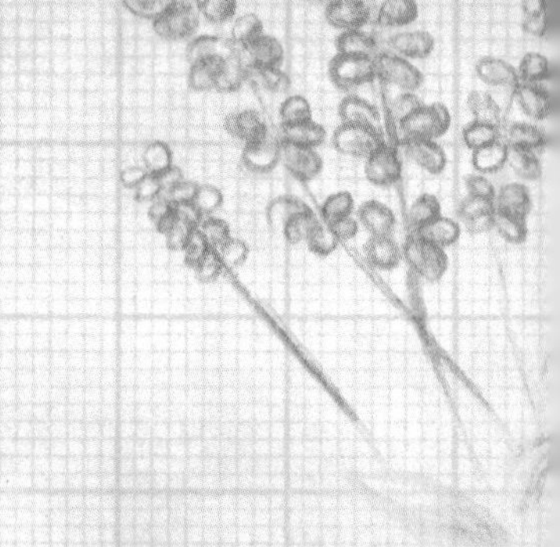

配方小常識

True Lavender

真正薰衣草

拉丁學名：Lavandula angustifolia

Lavender一詞在英文裡就代表著淺紫色的意思，從深紫、粉紫到淺紫色，它的香氣清爽怡人，甜而不膩，可以和任何其他類型的香氣搭配，是談到芳香療法中最普遍使用的精油。它生長於排水良好的石灰質山岳地區，環境嚴峻，因此被認為具備在逆境中求生存的強大能量，同時具有良好的滋養身心靈功效。真正薰衣草的安神、舒緩緊張焦慮的功效早就是眾所皆知。它還有個舉世聞名的真實故事：法國化學家蓋特佛賽（R.M.Gattefosse,1881-1950）因為一場實驗室的灼傷意外，而發現了薰衣草在修護燒燙傷與鎮定疼痛的神奇功效，因此讓薰衣草有了「精油之母」的美稱。富含乙酸沉香酯與沉香醇的真正薰衣草，具有溫和的抗感染、活化皮膚細胞、皮膚癒合、抗發炎、治療濕疹與牛皮癬的功能。薰衣草的語源來自拉丁文的Lavare（洗濯），在歐洲文明裡和「潔淨」一詞是相近詞，能將內心的憂鬱、焦慮與傷痛一掃而空，也能緩和僵硬的肌肉與鎮定疼痛，非常適合運用在運動前後的肌肉放鬆與痠痛舒緩。適合所有膚質，包含容易敏感的膚質。

◎天然酵母膠（Amigel）

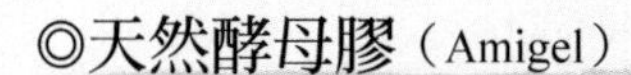

天然酵母膠是由酵母白絹菌（Sclerotium rolfsii）於葡萄醣中培養出來，屬於多醣類的膠，吸水力高，且屬於植物性的膠化劑，非常適合添加於各種保養基底材料，也能均勻融合。同時天然酵母膠為確保最佳的抗菌效果，並添加了天然的葡萄柚籽萃取物與中性萜類醇作為抗菌劑。

我的DIY練習

真正薰衣草保濕凝膠簡單做：2.5% 精油

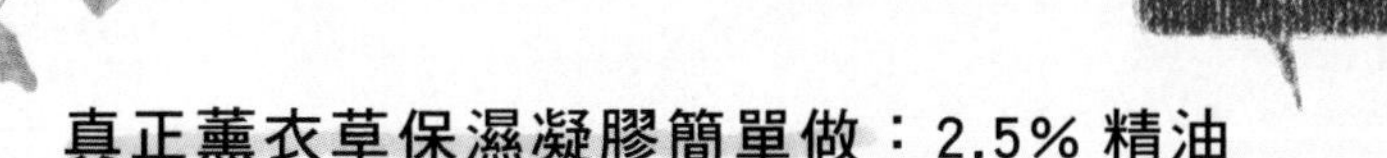

製作方法：用標準電子磅秤分別量好 5ml 的荷荷芭油與 20g 的天然酵母膠，先將 12 滴真正薰衣草精油滴入荷荷芭油並攪拌均勻，再加入量好的 20g 天然酵母膠，攪拌均勻後即可裝填入耐精油的瓶罐中。記得置於陰涼通風處保存，盡量於三個月內使用完畢。若製作份量更多，精油用量以 2.5% 為上限。

使用方法：早晚洗臉後，於使用化妝水之後，取適量輕柔畫圓塗抹全臉與頸部。

調合的替代材料：

埃及天竺葵、迷迭香、玫瑰、羅馬洋甘菊、香水樹精油等。

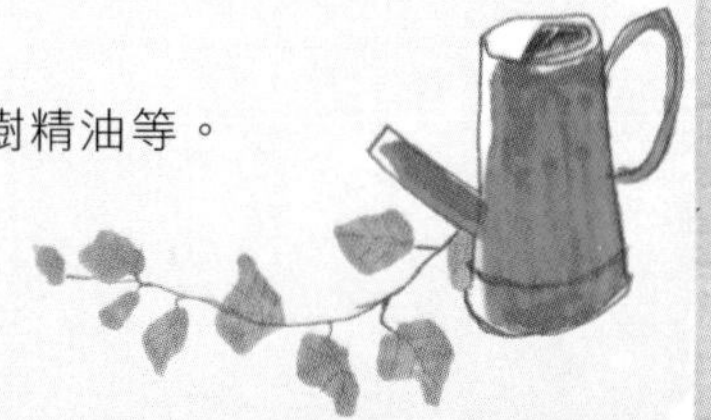

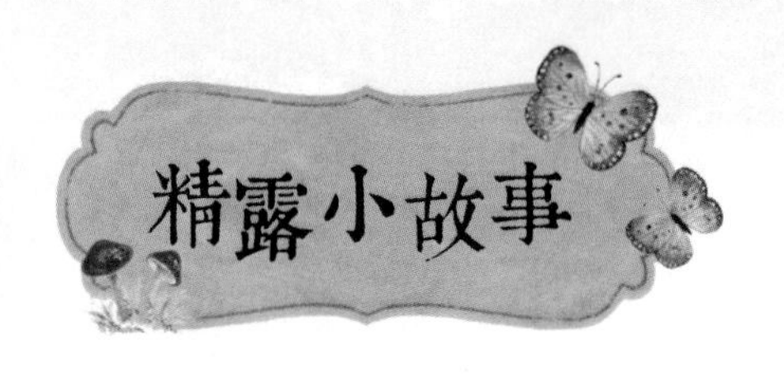

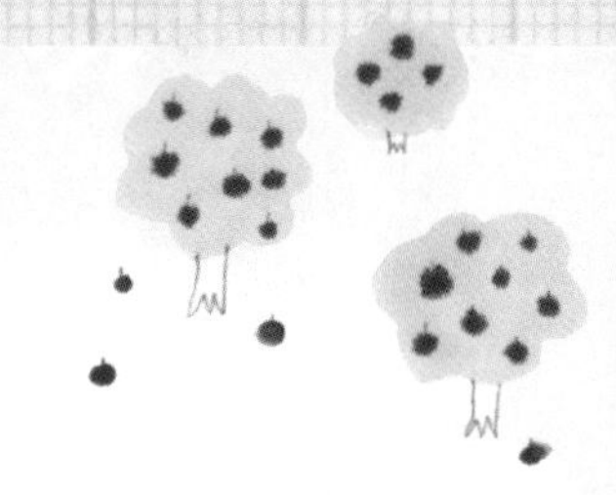

芳香精露（Hydrosols、Hydrolates、flower water）是真正的花水，由花朵或芳香植物透過蒸餾萃取法時所產生的水型產品。精露的 PH 值在 2.9 ～ 6.5 之間，屬於弱酸性，與人體皮膚屬於弱酸性一致。精露中含有植物本身可溶於水中的芳香化合物，它的香氣、植物的能量及作用與原生植物十分相近，因此若能與原生植物萃取而成的精油合併使用，將能發揮該植物最完整的功效。

精露具有提振精神、平衡自律神經系統、收斂與保濕肌膚的功能，也能在肌膚的清潔之後使用，發揮再次清潔、軟化角質、潤澤肌膚與收斂毛細孔的功能。

使用方式：

1 當作安撫臉部的化妝保濕水。
2 用來滋潤髮絲的保濕噴霧。
3 在心靈上做為情緒的平和與舒緩。
4 加入美容敷面敷體泥膜製作使用。
5 無添加抗菌防腐劑的精露，可以用來內服，建議與純水一比五十調合飲用，幫助調理身體、達到體內環保的功能。

◎真正薰衣草精露

PH 值介於 5.6 ～ 5.9，具有良好的保濕、修護肌膚組織與抗發炎的功能。對於平衡自律神經有良效，同時對於壓力造成的失眠問題有很好的益處。在心靈層面對應於第四脈輪「心輪」，能夠滋養與撫慰疲憊與受傷的情緒。

羅馬洋甘菊

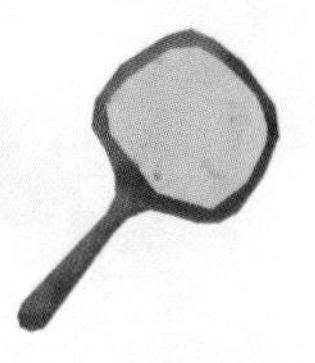

乾眼酸澀 BYE BYE：天然人工淚液

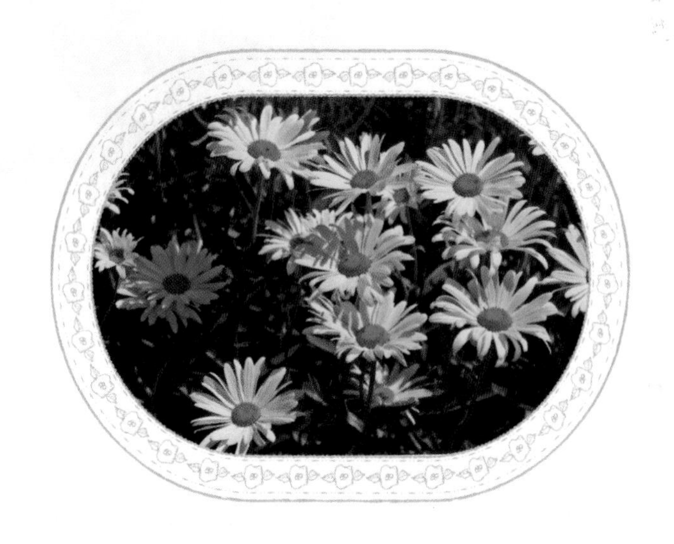

為了恢復眼睛的明亮與眼周肌膚的保養，寵愛自己的朋友們肯定要開始做一些有效的保養功夫。當然最重要的是減少過度用眼的時間、多從事一些眼球運動，或是到戶外放鬆心情，看看青山綠水，這些都是治本的方法。

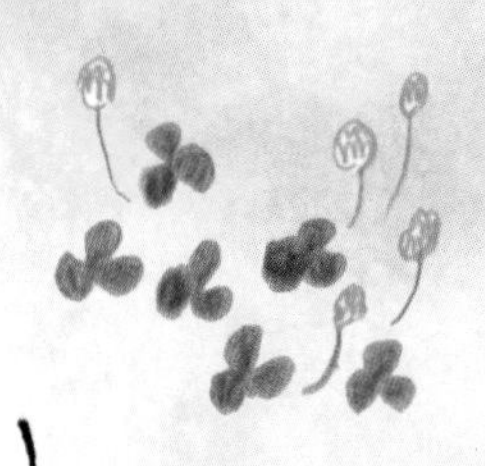

我自己從事芳香療法與瑜珈提斯的教學，面對各種不同類型的學員，常常需要角色的轉變，也要大量使用電腦進行教學資料的準備，用眼量極高，真切地感受到「眼睛是靈魂之窗」這句古諺。除了大量的電腦使用，現代生活的必備品「智慧型手機」，更讓眼睛長時間處於高度使用的狀態下，不僅眼痠疲勞，黑眼圈揮之不去，更有甚者眼周細紋不斷增生，稍微一笑，可怕的魚尾紋就隨之出現。週遭也常有友人眼皮總是浮腫、布滿血絲，看起來像從來沒睡飽過的無神，這些都屬於是眼周肌膚開始進入老化的警訊。

許多人都會用人工淚液來潤澤雙眼，然而市面上的人工淚液畢竟以化學合成居多，多少也添加類固醇，用多了也不免擔憂。於是我採用芳香療法上最天然有效的舒緩明星「羅馬洋甘菊」(Roman Chamomile) 精油來製作天然的人工淚液，隨身攜帶，即使戴隱形眼鏡者也能直接使用，有效揮別乾澀雙眼呢！

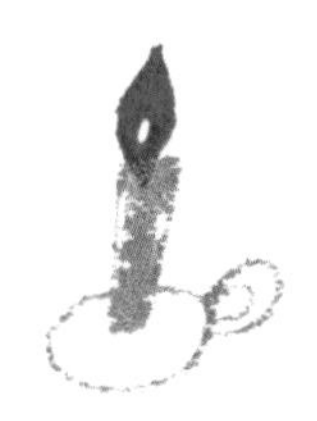

獨家配方

羅馬洋甘菊天然人工淚液：

1. 羅馬洋甘菊精油 1 滴 + 內服用調和劑 10 滴 + 生理食鹽水 30 ～ 50cc
2. 羅馬洋甘菊精露 2cc + 生理食鹽水 8cc

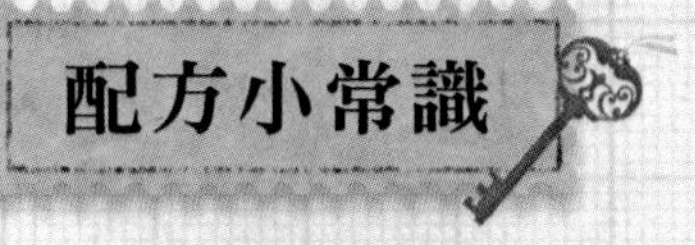

Roman Chamomile
羅馬洋甘菊

拉丁學名：Anthemis nobilis

菊科的羅馬洋甘菊主要產地在法國、義大利等地，古希臘文為Chamai-Melon，是「大地的蘋果」之意，因為它混合了草香與青蘋果香氣，西班牙文直接叫它「小蘋果」（manzanilla）。遠在古埃及時代就被視為是聖花，用來祭祀太陽神，它也是盎格魯薩克遜民族的九大聖草之一，有「草木大夫」之稱。屬於水蒸氣蒸餾法而得的花瓣類精油，以酯類成分為主，因此具有很好的鎮靜放鬆、抗過敏、抗發炎與療癒關節腫脹的功能，在皮膚上能減緩搔癢、發炎與過敏的不適，香味強烈，對於壓力、失眠、驚嚇、焦慮不安、過度亢奮與頭痛的平衡都有助益。

◎羅馬洋甘菊精露

PH 值介於 3.0 ～ 3.3，具有淡淡的甘草苦味，深具安撫、抑菌、抗過敏與抗發炎的功能，因為溫差大、長時間待在空調環境中引起的乾燥、脫水型的皮膚也有良好的保濕效果。特別適合用在因為過敏或是焦慮緊張、空氣污染導致的紅眼問題。可以安撫疲憊的雙眼，敷眼效果也很好。在心靈的照護上，羅馬洋甘菊能夠幫助我們調整負面的情緒，移除受到限制的思想，重新面對生命中的多樣與挑戰。

◎內用調和劑（Disper）

它是精油的天然乳化劑，由食物等級、非基因改造的大豆卵磷脂成分製成。在法國，內用調和劑主要用來做精油內服的調和品，也可以用來製作各式各樣液態的DIY產品，如噴霧、漱口水、沖洗水等。由於對於皮膚與黏膜組織的相容度很高，可以提供製作產品的穩定度。

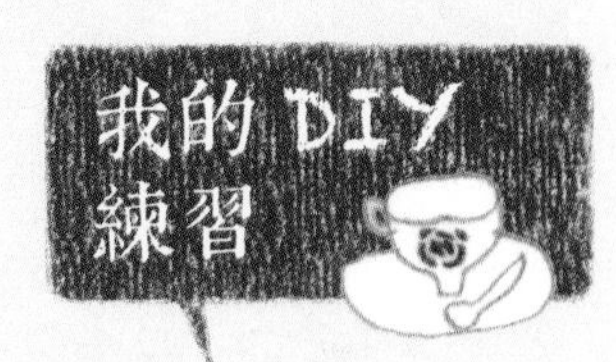

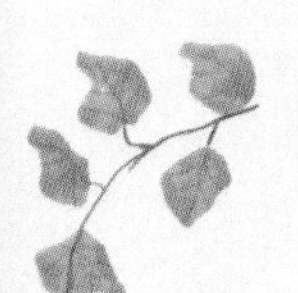

羅馬洋甘菊精油 1 滴 + 內用調和劑 10 滴 + 生理食鹽水 30 ～ 50cc

製作方法：先將 1 滴羅馬洋甘菊精油與 10 滴內用調和劑調合好，滴入準備好的 50cc 滴管瓶中，再將量好的 30cc（第一次練習此配方者可以先試用 50cc，以減緩刺激感，之後可以調整比例）生理食鹽水加入滴管瓶中，搖勻即可。

使用方法：隨身攜帶，眼睛酸澀疲勞時均可使用。

羅馬洋甘菊精露 2cc + 生理食鹽水 8cc

製作方法：先以量杯量好 2cc 羅馬洋甘菊精露，加入滴管中，再加入 8cc 生理食鹽水，搖勻即可。因用於眼睛部位，建議一至兩週內使用完畢。

使用方法：隨身攜帶，眼睛酸澀疲勞時均可使用。

調合的替代材料：

精油：真正薰衣草、快樂鼠尾草、玫瑰、德國洋甘菊。

精露：真正薰衣草精露、玫瑰精露。

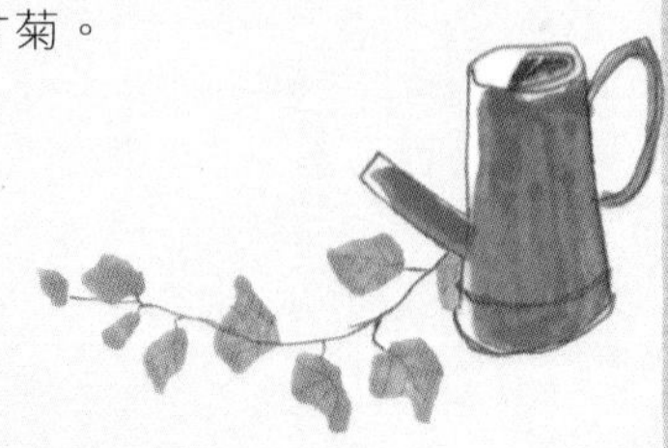

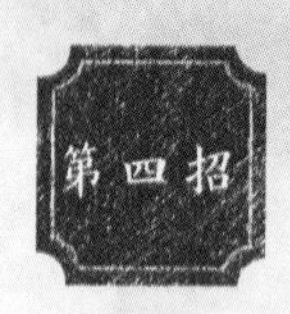

杜松子

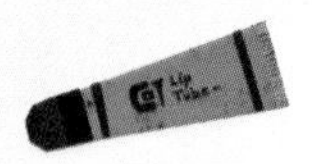

小臉緊實：臉部循環按摩膠

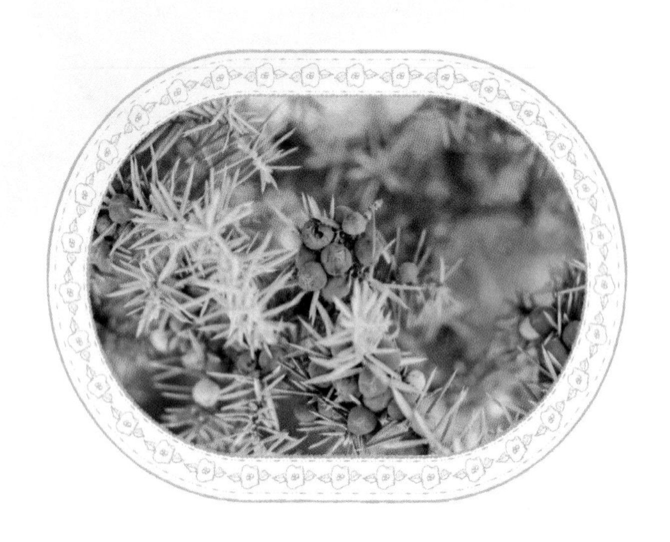

擁有穠纖合度的完美小V臉型，是許多女生追求的夢想。從市面上充斥各式各樣的小臉產品，以及網路上熱烈討論瘦小臉的各種方法，就不難看出女生們有多想要追求最美的小臉。也有許多人雖然年輕時是瓜子臉的小顏美女，但是隨著年齡增長，原本緊實的兩頰也可能出現多餘的贅肉或是組織鬆弛、脂肪移位，甚至出現下垂老態。

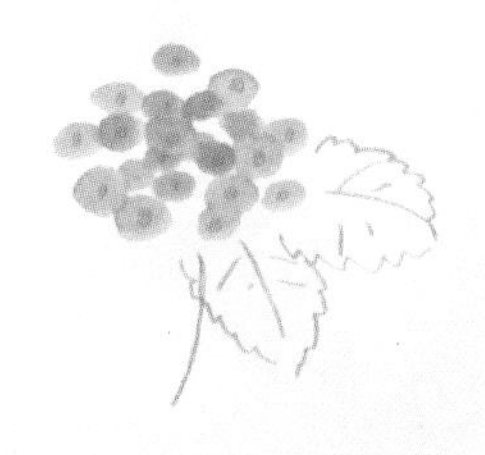

每當我的芳療教學課程談到了皮膚系統與精油保養的篇章時，同學們總是會想到如何瘦小臉，或是解決臉部水腫的問題。

有一位身體四肢其實都很瘦的大學女生，無奈就是有著一張可愛的圓臉，別人看著她總是有一顆貢丸插在竹籤上的聯想。原來她總是習慣熬夜瀏覽臉書，雖然很節制的忍住不吃宵夜，可是含糖飲料卻少不了。我仔細端詳她的臉龐與眼皮，其實很明顯呈現浮腫的狀態。

上了皮膚芳療課程時，我特別教同學們自製臉部循環按摩膠，並帶著大家練習簡易的按摩手法，當然免不了苦口婆心的叮嚀盡量不要熬夜，以及晚上八點之後不要養成大量喝水或喝飲料的習慣，這麼一來臉水腫的情形也改善許多。

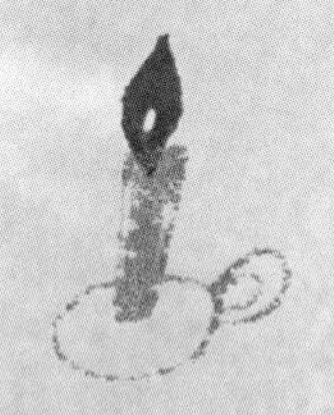

獨家配方

杜松子臉部循環按摩膠：

杜松子精油 5 滴 + 真正薰衣草精油 10 滴 + 荷荷芭油 5ml+ 金盞花療癒油 5ml+ 天然酵母膠 20g

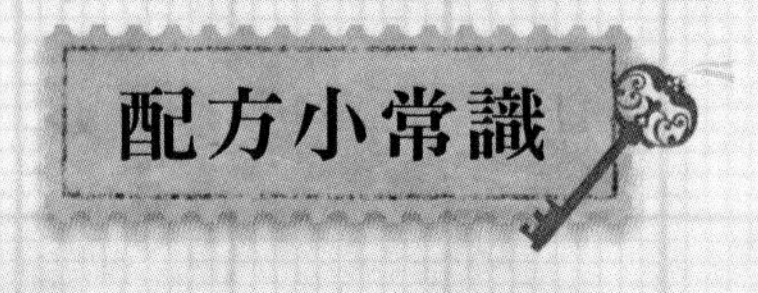

Juniper Berry

杜松子

拉丁學名：Juniperus communis

柏科檜屬的杜松子精油，主要的萃取部位是毬果狀的果實與葉，是刺柏的種子，也是琴酒主要調味的成分之一，也是使德國豬腳香味撲鼻的主要香料。其最重要的能力是排除、收斂、消炎、淨化與刺激真皮層組織的循環，用在利尿、排水與消除體液滯留及橘皮組織的照顧上，能夠幫助身心排出不必要的負面物質；同時其溫暖、陽性、乾熱的特質，能夠鼓舞心情，也有提神、抗憂鬱、減緩疼痛和改變心情的效果。擁有絕佳的排毒效果，是舒緩水腫及肌肉關節困擾第一名，也是體內環保最重要的植物精油。在進入充滿負面能量、令人心生不愉快、造成害怕與恐懼的空間之後，可以做為洗去不潔、導向正面的淨化香氣。罹患重度腎臟疾病者與懷孕婦女避免使用。

◎金盞花療癒油（Calendula）

拉丁學名：Calendula officinalis

帶著金黃色的閃耀光澤，金盞花療癒油榮獲「最佳抗發炎產品」的美名。因為富含尿囊素與 ß 胡蘿蔔素，對皮膚組織的修護、傷口癒合與再生幫助很大，是解決皮膚問題十分有效的藥草油。

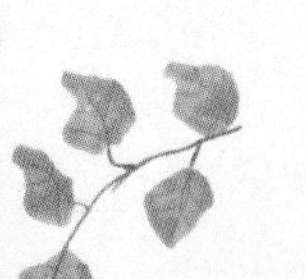

臉部循環按摩膠簡單學：2.5% 精油

製作方法：先將荷荷芭油 5ml 與金盞花療癒油 5ml 調合好，並將天然酵母膠 20g 量妥備用，接著先將杜松子精油 5 滴與真正薰衣草精油 10 滴滴入滴管瓶中搖勻，然後將混合好的精油加入調合好的植物油中，再將混合好的精油與植物油加入天然酵母膠，以電動打泡棒打勻，裝入罐中。因未添加抗菌防腐劑，建議三個月內使用完畢。若製作份量更多，精油用量以 2.5% 為上限。

使用方法：每日在化妝保濕水之後使用。由鼻翼兩側向耳朵方向塗抹按摩，自下巴中間朝耳朵方向按摩，最後在額頭部位由中間朝太陽穴的方向塗抹按摩。

調合的替代材料：

精油：絲柏、天竺葵、馬鞭草酮迷迭香、玫瑰、花梨木。

植物油：甜杏仁油、玫瑰果油。

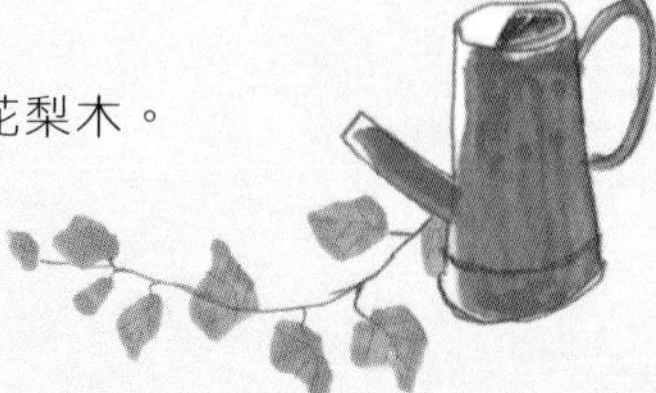

辣薄荷

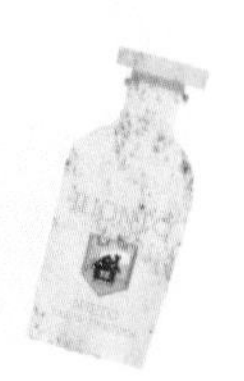

頭痛專家：鎮靜舒爽按摩油

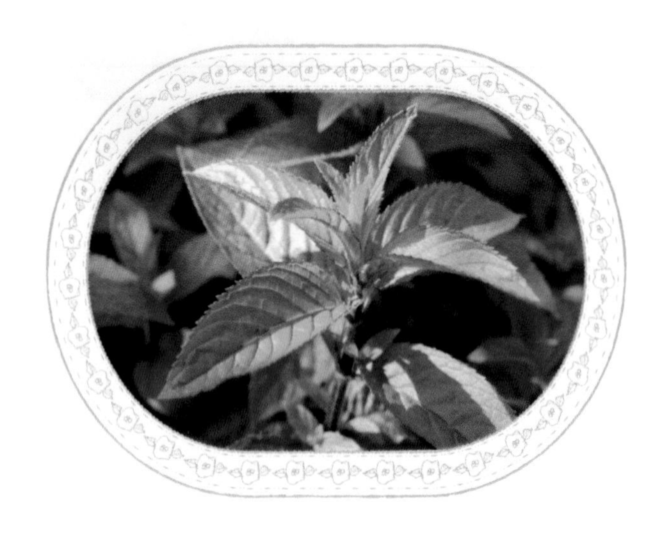

頭痛是人類最常見的慢性病，每年國人花費在頭痛藥上的數字與電視上大量的頭痛藥廣告就可以證明。多數的頭痛主要是因為壓力或緊張所引起，因肌肉收縮引起的頭痛是所有頭痛中最常見的一種，它是因為頭頸部肌肉的收縮所造成；偏頭痛則是因為頭部血管的收縮而引起；因頭部、眼睛、耳朵、感冒或其他疾病引起的頭痛是最少見的。

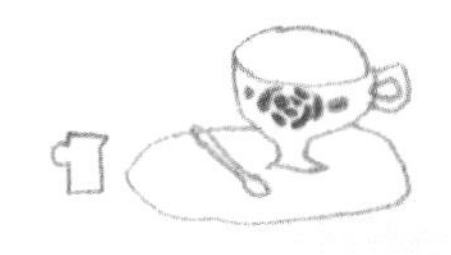

壓力其實應該算是現代人生活中一種必然的佐料，有了它才能體會無憂無慮的美好，也才能提醒自己適時的放鬆與平衡自我。

我在壢新醫院體重管理中心的瑜珈課程中，有位經常需要出差國外、擔任中階主管的學員，因為工作上的壓力，飛行的國家又常常是遠程，需要十多個小時待在機艙內，加上時差的問題，身心都時常感到疲憊，偶爾看他來教室上課，眼睛也總是帶著血絲，呵欠連連，感覺神經耗弱得很厲害。即使如此，對於他仍然沒有放棄瑜珈的習慣我感到很安慰。

有次他說：「老師，每次在上瑜珈課時，都很喜歡辣薄荷精油薰香，一進到教室就覺得清爽了起來，頭也比較沒那麼痛了。」的確如此，辣薄荷精油在照顧神經系統與緩和肌肉痙攣的鎮痛功能顯著，在許多煩悶的時刻或需要清涼與提神的氛圍，來一杯薄荷香草茶，也能夠立刻轉變心情，減緩不舒服的狀態。

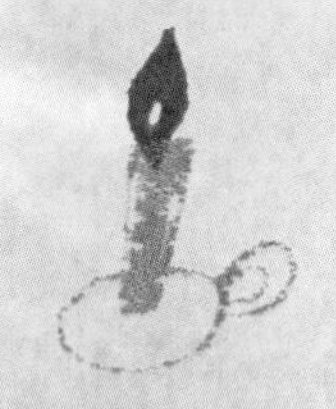

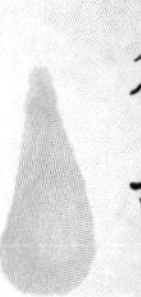

獨家配方

辣薄荷鎮靜舒爽按摩油：

辣薄荷精油 10 滴 + 真正薰衣草精油 20 滴 + 羅馬洋甘菊精油 10 滴 + 甜杏仁油 18ml

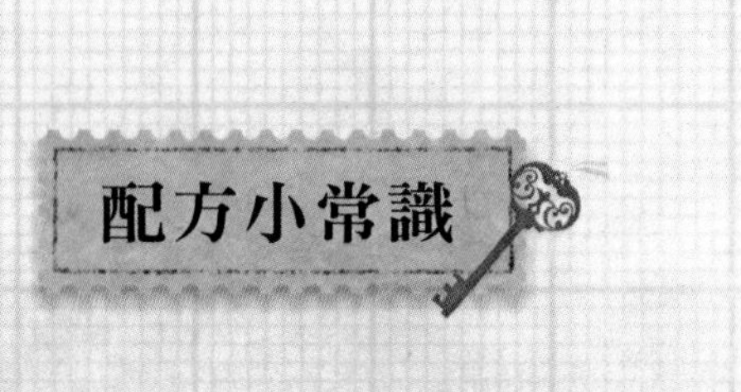

Peppermint
辣薄荷

拉丁學名：Mentha pipertia

希臘神話中，地獄冥王海地斯（Hades）引誘了森林仙女敏瑟（Minthe），被地獄王后普賽佛妮（Persephone）發現，因妒生恨，遂將敏瑟變成一株薄荷草，它濃郁而清新的香氣象徵了仙女不死的純潔靈魂。當身心感到疲憊，需要一些清涼舒爽的氣味幫助提振精神時，第一入選的植物肯定是辣薄荷。來自唇形科薄荷屬的辣薄荷，是最大眾化的植物香氣，舉凡口香糖、漱口水、牙膏等都會使用這種令人感到清涼的氣味。它的鎮靜中樞神經成分來自單萜醇類的薄荷腦，與促進血壓上升的薄荷酮，成就了它幫助頭腦清新、強健神經、退熱涼身、抗肌肉痙攣等效果。辣薄荷也是處理消化系統症狀必備精油之一，包括胃痛、消化不良、腹瀉、便祕、脹氣等。由於薄荷腦的清涼特性，使用時需避開眼睛與皮膚黏膜組織等部位。孕婦及兩歲以下幼兒與癲癇患者避免使用。

◎甜杏仁油（Sweet Almond Oil）

淡淡的黃色帶著微微的香氣，含有豐富的必需脂肪酸。對皮膚的滋養性高，能促進肌膚組織再生，也可以降低膽固醇。由於吸收力佳，因此常被添加在美容護膚產品中，更是芳療師必備的基本材料之一。一般而言，品質好的甜杏仁油揮發的速度較慢、延展性佳，不會迅速被肌膚吸收，所以使用在費時較長的按摩潤滑肌膚上，相當經濟實惠。

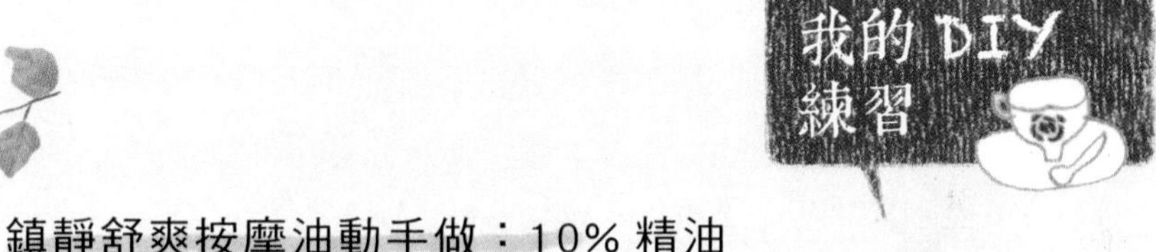

鎮靜舒爽按摩油動手做：10% 精油

製作方法：準備 20ml 的深色玻璃精油瓶，然後依序將辣薄荷精油 10 滴、真正薰衣草精油 20 滴、羅馬洋甘菊精油 10 滴滴入精油瓶中，再將量好的 18ml 甜杏仁油裝入精油瓶中，搖勻即可。原則上品質優良的甜杏仁油製作成的按摩油，只要在良好的保存條件下，亦即是通風、避免潮濕與過熱，可以使用約半年的時間。若製作份量更多，精油用量以 10% 為上限。

使用方法：隨身攜帶，需要時可取數滴按摩於百會穴、太陽穴、人中、合谷穴等脈搏處。或滴於掌心數滴，稍加搓揉，將雙手置於鼻前一個拳頭的距離處做六到八次深呼吸。（按摩穴位可參考本書第 279 ～ 281 頁的穴道圖）

調合的替代材料：

快樂鼠尾草、甜馬鬱蘭、馬鞭草酮迷迭香等精油。

搭配運動：頭部舒壓瑜珈（請見第 199 頁）。

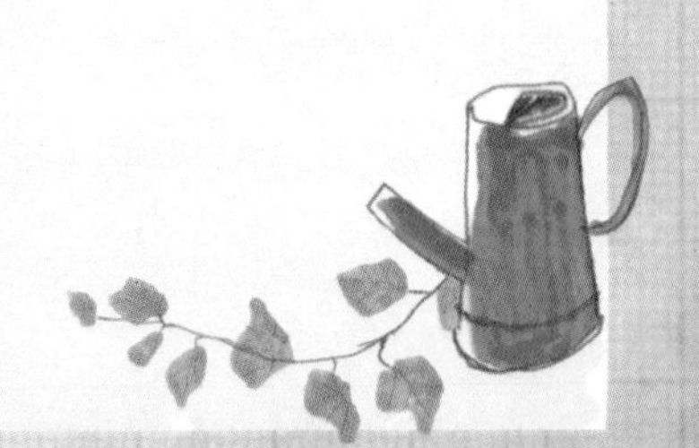

絲柏

消除水腫：體內環保舒緩沐浴鹽

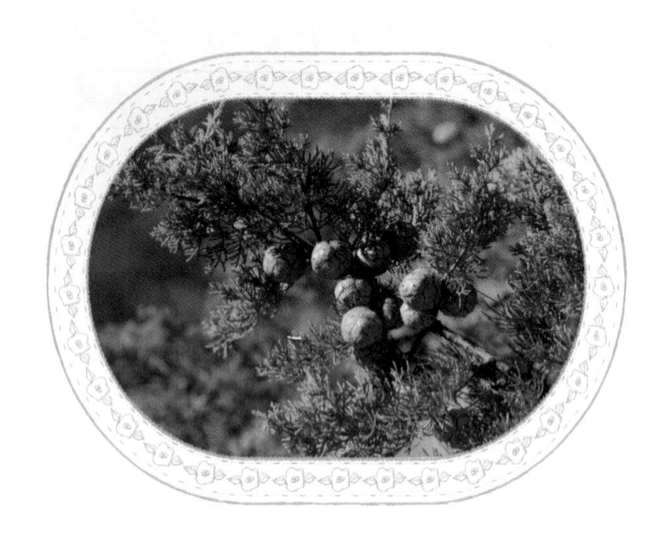

水腫（Edema）又稱浮腫，是指血管外的組織間隙中有過多的體液堆積，發生的原因是由於血液或淋巴循環系統回流不順、營養不良、腎臟和內分泌調節不規則所造成。與肥胖不同，淋巴循環不規律時，新陳代謝不良的細胞無法適當代謝排出廢物，累積在體內，就會造成身體痠痛、水腫的狀況。

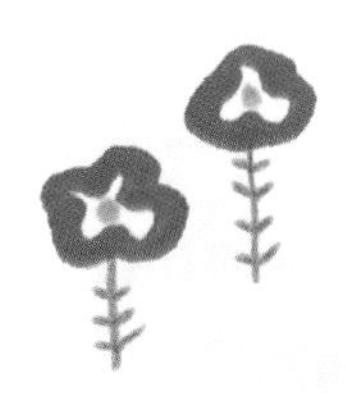

大多數來上瑜珈課的同學多多少少都有水腫的困擾。許多上班族因為長時間久坐辦公室，造成下肢循環不良。腿部水腫的明顯症狀就是小腿腫脹、腳掌浮腫，覺得鞋子變緊了。還有像是學校的老師、百貨專櫃小姐與餐飲業的工作，長時間站立與大量走動也造成腿部腫脹，甚至出現靜脈曲張。通常一堂六十分鐘的瑜珈提斯伸展運動課程後，同學們都能感覺到身體的輕盈與順暢，最明顯的就是穿上鞋子的那一刻，同學們總會驚呼：「咦？腳變小了？」她們很容易就可以穿上鞋。而比較需要加強身體代謝循環的同學，我就建議她們使用舒緩的沐浴鹽，回到家中可以泡澡或是泡腳，搭配令人放鬆的森林音樂，讓全身都舒暢了起來。

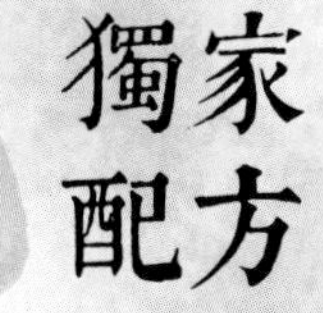

獨家配方

絲柏體內環保舒緩沐浴鹽：

1 **全身浴：**絲柏精油 3 滴 + 真正薰衣草精油 5 滴 + 辣薄荷精油 2 滴 + 瀉利鹽 200g

2 **足浴：**絲柏精油 2 滴 + 真正薰衣草精油 2 滴 + 辣薄荷精油 1 滴 + 瀉利鹽 100g

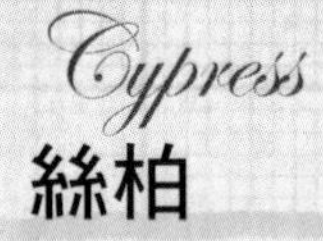

Cypress

絲柏

拉丁學名：Cupressus sempervirens

在希臘、羅馬與埃及的歷史文化傳統中，將絲柏視為永生的象徵，sempervirens一字的原意是「長存」，古希臘人並將絲柏獻給地府之王普魯托（Pluto），讓人們能夠克服對於死亡的悲傷與恐懼，幫助走出傷痛，安撫失落感，迎接新生。柏科柏屬的絲柏以具有收斂與鎮靜的特性聞名，用於改善水腫、靜脈曲張、痔瘡、經血過多與舒緩肌肉或子宮收縮的疼痛。主要成分的單萜烯類能有效去除鬱滯、抑菌與照顧呼吸系統，排除體內多餘的水分以及老廢物質，也對於改善下肢水腫、肥胖與橘皮組織有所幫助。與杜松子精油一樣，提升副交感神經的作用極佳，還可排毒與加速循環，以改善關節炎的護理功效。不過，避免高濃度的使用，懷孕初期也要小心使用。

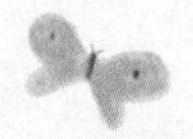

◎鹽（Salt）

鹽是早期人類經常用的民俗療法，例如用鹽刷牙，鞏固牙齦；喝鹽水有通便清瀉效果；感冒喉嚨痛，用鹽漱口；眼睛發炎、發癢，用生理食鹽水沖洗；風寒時，用鹽泡澡，具有暖身止痛效果。鹽是天然的良醫，從預防感冒、代謝多餘廢水分、減肥去溼、改善皮膚疾病，到舒緩慢性風溼關節炎等，鹽是全家保健天然藥方，處處展現驚人的效果。使用方法簡便，可在家自製鹽湯、敷抹鹽、及去角質鹽，體質溼冷、水氣重的人，使用鹽療法，會排出更多的水，使身體輕鬆，恢復曲線。通常身體較虛寒的人，實行三週即可，要一邊感覺一邊實施，然後觀察成效，是否需要調整作法，然後休息一週再繼續進行，這才是真正的居家自我健康照護法。

◎鹽療法可克服的主要症狀有：

1 預防感冒、殺菌、舒緩香港腳
2 消除神經痛
3 克服腰痛
4 緩和生理痛、婦女疾病疼痛
5 治虛寒症、去痰
6 去除肩痛、肌肉痛
7 美容、去斑、減肥、消水腫
8 排除負面能量的毒

美容養生保健常用的鹽類是海鹽、岩鹽及死海礦物鹽。天然無精製的海鹽含有更多的礦物質，成分除了鈉與氯之外，還有鉀、鈣、鎂、硫酸離子等，因此對於改善調理過濕的皮膚或體質效果很好。瀉利鹽（Epsom Salt）又稱硫酸鎂，可中和酸性代謝不良引起的關節炎疼痛，放鬆肌肉、舒緩疲憊，中和殘留體內的電磁波，促進皮膚排汗排毒，特別是代謝重金屬。在一般的有機商店或是販售精油的百貨專櫃都很容易購買到。

我的DIY練習

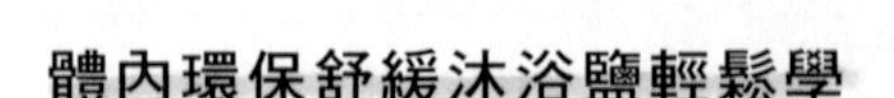

製作方法：將絲柏精油 3 滴、真正薰衣草精油 5 滴及辣薄荷精油 2 滴調入精油滴管瓶中搖勻，然後以標準的電子磅秤量好 200g 的瀉利鹽或天然海鹽，裝入自己喜愛玻璃罐中，將調合好的精油滴管緩緩滴入鹽罐中，慢慢攪勻即可。足浴的製作順序相同。

使用方法：若是全身泡澡，則將調好的 200g 舒緩沐浴鹽的量，加入八分滿、水溫在 38 ～ 40 度的浴池中，稍加攪勻再進入浸泡，水高不要高於心臟位置，浸泡時間不超過 15 分鐘。若是進行足浴，則加入調好的 100g 沐浴鹽，水溫在 40 ～ 42 度之間，浸泡時間不超過 15 分鐘。有心血管疾病、高血壓患者或是靜脈曲張患者請先詢問醫師是否適宜進行浸泡法。

調合的替代材料：

杜松子、檸檬、葡萄柚、馬鞭草酮迷迭香、薑、黑胡椒精油等。

快樂鼠尾草

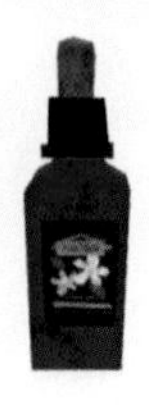

PMS 終結：
月來月幸福舒緩按摩油

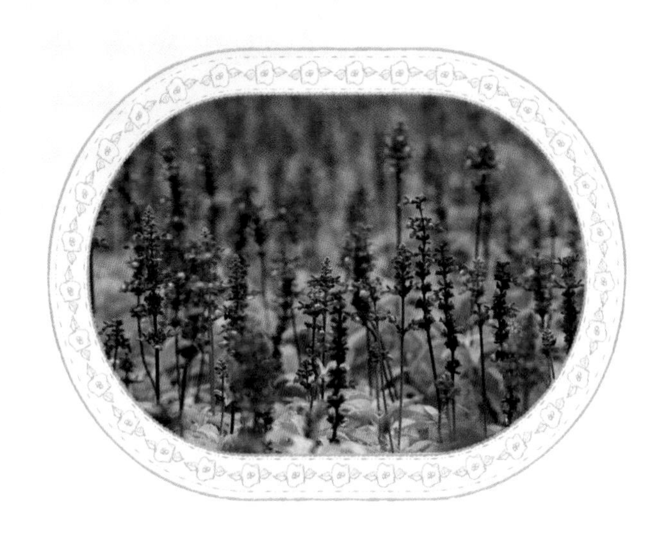

身為女生，每個月都有一個我們又愛又恨的朋友要見面。如果月經經期穩定而順暢，不僅能夠幫助皮膚有光采、細緻，荷爾蒙的分泌也讓血液循環順暢，身體暖化了就不會痛經，更能讓女性的身形曼妙而有魅力。相反地，除了會有所謂的 PMS（經前症候群）的困擾，在身體方面，也會出現乳房脹痛、頭頸背痛、水腫、食慾增加、嗜吃甜食、疲倦易懶等現象。在精神狀態方面，

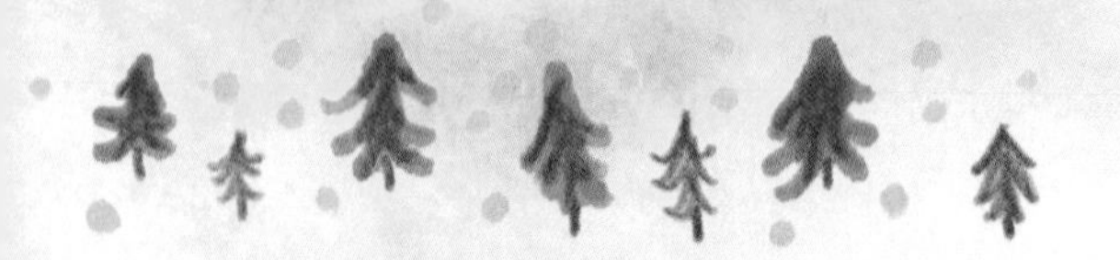

可能導致無精打采、情緒低落、緊張易怒、性慾降低或失眠等；不但影響工作與生活的好心情，也可能造成私密處的異味與感染等。

無論是芳療教學或是瑜珈提斯教學，學員大多數是女生，以十多歲的大學生到三十歲左右的上班族群或家庭主婦為大宗，幾乎都會詢問到經前症候群的問題。曾有一位二十多歲的女同學說她每次月經來時一定得請生理假，因為她經常會臉色發白，有時甚至會痛到暈倒，這聽起來讓人擔心又心疼。她除了經期來時量較多外，竟然還愛吃冰！其實不論是否有所謂 PMS 的症狀，對於女生而言，冰冷一定是身體的最大敵人，要隨時保持身體的溫暖，減少或避免冰類食物，以暖性補血的食物為主，經期時也要減少食用寒性食物如白蘿蔔或瓜類。經期過後進入雌激素增加的時期，代謝較好，再運用適合婦科保養的植物精油來保養，讓身心靈都保持在最佳的狀況，就能夠享受女生特有的美麗與幸福感。

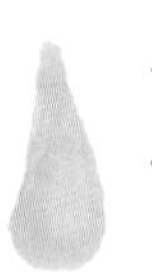

獨家配方

快樂鼠尾草月來月幸福舒緩按摩油：

快樂鼠尾草精油 15 滴 + 真正薰衣草精油 15 滴 + 埃及天竺葵精油 10 滴 + 甜杏仁油 18ml

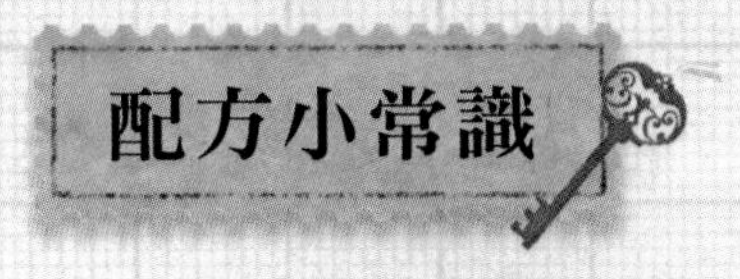

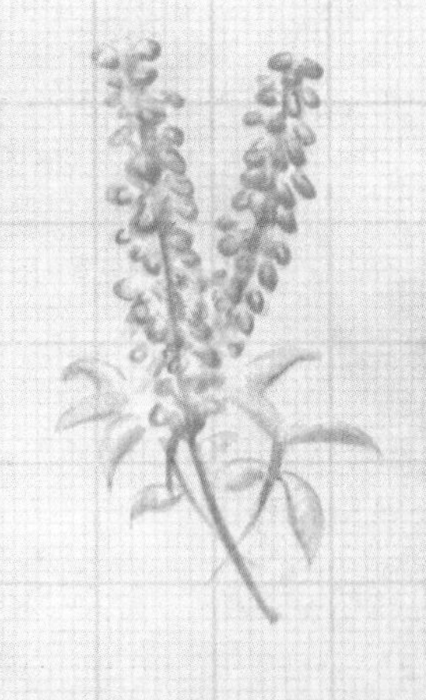

Clary Sage
快樂鼠尾草

拉丁學名：Salvia sclarea

快樂鼠尾草的氣味辛辣中帶點甜味，主要產地在於法國、義大利與俄羅斯，來自花的上端與葉子的水蒸氣蒸餾法，讓佔了80%以上的主要成分酯類得以完整保留，而這也是它鎮定神經、帶來幸福舒適感與調節自律神經最重要的關鍵。成分之一的香紫蘇醇，具備類似女性荷爾蒙雌激素的作用，能夠平衡荷爾蒙分泌，有效緩和經期紊亂和更年期前後的不適。而當生理期來臨時的精神不安與焦慮使得情緒波動過大時，快樂鼠尾草可以幫助我們看透事物的本質，從而引領直覺覺醒，讓思緒進入平和穩定狀態。由於快樂鼠尾草具有類雌激素的成分，因此懷孕的婦女盡可能避免使用；更切記不要在使用後飲酒，可能引起酒醉頭暈；也不適合在需要進行專注力的活動，如開車等之前使用。

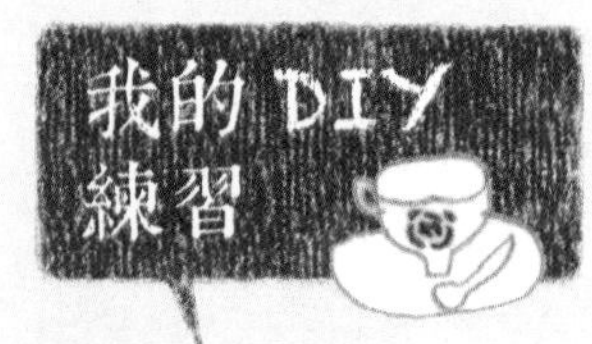

月來月幸福舒緩按摩油開心學：10% 精油

製作方法：準備 20ml 的深色玻璃精油瓶，然後依序將快樂鼠尾草精油 15 滴、真正薰衣草精油 15 滴、埃及天竺葵精油 10 滴滴入精油瓶中，稍加搖勻後，再將量好的 18ml 甜杏仁油裝入精油瓶中，搖勻即可。如果製作份量更多，精油用量以 10% 為上限。

使用方法：在生理期前一週與當週，取適量月來月幸福舒緩按摩油塗抹於下腹部，接著以肚臍為中心點，順時針由內朝外慢慢畫圓按摩。

調合的替代材料：

玫瑰、茉莉、香水樹、乳香、羅馬洋甘菊等精油。

搭配運動：髖關節調整運動（請見第 225 頁）。

生活調適小叮嚀：

1 平時規則的運動，促進大腦製造腦內啡，有助全身舒暢，例如有氧、瑜珈及彼拉提斯等運動。

2 保持樂觀自信，學習應付生活壓力的能力。

3 自我放鬆法：例如冥想吐納、指壓按摩、肌肉放鬆等等。

4 緩和環境氣氛，如柔和的色調或怡人的音樂、深呼吸、泡澡，有助放鬆全身肌肉。

5 調整工作目標、家庭目標，適時放下，不須追求百分百完美。

6 瞭解自己身心變化的規律，與家人、配偶、好朋友傾訴，並主動尋求協助。

中國肉桂

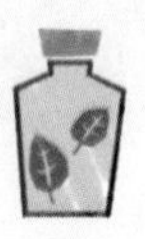

口腔潔淨：潔齒牙膏

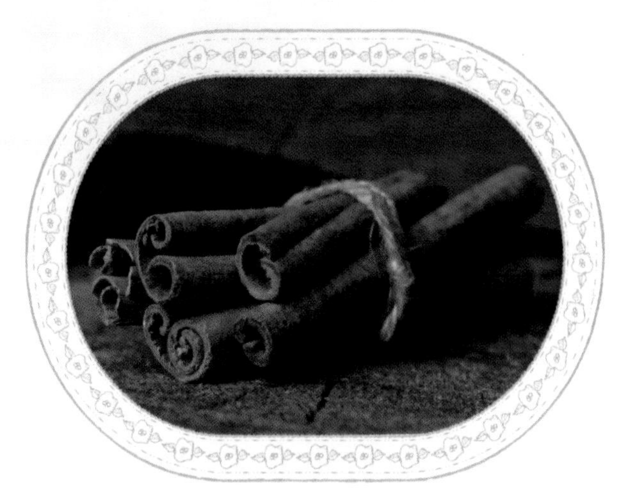

在醫學發達的 21 世紀，牙齒問題為何仍然嚴重？主要原因有以下幾個：

- 不正確的刷牙方式
- 使用不合適的口腔護理產品
- 認為多刷牙就能防止蛀牙
- 認為用漱口水、吃口香糖、用口腔噴劑就能全面殺死口腔細菌
- 食用不當的食物

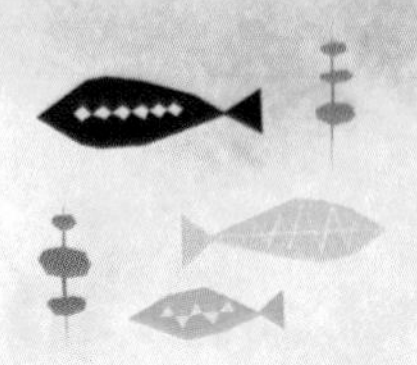

運用芳香療法自製生活常用的美容美體保健用品多年，早已經習慣了天然植物的香氣，好像已不太能適應非天然的物品。有位上芳療課多年的學員提到，她很注重口腔的清潔問題，也都會使用有特殊功能的牙膏來保健；可是她也聽說如果使用含氟量太多的牙膏用品可能使牙齒形成氟斑牙，反而讓牙齒表面琺瑯質受損變得脆弱。後來我就想到，何不運用天然的精油來自製牙膏呢？加上小蘇打粉的潔淨力不錯，又是食用級的物品，應該對牙齒健康會有些保護吧？於是試驗了幾回，真的試出了簡單又天然清香的牙膏來了，雖然剛開始使用會覺得蠻鹹的，不過幾次之後就適應了，潔淨的效果也挺不賴的！

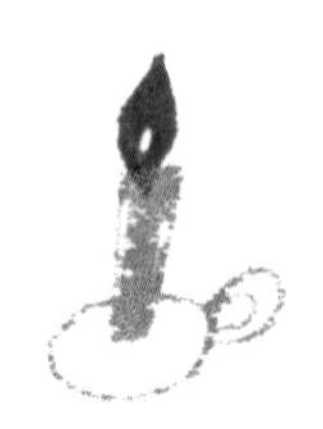

獨家配方

中國肉桂潔齒牙膏：

中國肉桂精油 6 滴 + 辣薄荷精油 12 滴 + 羅馬洋甘菊精油 2 滴 + 植物甘油 3cc+ 酵母膠 3cc+ 食用級小蘇打粉 30g+ 純水 3cc

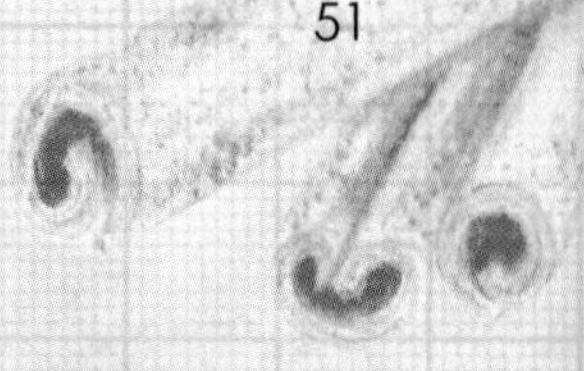

配方小常識

Cinnamomum

中國肉桂

拉丁學名：Cinnamomum cassia

樟科樟屬的肉桂是人類最古老的香料之一，古埃及用肉桂製造香水、香柱，是祭神的高貴供品，也是保存木乃伊的重要香料之一。古希臘神話故事裡則說，天堂樂園的大門是用肉桂木做的。而中國人也很早就用肉桂調味，放在酒裡釀製成桂酒，傳統醫學更稱肉桂為「百藥之長」，可用來減輕頭痛、風溼、感冒、牙疼等症狀。由於含量超過80%的芳香醛，使得肉桂在提振免疫、抗菌與抗感染的功效顯著，同時可以滋補疲憊的身心與病後初癒的保健。也由於含有酚類的成分，容易刺激黏膜組織，因此必須少量使用，同時皮膚極敏感者與孕婦也要謹慎使用。

◎食用級小蘇打粉（Soda）

小蘇打粉化學名稱為重碳酸鈉，呈弱鹼性，也稱為「萬用寶」，能自然分解、無毒性、 不會污染環境，也不刺激皮膚。食用級的小蘇打粉，適用烹煮、個人清潔，是極好的天然「牙粉」，沾點食用小蘇打粉刷牙，讓牙齒閃亮潔白，還可美容沐浴、去除臉部粉刺、清洗食用杯碗盤用。工業用小蘇打粉價格便宜，適用拖地、洗衣、清潔家居用，若同時添加食用醋，對清除陳年污垢相當有效。

◎植物甘油（Vegetable Glycerine）

天然甘油有兩種來源：動物脂肪與植物油，芳香療法只採用天然植物油萃取的甘油，它是一種天然保濕劑，使水分易於被肌膚吸收，也使肌膚可以吸收空氣中的水氣，長時間保持肌膚濕潤。植物甘油是天然、無毒的，比一般化妝品所添加的化學甘油成分如丙烯、丁烯二醇等來得安全，一般添加 2 ～ 5% 於製品中。

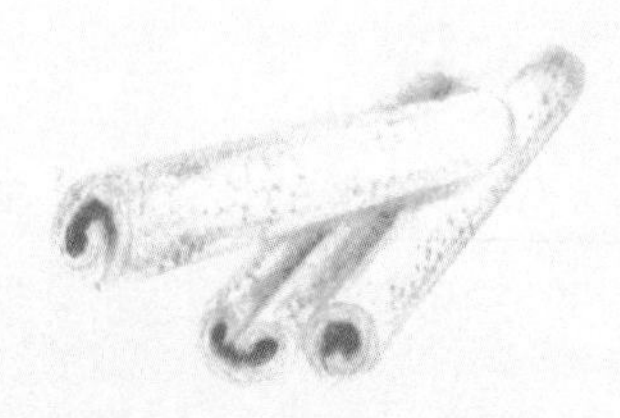

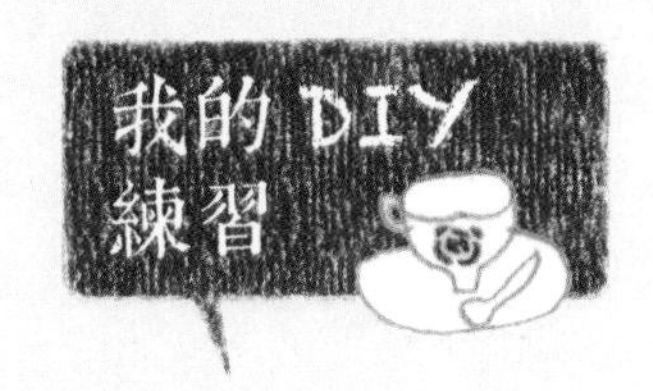

潔齒牙膏輕鬆做：2.5% 精油

製作方法：先將植物甘油 3cc 與天然酵母膠 3cc 調合均勻，再將食用級小蘇打粉 30g 與純水 3cc 在另一調和皿中攪拌均勻，然後以上兩種完成的混合物再加在一起調合均勻後，一邊攪拌一邊緩緩滴入混合好的中國肉桂精油 6 滴、辣薄荷精油 12 滴、羅馬洋甘菊精油 2 滴，最後裝入玻璃罐中，旋緊瓶蓋，靜置一天等待熟成即可使用。如果製作份量更多以 2.5% 為上限。

使用方法：只需取用一般牙膏量的一半即可。初期使用會感覺濃厚鹹味，試過幾次後便能適應了。

調合的替代材料：

有機檸檬、澳洲尤加利、有機茶樹、真正薰衣草、沉香醇百里香精油等。

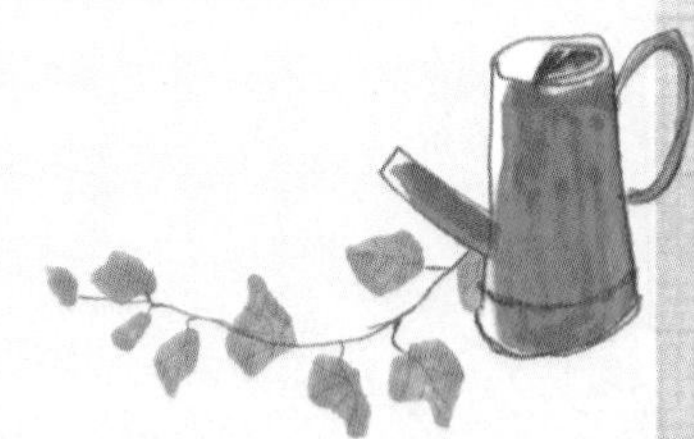

沉香醇百里香

煙癮口臭緩解：精油漱口水

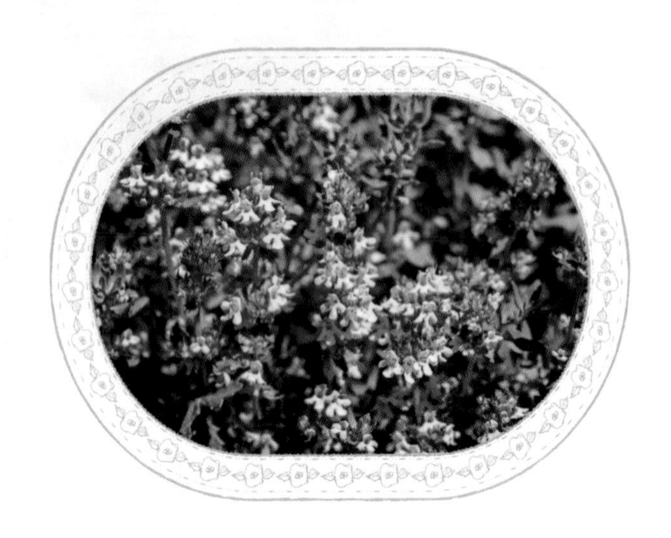

口腔因為飲食中含氨、硫物質，如大蒜、洋蔥等食物，有時會造成不良的氣味，甚至引發旁人不舒服的嗅覺影響。而煙味與檳榔味也常常滋生口腔細菌而殘留不潔口氣，當然有些身體疾病也會造成口氣不佳，如糖尿病、牙周病或是胃食道逆流等。

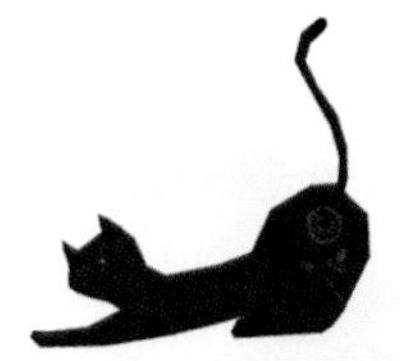

我曾經多次與各大醫院、衛生所配合舉辦戒煙班的芳療舒壓課程。由於主辦單位希望在政令宣導般的系列課程中，注入一些創意的新課程，因此我規劃以芳療舒壓、冥想與瑜珈運動來幫助緩和煙癮者抽煙衝動的課程。有一次我特別介紹與一般市面上嗆辣的漱口水口感完全不同的精油漱口水，並帶領上課學員一起練習漱口的技巧，除了能讓臉頰運動一下，放鬆肌肉外，精油漱口水也能完整清潔口腔內的每一個角落，連喉嚨都能清潔。結果與會的戒煙班學員紛紛讚揚這天然植物精油的漱口水香氣十分怡人，更意外的發現似乎煙癮的症狀也稍微減緩了，所以癮君子們如果可以在煙癮上來時適度漱一下口，或許可以慢慢地減少抽煙量呢！

獨家配方

沉香醇百里香精油漱口水：

沉香醇百里香精油 5 滴 + 辣薄荷精油 10 滴 + 真正薰衣草精油 5 滴 + 內用調和劑 9cc

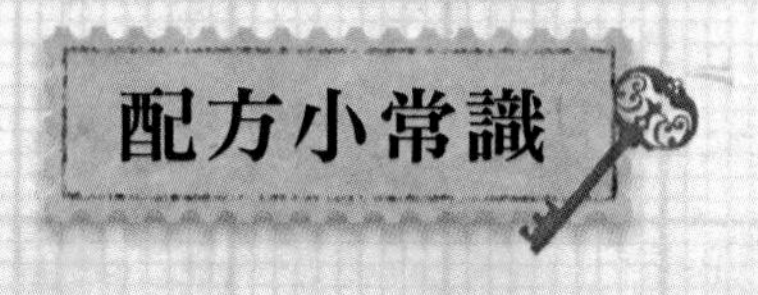

Sweet Thyme

沉香醇百里香

拉丁學名：Thymus vulgaris ct linalool

脣形科百里香屬的沉香醇百里香，辛辣中帶有甜味的香氣，富含高比例的單萜醇類成分，在殺菌、抗發炎、照顧皮膚方面的功效很好。法國芳療特別愛用在發炎的皮膚問題上，如牛皮癬、輕微感染等。溫和不刺激，連小朋友與年長者的脆弱皮膚都能適用。另含有少量的苯酚類成分，故有極佳的強化免疫、抗菌抗病毒與防腐、防蟲的作用，同時能夠滋補中樞神經系統，恢復元氣，促進消化、強健子宮與止咳等功能。懷孕初期請謹慎使用。

精油漱口水簡單做：

製作方法：準備一個 10cc 的深色精油玻璃瓶，依序將沉香醇百里香精油 5 滴、辣薄荷精油 10 滴與真正薰衣草精油 5 滴滴入瓶內，稍微搖勻，再將內用調和劑 9cc 加入瓶中，與精油充分融合即可。

使用方法：需要漱口時，以調合好的 2cc 精油漱口水基底，加入 200cc 純水，即可進行漱口。調合好的精油漱口水請於一至兩週內使用完畢。

調合的替代材料：

有機檸檬、有機茶樹、澳洲尤加利、沒藥、馬鞭草酮迷迭香、埃及天竺葵精油等。

橙花

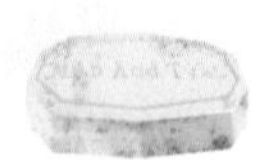

細胞再生：精華液

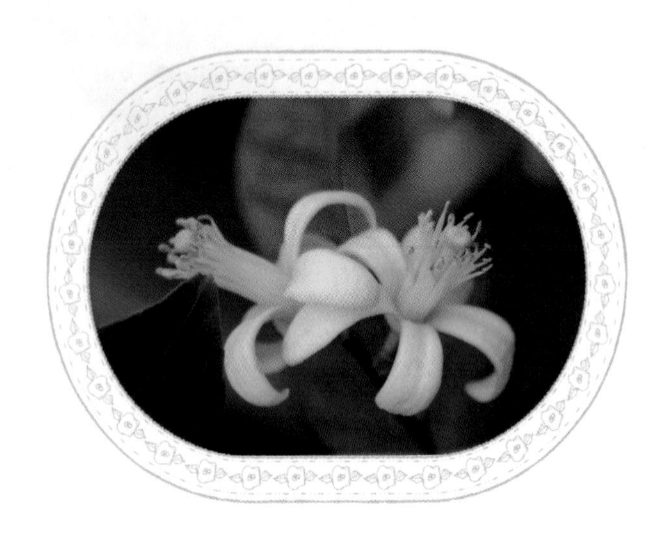

春天的季節向來是大地回暖、萬物生息的時節，人們在此時開始播種，肌膚也揮別陰鬱的冬天，要用嶄新的面貌迎接新生。因此多數人的膚質在此時會經歷乾燥補水的變化，也要吸取新鮮的滋養，以幫助肌膚的細胞再生。

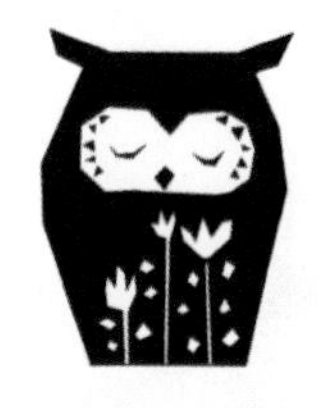

我的一位好友是三十歲出頭的全職家庭主婦，擁有兩個聽話乖巧、唸小學的兒子。她總是把家裡整理的一塵不染，每天早上準備豐富的早餐，平常認真地檢查孩子們的功課，要求小孩的成績維持名列前茅，兩個兒子的假日永遠被各式各樣的才藝學習填滿，她自己則往來各個才藝班之間接送。向來使用貴婦品牌保養品的她有一陣子跟我抱怨好像不大管用，不知是保濕性不足還是滋潤度不夠，她的皮膚變得乾澀脫皮，也有好一陣子的睡眠品質不佳。我知道其實是她給自己的壓力太大、對自我與小孩的要求太高，但是個性好強的她可能聽不進去。所以我幫她調製了一瓶橙花精華液，裝在精美的禮物盒裡，送給她做為生日禮物。差不多兩個星期之後，她要我再幫她調製一瓶，她說擦了之後覺得皮膚的保濕度很好，她也很喜歡橙花的香氣，神奇的是，她的睡眠品質也變好了。

獨家配方

橙花細胞再生精華液：

橙花精油 10 滴 + 橙花精露 15ml+ 酵母膠 15g+ 小麥胚芽油 3cc+ 外用調和劑 3cc

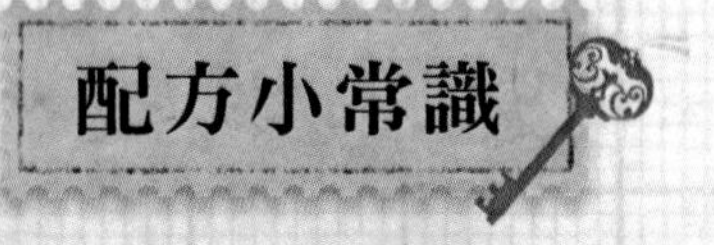

Neroli

橙花

拉丁學名：Citrus aurantium

芸香科柑橘屬的橙花精油，是由苦橙樹的花用水蒸氣蒸餾法萃取而得的。白色的花朵給人高雅純潔的感受，一如詩人們總是歌詠她如公主般的聖潔香氣，寧靜祥和與振奮人心可說是橙花精油的最佳寫照。

被歸類在單萜醇的橙花精油，有活化皮膚細胞、提供組織再生的極佳能力，酯類的成分對於休息不足、焦慮壓力引起的睡眠不良等問題，有很好的鎮靜與平衡的效果。特別是皮膚的老化、暗沉、斑點與缺水等皮膚代謝的困擾，也有很好的修護功能。苦甜交織的氣味正可以說明現代人渴望在高度壓力之中，仍能擁有幸福感。

◎橙花精露

PH 值介於 3.8 ～ 4.5 之間，對於壓力型中性偏油的膚質有很好的舒壓效果。甜美清新的香氣，能夠幫助放鬆身心、創造快樂與幸福的感受。與精油一起使用更能完整獲得原生植物的滋養與能量。橙花精露對於身心壓力的舒緩與皮脂分泌的平衡有很好的保養功能，添加在各式保養產品中都能發揮很好的護膚效果。

◎小麥胚芽油（Wheat Germ Oil）

草本的穀類植物與一般芳香療法採用的冷壓萃取的植物油不同，小麥胚芽油比較常見用高溫壓榨、有機溶劑萃取以及真空萃取的方式。含有豐富的營養成分，包括維生素 E、亞麻仁油酸、礦物質等，具有抗氧化、抗自由基、促進心血管健康與改善皮膚炎的功能，非常適合乾燥、老化與發炎的肌膚使用，適合添加於各類乳霜、身體乳與全身的保濕產品中。

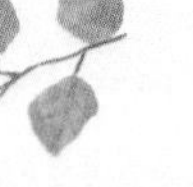

我的 DIY 練習

細胞再生精華液美麗做：1.5% 精油

製作方法：先將橙花精露 15ml 與酵母膠 15g 以電動攪拌棒打勻，然後將橙花精油 10 滴、小麥胚芽油 3cc 與外用調和劑 3cc 調勻，倒入先前調合好的精露酵母膠中打勻，即可裝入罐中。置於陰涼處保存，建議於三個月內使用完畢。如果製作份量更多，精油用量以 1.5% 為上限。

使用方法：每日潔顏後，於保濕化妝水後使用，取適量塗抹全臉與頸部，再塗抹乳霜或其他保養品。

調合的替代材料：

精油：玫瑰、茉莉、羅馬洋甘菊、真正薰衣草、埃及天竺葵等。

精露：玫瑰、羅馬洋甘菊、真正薰衣草。

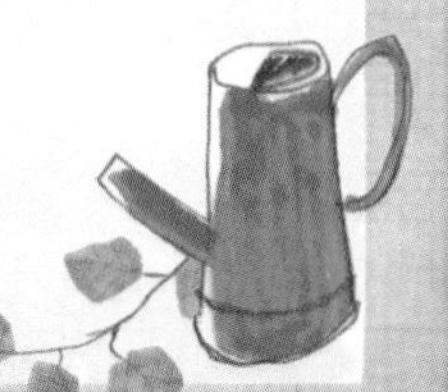

二・夏耘水氣篇

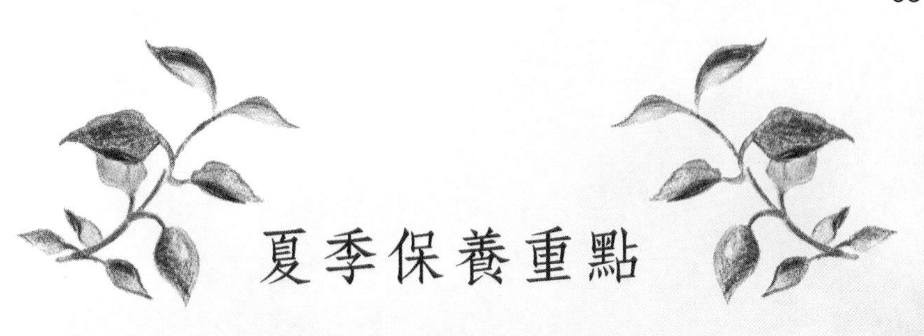

夏季保養重點

台灣的夏天又濕又熱，不舒服的黏膩感常常造成心情不美麗。天然植物精油的分子細小，能夠穿過皮膚的天然屏障，讓肌膚有效吸收植物的有效精華，而精油又能透過呼吸、皮膚排汗、消化與排泄系統等代謝出體外，不會殘留體內，很適合夏天需要滋養卻不要負擔的皮膚。

夏天時臉部最需要抗菌、控油、去除老廢角質與防曬修護，此時就最適合使用馬丁香、蘆薈、回青橙、茶樹等抑菌與調節皮脂分泌功能的植物精華；而身體方面的保養關鍵則在於維持清爽、無異味、皮膚滑嫩、美好身形與消化代謝等，因此有機檸檬、葡萄柚、馬鞭草酮迷迭香、樟腦迷迭香、大馬士革玫瑰與香水樹等精油，就能與夏天的氣候相輔相乘，使人清爽有活力。

搭配夏天最佳的十款植物精華製成的DIY保養品，既能幫助大家揮別惱人的夏日煩悶，又能為身體帶來絕佳的保水功效，保養加倍，心情超加分！

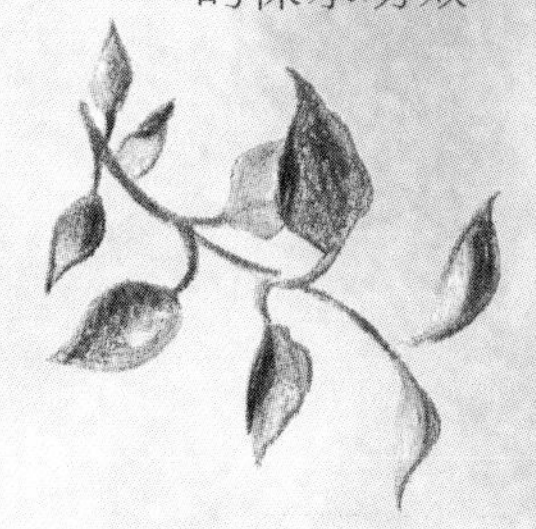

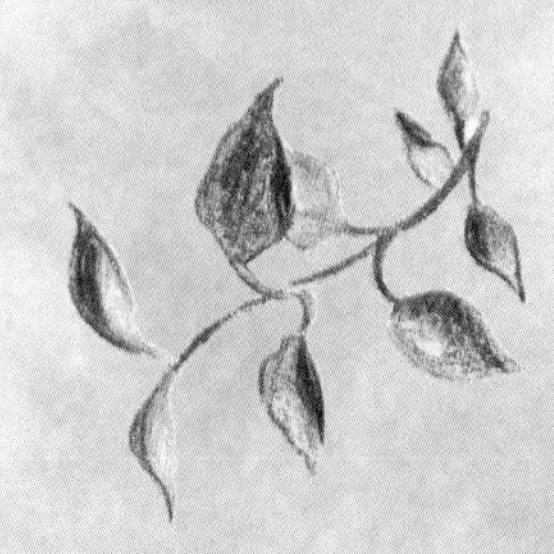

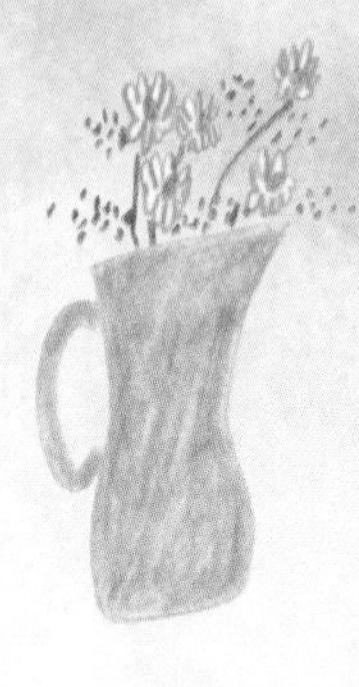

夏天必買的十種植物精華：

1 馬丁香

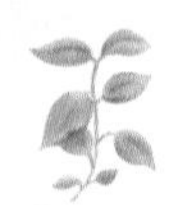

2 回青橙

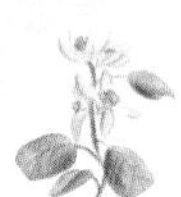

3 蘆薈

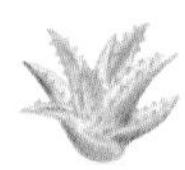

4 有機檸檬

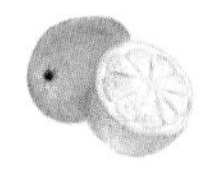

5 馬鞭草酮迷迭香

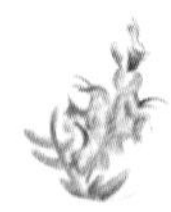

6 大馬士革玫瑰

7 樟腦迷迭香

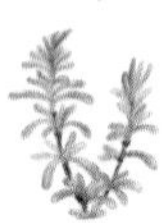

8 葡萄柚

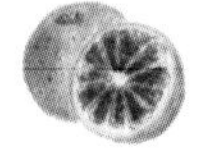

9 香水樹

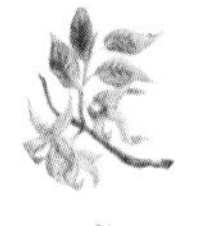

10 茶樹

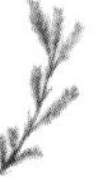

馬丁香

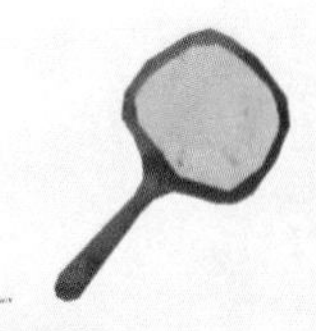

平衡控油：粉刺泥膜

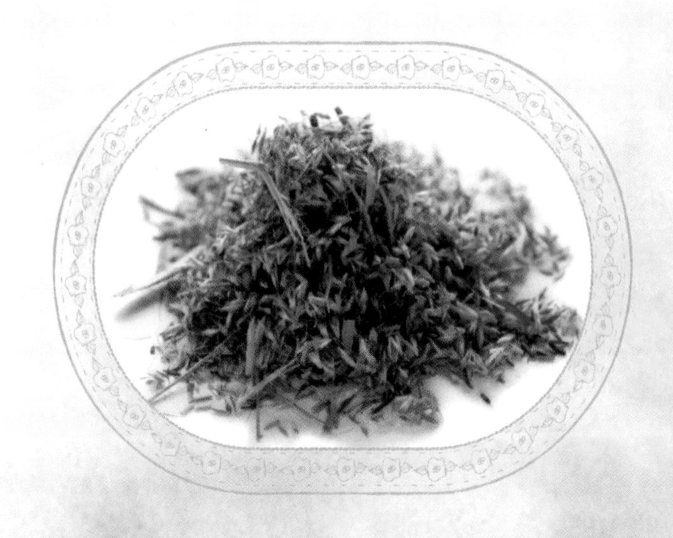

每當遇到濕熱的天氣來臨，油膩膩、黏呼呼的環境令人頭痛。這時候皮脂腺分泌較為旺盛，毛孔阻塞的朋友又要擔心粉刺、青春痘的問題了。這種常見的皮膚疾病，會造成人體皮膚上皮脂腺或毛囊的發炎，局部病變時會產生能擠出白色或乳白色碎米樣粉汁的刺狀丘疹，最常見於青春期與年輕成人、工作壓力大的上班族群。

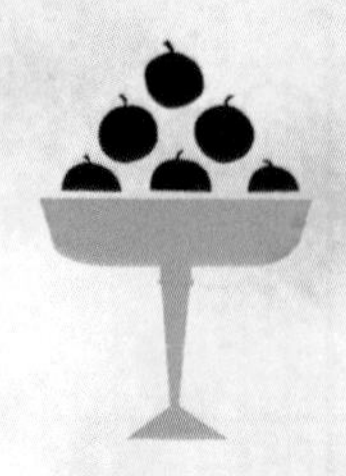

在學校兼課，教授的又是芳療，自然而然的會特別注意有皮膚問題的同學。如果又遇到考試或是要繳交報告的時候，常常會發現本來就油頭滿面的學生，臉上更是雪上加霜。同學說：「就一邊熬夜趕報告，又發現臉上粉刺一堆，想說順便擠一擠。」我問：「那妳有洗過手、洗過臉嗎？」同學很尷尬搖搖頭。有的同學索性一邊看書，一邊貼粉刺貼片，沒想到真的太累了，就貼著睡著了，隔天早上起來發現鼻頭紅了一塊，好像過敏一樣。其實粉刺的解決之道是平日保養與耐心等候，用對適合的精油與健康的飲食與作息，才是不二法門。

獨家配方

馬丁香平衡控油：粉刺泥膜

馬丁香精油 3 滴 + 真正薰衣草精露 2 ～ 3 湯匙 + 酵母膠 1 茶匙 + 綠泥岩粉 3 湯匙

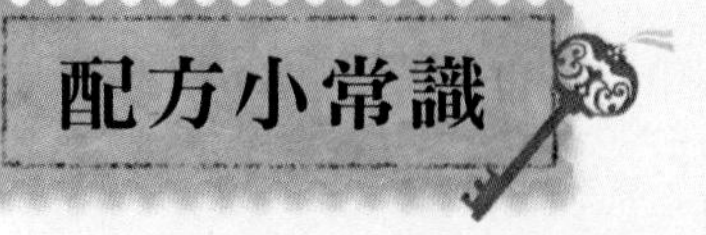

Palmarosa

馬丁香

拉丁學名：Cymbopogon martini

禾本科香茅屬的馬丁香精油，因為其字尾的 rosa，有些人翻譯為玫瑰草。含有高達 84% 的香葉草醇成分，使得它常被用來做為活化皮膚細胞、恢復肌膚光澤與彈性的護膚用品。有極佳的殺菌與抗真菌的功能，更適合拿來做粉刺、膿孢、濕疹等皮膚保養。同時馬丁香也有保濕、除皺與療疤的功效，香氣融合了玫瑰與青草的味道，很適合做為各類肌膚保養用品。它的植物語言為「適應力」，很適合療癒過度緊張或是因壓力與煩惱而陷入沮喪的身心狀態。

◎綠泥岩粉（Green Clay）

古埃及與羅馬時代都以沉澱後的泥土作為治療或保養皮膚的用途，而現代的法國仍然運用泥岩粉做為自然醫學的療癒方法之一。為確保泥岩粉的活性礦物成分，品質優良的泥岩粉只在日曬乾燥後，就進行包裝等後續作業。綠泥岩粉是吸附效果與排毒功能最好的一種泥岩粉，非常適合用在粉刺、青春痘、油性肌膚等保養上，製作面膜能夠達到清潔、去角質、平滑與軟化皮膚的效果，同時幫助放鬆與促進皮膚活化的功能。

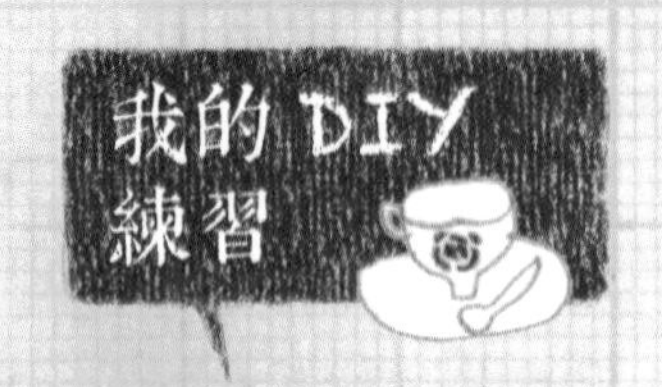

粉刺泥膜輕鬆學：約 1% 精油

製作方法：先將真正薰衣草精露 2 ～ 3 湯匙與綠泥岩粉 3 湯匙攪拌均勻成糊狀，再把馬丁香精油 3 滴與酵母膠 1 茶匙攪拌均勻後一起加入糊狀泥膜中，拌勻即可。如果製作份量較多，精油用量以 1% 為上限。

使用方法：洗臉後，將馬丁香粉刺泥膜厚敷一層於臉部至頸部位置，待十五至二十分鐘後用清水洗淨。若尚未達十五分鐘泥膜就乾燥了，就先行用清水沖淨，因為皮膚已經充分吸收完成。若屬較為敏感的肌膚者，敷膜前可以先薄敷一層蘆薈膠，鎮定皮膚。

調合的替代材料：

精油：有機茶樹、馬鞭草酮迷迭香、真正薰衣草、羅馬洋甘菊、埃及天竺葵、回青橙等。

精露：羅馬洋甘菊、玫瑰、橙花。

回青橙

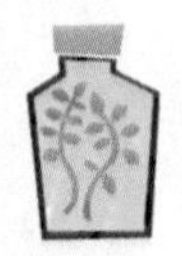

皮膚代謝：去角質凝膠

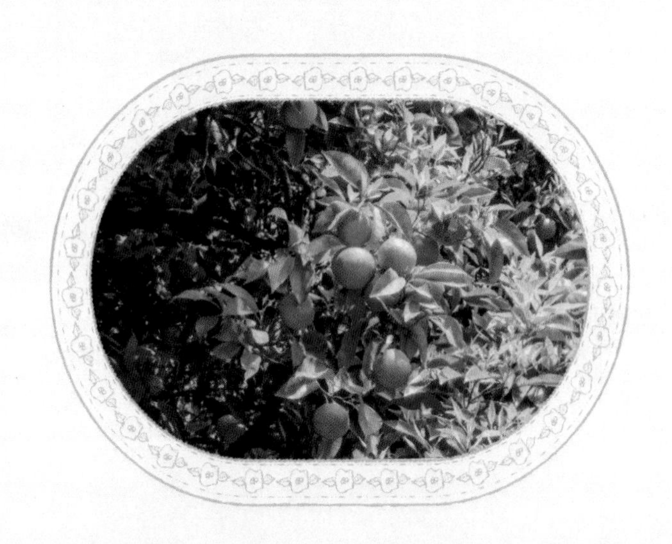

學過皮膚學的朋友大概都知道，我們的皮膚分為表皮層、真皮層與皮下組織三大結構。其中表皮層最外層的角質層，大約四到六週會新陳代謝一次。當然這是在身心都處於最健康狀態之下的完美肌膚循環，不過隨著年齡增長，所處環境、保養方式與生活作息的改變，角質代謝會變得緩慢，甚至形成角質受損，失去弱酸性保護膜，皮膚反而不能健康地循環。

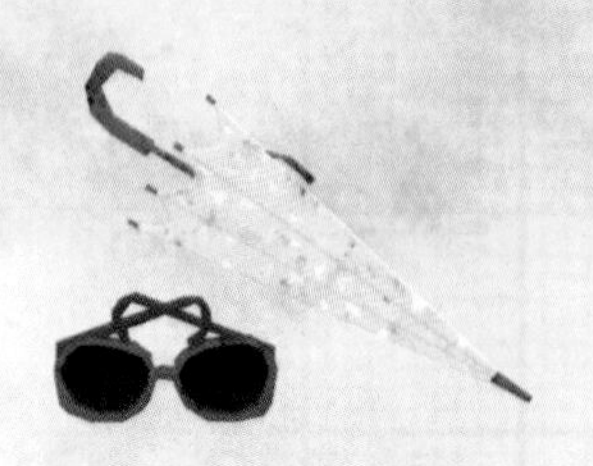

只要天氣稍微變熱，身處在亞熱帶的我們就知道要開始美白了。我周遭的女性友人很少有不在意皮膚是否白皙的，基本上每個人或多或少都有美白的產品。特別是幾位已經在公司擔任中高階主管的女強人型姐妹淘，每次聚會總是狂談美白保養的新產品。可是她們常常覺得，即使狂擦美白保養品，肌膚看起來還是暗沉、不透白。有時候皮膚很會出油，但是看起來又很乾，摸起來粗粗的不平滑。也有很多人會覺得保養品吸收力變差，擦什麼都沒用，遇到保養的瓶頸。其實這都是角質堆積惹得禍。我後來建議她們用去角質首選的回青橙精油，搭配用荷荷芭油萃取非常細緻的角質柔珠來強化去角質的功能，結果緊密又肥厚的老廢角質堆積消除了，保養品容易吸收了，原本暗沉的膚色也變淡了。

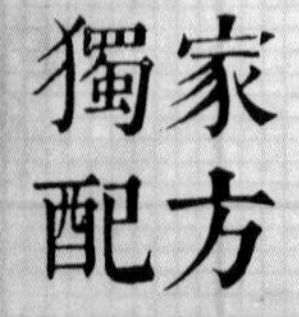

獨家配方

回青橙去角質凝膠：

回青橙精油 3 滴 + 真正薰衣草精油 4 滴 + 埃及天竺葵精油 3 滴 + 荷荷芭柔珠 2.5g+ 酵母膠 15g

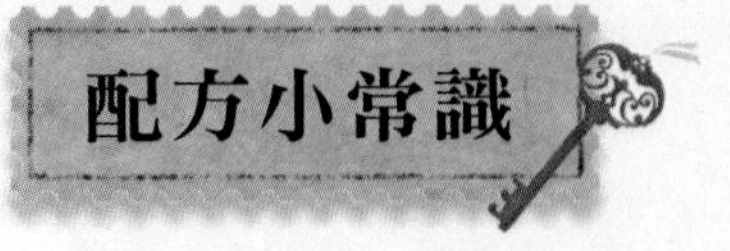

Petitgrain
回青橙

拉丁學名：Citrus aurantium bigarade

芸香科柑橘屬的回青橙精油，與橙花一樣來自苦橙樹，是苦橙樹的葉子部位，所以也有人翻譯為苦橙葉精油。有木質調的質樸沉穩、柑橘調的甜味，更襯著樹脂類精油的濃重，是一種穿透人心、耐人尋味的氣味。它能提高副交感神經的作用，並調整自律神經。高濃度的乙酸沉香酯的成分，讓回青橙有非常好的抗憂鬱、緩和焦慮不安、平衡神經系統的功能。不但具有鎮定、冷靜與平撫的「陰性」能量，讓內心遭遇不平靜、重大的困難與擔憂時，能夠防止心力交瘁，幫助身心進入休息模式，還能重拾信心與克服障礙，強化疲憊的心靈。在皮膚保養上能夠活化皮膚組織，促進癒合傷口、結痂的效果。特別適合油性肌膚以及汗腺、皮脂腺分泌過盛的皮膚，也很適合作為頭皮調理，舒緩油膩的頭皮屑功能。

◎荷荷芭柔珠（Jojoba Beads）

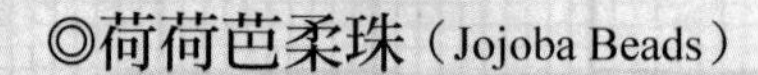

來自荷荷芭油脂的萃取，細緻的顆粒球狀，滲透力高，可以溫和進行去角質的清潔工作，擁有極佳的保濕性，完美的滋潤效果能夠在撫平肌膚角質的同時補充皮膚失去的水分，使得皮膚表面生成的油脂層能夠得到穩定，皮膚能夠再度恢復柔嫩光滑，適合加入各類乳液、凝膠與乳霜中使用。

我的DIY練習

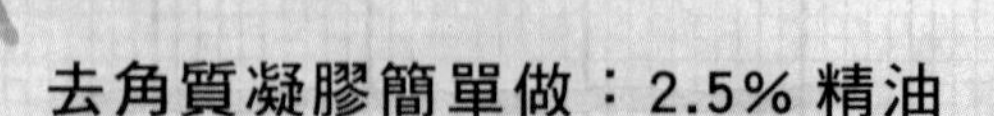

去角質凝膠簡單做：2.5% 精油

製作方法：先將回青橙精油 3 滴、真正薰衣草精油 4 滴及埃及天竺葵精油 3 滴調勻後，滴入 15g 酵母膠中攪拌均勻，再將 2.5g 的荷荷芭柔珠加入混合均勻，移入罐中。建議於三個月內使用完畢。如果製作份量較多，精油用量以 2.5% 為上限。

使用方法：卸妝潔顏後，取適量去角質凝膠，以輕柔畫圓方式按摩全臉約兩分鐘，再用清水沖淨，即可感受緊緻細嫩的緊實肌膚，再依平日的保養程序進行保養。去角質凝膠平均每週進行一次即可，注意避開臉部有傷口的部位，以免刺激。

調合的替代材料：

精油：馬丁香、有機茶樹、有機檸檬、羅馬洋甘菊、馬鞭草酮迷迭香葡萄柚等。

酵母膠：可選用蘆薈膠。

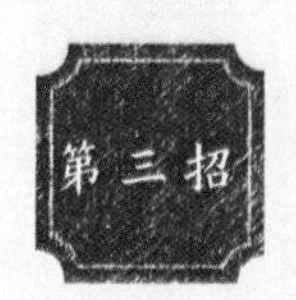

蘆薈

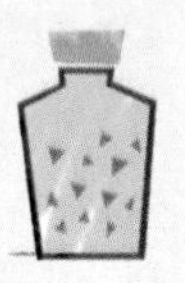

曬後修護：蘆薈薏仁膜

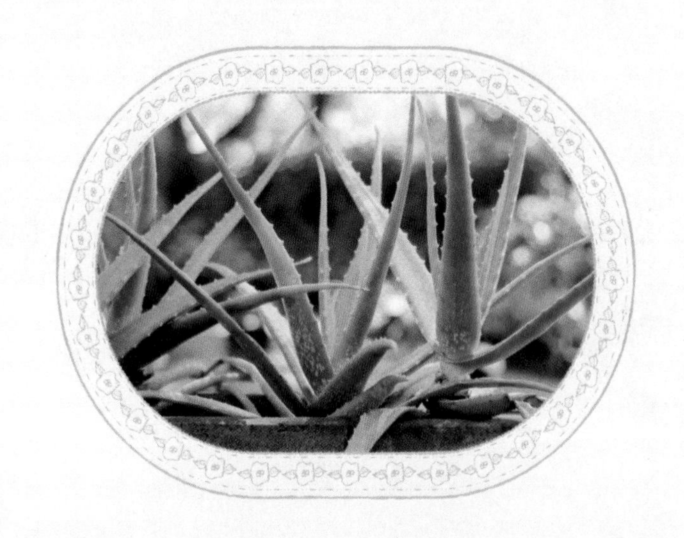

許多皮膚相關的研究顯示，紫外線照射是皮膚老化乾燥的頭號殺手，因此在夏天強烈的紫外線照射下，儘管懂得擦上防曬乳液的女生，也還是需要在回家之後，再次進行曬後修護的保養工作，以確保皮膚的傷害降到最低。

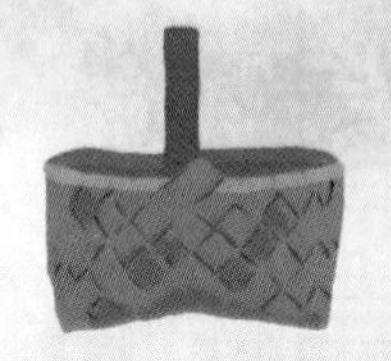

年輕的學生們在晴空萬里的豔陽下，特別能夠恣意揮灑青春的熱力與汗水；正值驪歌聲起的畢業時分，郊遊踏青或是拍攝畢業照都是最佳的季節。儘管選用了高防曬係數的防曬乳液，也知道每隔一段時間得再次補充，可是一天戶外活動下來，皮膚還是又熱又脹。因此在我的保健美容課程中，常會教同學們運用手邊容易取得的素材，來自製曬後修護面膜。鎮定與舒緩曬後的肌膚效果極佳，特別是抹上冰冰涼涼的蘆薈，真的是舒暢無比！

獨家配方

蘆薈薏仁膜：

蘆薈膠 10g+ 真正薰衣草精露 30ml+ 有機薏仁粉 30g

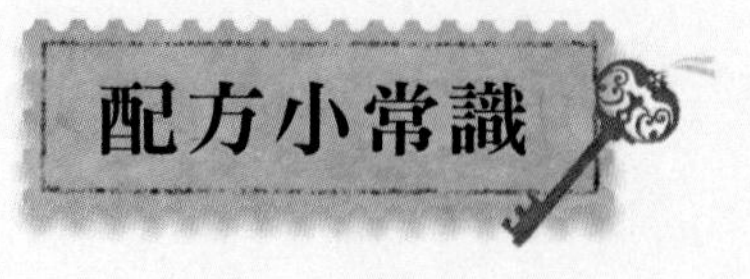

Aloe Vera Gel
蘆薈膠

拉丁學名：Aloe barbadensis

自古以來蘆薈（Aloe Vera）就是皮膚保養的聖品。古埃及美女使用從蘆薈果肉取得的汁液沐浴，即使烈日曝曬，肌膚仍健康美麗。珍貴的是葉子裡面透明無色的蘆薈膠 (Aloe vera gel)；葉子表皮部分則苦寒，通常用作「瀉劑」，並不適用於皮膚保養。

蘆薈膠的成分很豐富，含有維他命 A、B、C、E 和多種礦物質與酵素。首先是保濕的功能，因為富含黏多醣，因此有很好的潤滑保濕功能。而其中包含的蘆薈素則能抑制黑色素產生而有防曬的功能。並消炎抗菌、止癢止痛的特性，對乾癢粗糙龜裂的皮膚有很好的緩解作用。

此外，蘆薈肉的黏滑物質有深層清潔作用，加上含微量水楊酸，因此有助於加速老舊角質脫落，促進角質代謝。另外豐富的維他命 C、蘋果酸及葉酸均能促進膠原生成，可增加皮膚膠原和彈性，所以有防止和改善肌膚老化的作用。

蘆薈含有的「緩基態酶」對皮膚炎、口腔炎、膀胱炎、支氣管炎等慢性炎症有治療的作用，能夠減少紅腫燙熱疼痛。同時「蘆薈抗原」經動物實驗確認它具有抗癌作用，可提高人體的免疫力與抗癌能力。記得盡可能選擇有機與無添加香精的純蘆薈膠，能夠減少香精添加可能造成的敏感，也不會影響天然植物精油的香氣。

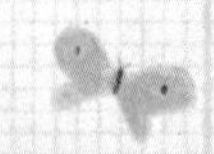

◎薏仁粉

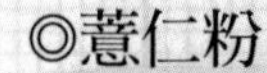

主要的脂肪酸是油酸 (50%) 及亞麻油酸 (28%)，富含胺基酸、維他命 B 群、維他命 E 及磷、鎂、鋅、鐵等礦物質，以及活性水潤因子，可活絡細胞循環。具有淨白、保濕、抗老、潤澤膚色、修護、舒緩、軟化角質、抗氧化、抗敏、消水腫與提振免疫等多重功能。記得選用有機天然工法製成的食用級薏仁粉，外敷內服，可加乘護膚效果。

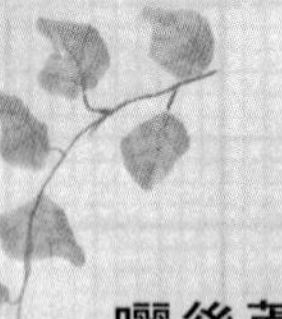

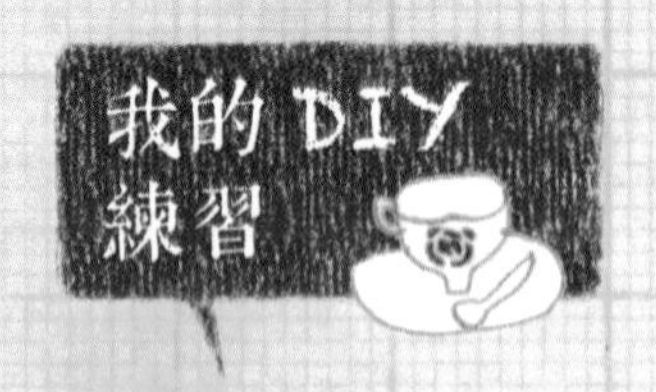

曬後蘆薈薏仁膜輕鬆學

製作方法：先將蘆薈膠 10g 與真正薰衣草精露 30ml 調合均勻，再加入有機薏仁粉 30g 用電動攪拌棒打勻即可。建議於一週內使用完畢。

使用方法：適用全身，洗臉或沐浴後，取適量塗抹曬紅部位，待十至十五分鐘後清水沖淨即可。

調合的替代材料：

精露：羅馬洋甘菊、玫瑰、橙花。

薏仁粉可用綠豆粉或綠泥岩粉取代。

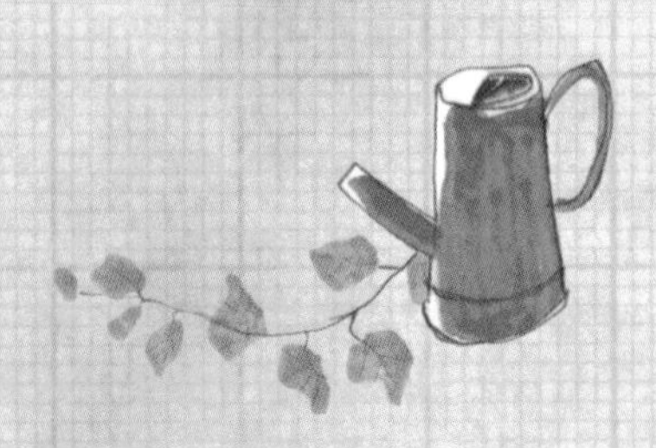

有機檸檬

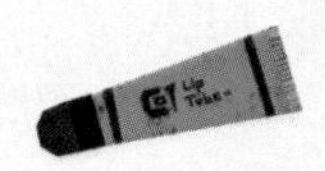

身輕如燕：消化系統按摩膠

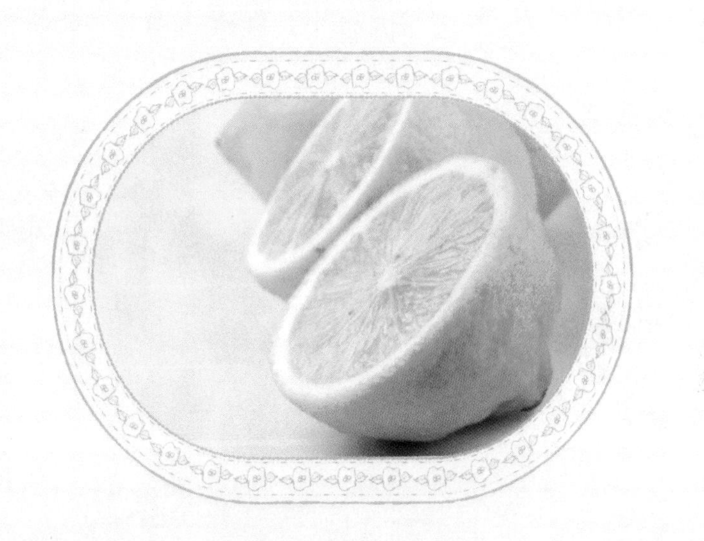

消化不良是一種臨床症候群，是由胃動力不足所引起的疾病，也包括胃蠕動不好的胃痙攣和胃食道逆流疾病。

電視上最近流行這樣的廣告：「喝咖啡、吃甜食，讓人胃食道逆流。」在我的瑜珈提斯課程中也有些同學反應過，他們胃部常常有悶脹感，容易打嗝，要空氣從口中排出才會比較舒服，曾

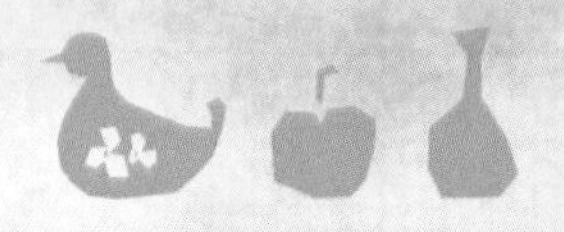

經也有人去醫院作整個消化系統的檢查，如肝臟、大腸鏡、小腸、胰臟、胃鏡…，結果顯示都很正常；然而吃西藥也沒獲得比較好的改善。其實主要的問題可能還是要歸究於吃得太飽、過度的精緻飲食，以及高度的壓力與焦慮。植物精油中有許多適合調理消化系統問題的精油，可以多加嘗試之外，也應避免某些易引起脹氣的食物。最好還能搭配適當的運動，如瑜珈與彼拉提斯，因為它們屬於身體的核心伸展運動，能有效幫助內臟器官的溫和蠕動。運動完後打嗝、放屁與利尿的狀況都是很自然的現象，對腸胃道的順暢極有助益，按摩加上運動，才能真正達到身輕如燕的輕盈狀態。

獨家配方

有機檸檬消化系統按摩膠：

有機檸檬精油 10 滴 + 回青橙精油 10 滴 + 辣薄荷 10 滴 + 真正薰衣草精油 10 滴 + 甜杏仁油 10ml+ 外用調和劑 10ml+ 蘆薈膠 20g

配方小常識

Lemon Organic

有機檸檬

拉丁學名：Citrus limon

芸香科柑橘屬的檸檬精油最為人稱道的當然是豐富的維他命 C，在海洋探險、軍隊征戰的過程中都是不可或缺的預防保健食材。由於檸檬烯與 β 蒎烯的成分，讓檸檬在促進血液與淋巴循環、排出體內老廢物質的功能卓著，也具有溶解結石、強化肝臟、增強免疫力與活化白血球的功能。在排水腫與瘦身、舒緩腿部疲勞或肌肉疼痛都有良效，尤其是促進油膩飲食的消化，幫助排氣、便祕。如果想嘔吐暈眩時也可與辣薄荷搭配使用，會成為消化系統的保護後盾。檸檬的香氣清新舒爽，有很好的抗菌功能，可以清淨室內空氣，調理油性肌膚，祛除體味與保持口腔清香。

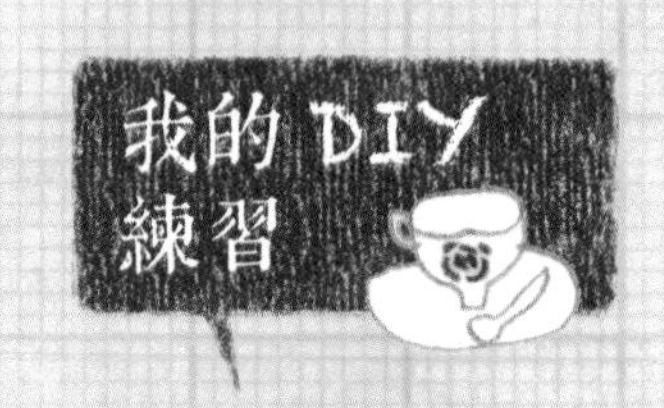

消化系統按摩膠輕鬆做：5% 精油

製作方法：將有機檸檬精油 10 滴、回青橙精油 10 滴、辣薄荷 10 滴、真正薰衣草精油 10 滴、甜杏仁油 10ml 與外用調和劑 10ml 調合均勻，最後加入蘆薈膠 20g，用電子攪拌棒打勻後，裝入罐中即可。如果製作份量較多，精油用量以 5% 為上限。

使用方法：用餐前或餐後一小時，取適量消化系統按摩膠，以肚臍為中心點，順時針按摩三到五圈，或是在腸胃感到不適時也可使用。

調合的替代材料：

羅馬洋甘菊、葡萄柚、甜橙、有機檸檬草、薑、肉桂精油等。

搭配運動：小腹婆掰掰核心運動（請見 209 頁）。
揮別 Blue Monday 打造能量運動

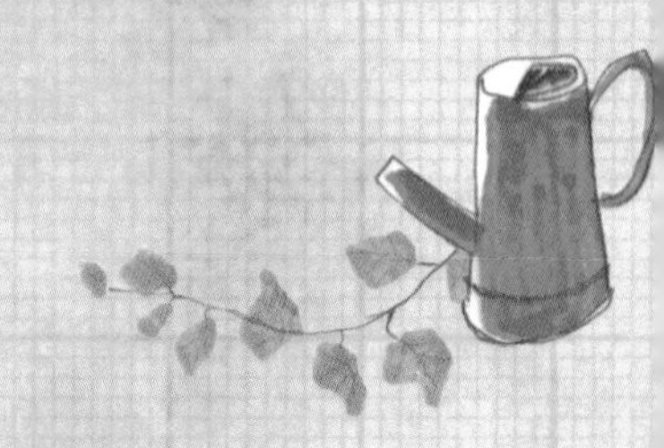

馬鞭草酮迷迭香

塑身：打擊脂肪按摩乳

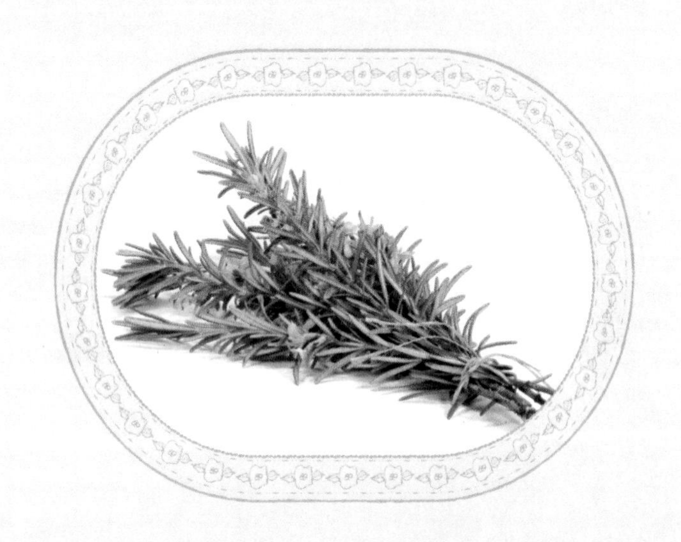

有許多女生會說，減肥是她一生的志業。聽起來有些無可奈何，但卻也是現代人追求青春美麗的寫照。其實我們可以換個角度來說，讓自己維持心目中的健康體態，能夠讓自己更加有自信、生活有品質，同時讓身體的機能維持在最佳的狀態，不失為最好的「氧身」觀念。

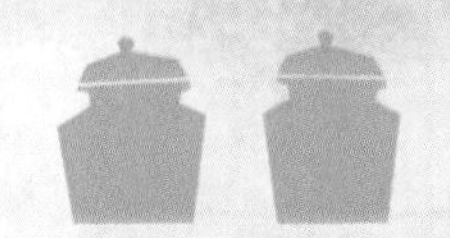

每次來到夏天的季節，課堂上學員們就會出現各式各樣如何塑身的問題，像是「老師，我想瘦肚子！」、「老師，怎麼樣可以瘦大腿？」、「有什麼精油可以消脂肪嗎？」、「哪些運動可以瘦身？」等。問題雖然琳瑯滿目，但其實答案很簡單！就是減量飲食、固定運動跟調整愉快的心情而已。我在教瑜珈提斯與有氧課程時，有時候會在課前讓同學們使用獨家調製的配方按摩油先按摩腰腹、大腿與手臂部位，接著再進行運動，大家在運動時飆汗的很明顯，運動之後立刻也有褲子變鬆或是衣袖變寬的感覺，所以只要持之以恆的運動，搭配能幫助循環與代謝功能的植物精油，再加上適當的減食，要維持心目中的身材應該不是難事！

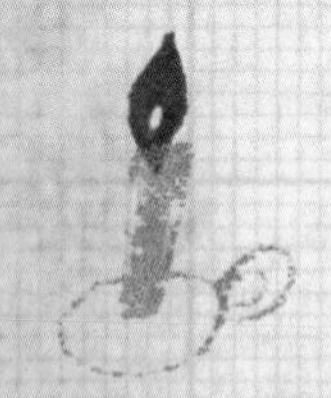

獨家配方

馬鞭草酮迷迭香打擊脂肪按摩乳：

馬鞭草酮迷迭香 10 滴 + 絲柏精油 10 滴 + 杜松子精油 5 滴 + 有機檸檬精油 5 滴 + 精油專用基底乳 15ml

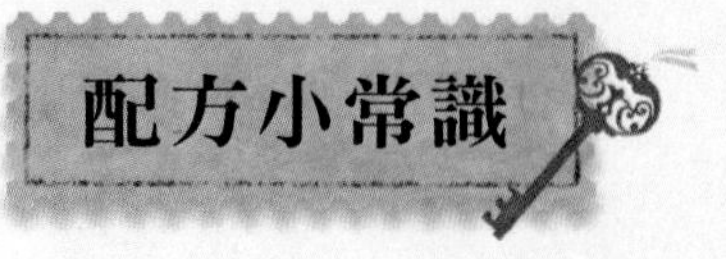

Rosemary verbenone
馬鞭草酮迷迭香

拉丁學名：Rosmarinus officinalis et verbenone

在芳香療法常運用的天然植物中，有許多有助於燃燒脂肪的精油，馬鞭草酮迷迭香（Rosemary verbenone）就是一例。

在法國與義大利的料理中，馬鞭草酮迷迭香經常運用在消除肉類腥味與促進消化的食材中，因可有效調整自律神經、溶解脂肪與活化皮膚組織而引進了芳療界。其中的馬鞭草酮對於肝臟機能失調有很好的調理功能，因此往往多添加在以排毒為概念的相關保養品。由於能夠促進膽汁分泌、幫助脂肪代謝，效果較其他種類的迷迭香更好。在心理上，馬鞭草酮迷迭香能夠適用於精神處於憂鬱或不安的狀態；也適用於飲食過量而暴肥時，迅速恢復自信與強化正面的身心能量。

◎精油專用基底乳

精油專用基底乳為天然的甜杏仁油與椰子油萃取，更接近肌膚的皮脂分泌，也具有良好的滋潤身體肌膚效果，就算不添加精油，也可以有很好的肌膚潤澤效果。洗完澡後，取適量全身按摩，會讓身體感覺到更加輕盈與放鬆喔！

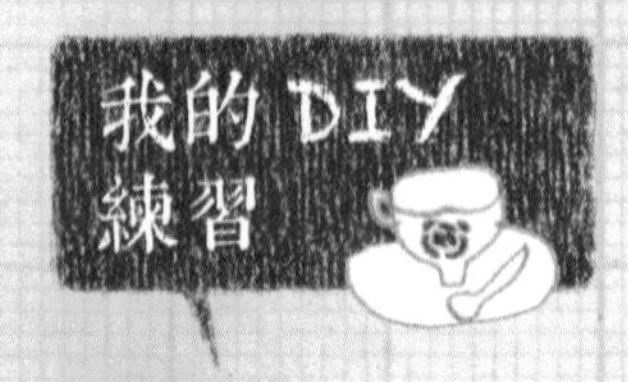

打擊脂肪按摩乳輕盈做：10% 精油

製作方法：將馬鞭草酮迷迭香 10 滴、絲柏精油 10 滴、杜松子精油 5 滴與有機檸檬精油 5 滴先調合加入精油滴管瓶中搖勻，再加入精油專用基底乳 15ml 中攪拌均勻，裝入瓶中即可。建議於三個月內使用完畢。如果製作份量較多，精油用量以 10% 為上限。

使用方法：進行運動前可先塗抹在想要瘦身的部位，或是於沐浴後也可以避開臉部塗抹全身。

調合的替代材料：

薑、中國肉桂、葡萄柚、辣薄荷、馬丁香、回青橙精油等。

搭配運動：腰腹核心運動加強版（請見 213 頁）。
瘦腰減油有氧訓練（請見 217 頁）。
全身血液循環有氧操（請見 237 頁）。

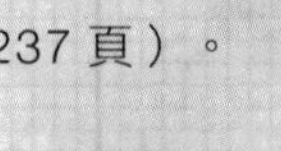

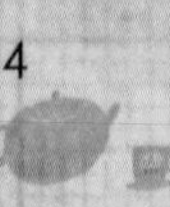

大馬士革玫瑰

健胸：美胸 up up 玫瑰按摩霜

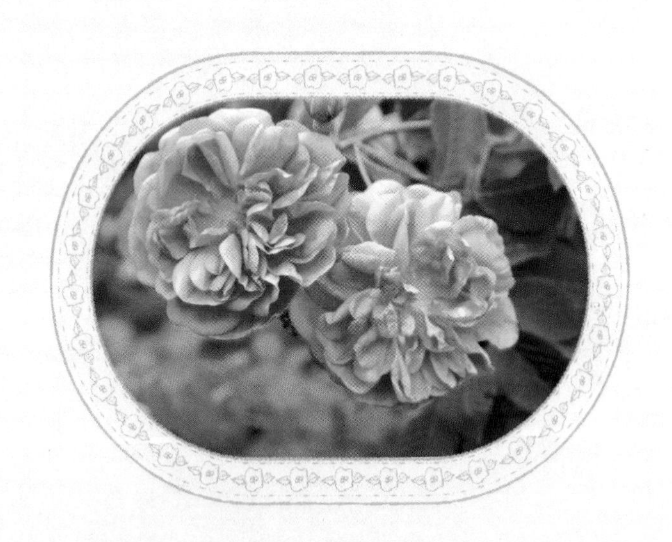

由於夏日炎炎，愛美的女生們通常薄衣輕縷，這時候上圍的身形也會隨之原形畢露，除了選擇適當的內衣維持上圍美麗形態，利用沐浴後的時間幫「咪咪」運動一下也很重要！配合按摩霜的效果更好喔！

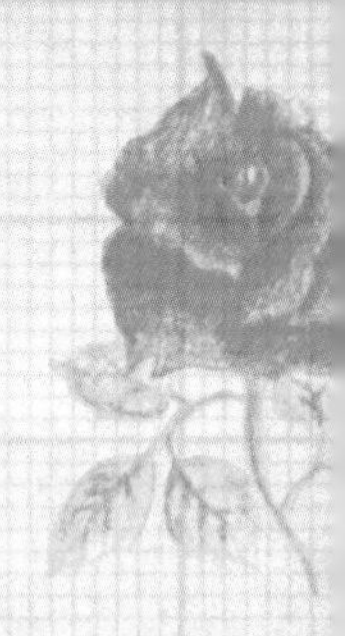

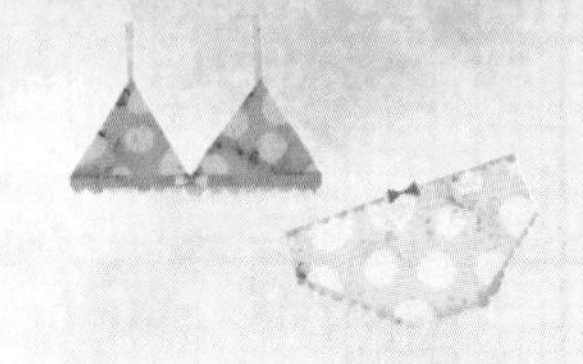

我在月子中心教授產後保養瑜珈時，坐月子的媽媽們都會詢問餵母奶後如何保養胸型的問題，即使是二十歲出頭的年輕媽咪也是如此。乳房的基本組成是乳腺、脂肪與結締組織，青春期時由於荷爾蒙增加，乳腺與脂肪都會成長，雌激素的功能可以幫助乳腺管發育，而產後的泌乳激素也能幫助乳房組織的生長。因此選用能夠刺激腦下垂體與下視丘，平衡荷爾蒙分泌的花中之后「大馬士革玫瑰」來保養乳房，既能喚起女性的本能，又能讓心情充滿了愛的能量。所以無論是女性的青春期、成熟期、生產到產後保養，我都會運用大馬士革玫瑰精油，來調製最美好的皮膚滋養霜。若再搭配簡易的按摩手法，幫助恢復肌膚的活力，也能提升自信與享受愛情的喜悅。

獨家配方

大馬士革玫瑰美胸按摩霜：

大馬士革玫瑰精油 5 滴 + 大馬士革玫瑰療癒保濕霜 10g+ 甜杏仁油 20ml

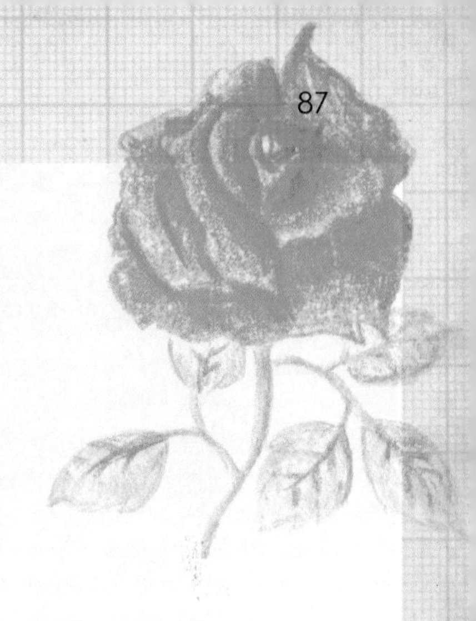

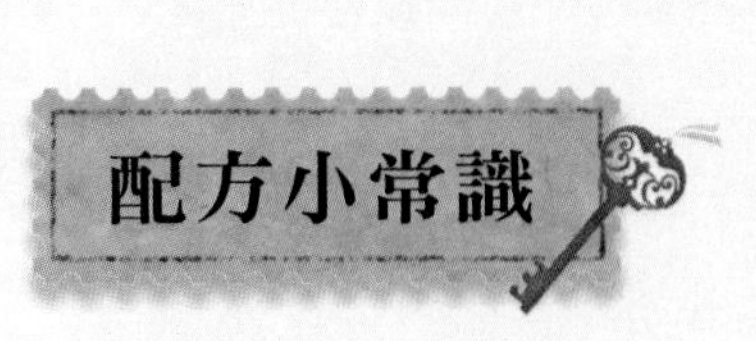

Rose

大馬士革玫瑰

拉丁學名：Rosa damascene

薔薇科玫瑰屬的大馬士革玫瑰（Rose），是世界上最美麗的開花植物，希臘詩人賽佛（Sappho）稱它是花中之后，它的植物語言代表是「愛」。保加利亞的玫瑰谷，在每年五月春夏交接的時節，於清晨五點由熟練的農夫集中採收，必須在九點之前還有晨露的時刻將花朵送去蒸餾，以保有玫瑰香氣最美好的精華。每一百朵新鮮的大馬士革玫瑰花，只能萃取出一滴玫瑰精油，珍貴而完美。

玫瑰具有抗炎、降低感染、活化與平衡女性荷爾蒙的特質，正如它花中之后的美名，為每一位女性創造如皇后般美麗高雅的肌膚與優雅氣息。它為人所知的平衡荷爾蒙分泌、通經、催情、軟化皮膚與收斂的功能，能夠恢復皮膚的彈性與光采，也具備淨化血液與強化肝臟功能等作用。因為具通經作用，懷孕初期避免使用。

◎大馬士革玫瑰療癒保濕霜

以玫瑰為主成分，並富含多種精油成分的玫瑰療癒保濕霜，以第一道萃取的植物油與植物蠟為基底，添加了天然抗氧化劑與維生素等，擁有極佳的修復功能，適合所有膚質肌膚使用，可減緩老化、乾燥現象，促進肌膚底層細胞的代謝，讓細胞分裂持續保持活性，再生健康組織。所謂天然抗氧化劑是以迷迭香植物萃取，具有清除自由基的功能，阻抗肌膚衰老，保持肌膚彈性。

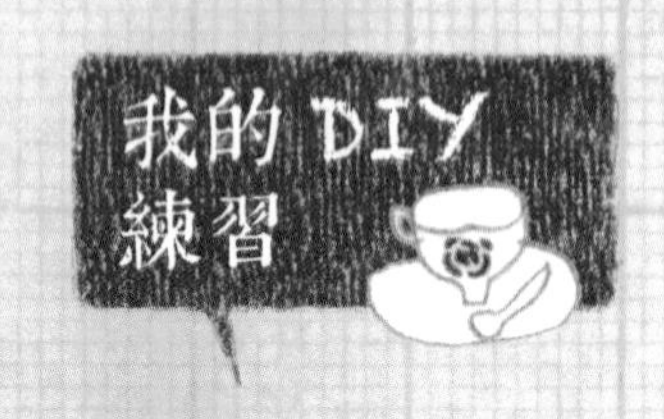

美胸 up up 玫瑰按摩霜美麗學：

製作方法：先將 5 滴大馬士革玫瑰精油滴入 20ml 甜杏仁油，調勻後再加入大馬士革玫瑰療癒保濕霜 10g，以電動攪拌棒打勻即可裝入罐中。

使用方法：沐浴後取適量塗抹於乳房，再搭配美胸 up up 按摩手法，效果更好。

調合的替代材料：

茉莉、橙花、真正薰衣草、埃及天竺葵、快樂鼠尾草精油。

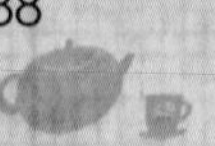

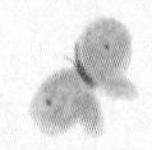

◎大馬士革玫瑰精露

PH 值介於 4.1 ～ 4.4 之間，特優級的玫瑰精露。香氣甜美，有如戀愛般的甜蜜，能夠提振情緒、抗發炎、保溼、收斂、抗老化，適合搭配各種皮膚的美容保養品，兼具心靈美容效果，使人恢復自信，讓心靈像天使一樣單純。可平衡身體內分泌及自主神經系統，可外用作「婦潔液」，或內用改善經前症候群及幫助排泄經血。與心氣或心輪最貼近，使心情開朗，不僅愛自己，也有能力把愛傳出去。

◎美胸 up up 按摩手法

沐浴後取適量玫瑰按摩霜均勻塗抹於胸部上，再搭配以下穴點按摩手法，可以獲得事半功倍的功效喔！

首先雙手施加一定的力道，將手臂內側肌肉往胸部集中，然後手伸到背後，將肉往胸前集中，再把胸部下方肌肉往上提，最後把胃部肌肉往上撥。接下來按摩幾個提升胸線的穴道──膻中穴，位於胸部的正中央，左右乳頭連成一線的中心，以指腹施以一定力道，按摩約一分鐘；中府穴，兩側鎖骨下方的凹陷處，以指腹施以一定力道，按摩約一分鐘；天溪穴，胸部的側邊與胸部最高點相同的位置，兩手指腹同時按壓約一分鐘。

另外還可以搭配提高胸線的伸展操，動作如下：雙手合掌於胸前，手臂呈平行狀態，稍加力道向中間互推掌心，維持一分鐘；接著保持互推狀態，身體往右後方扭轉，停留五到八次呼吸，然後換左邊扭轉，一樣停留五到八次呼吸。最後將雙手前手臂緊貼，感覺夾住胸部外側，向上提升手臂，向上提升時必須維持手臂夾緊的狀態，進行十次，稍做休息後再次進行，總計一百次。

第七招 樟腦迷迭香

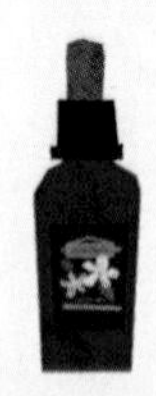

腿部痠痛：大象腿雕塑按摩膠

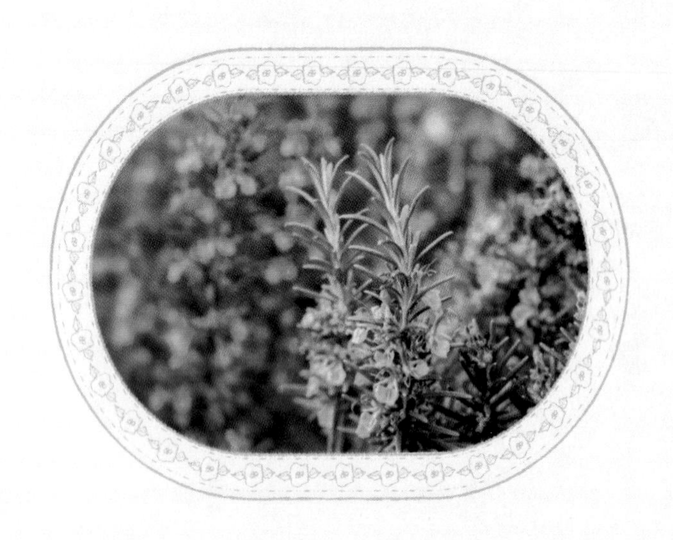

穿著迷妳裙或是短褲是夏日時分必要的裝扮之一，除了涼爽舒適之外，也展現青春活力與自信的一面。不過腿部的線條緊實與否，關係著這樣的打扮是否美觀與適合自己。

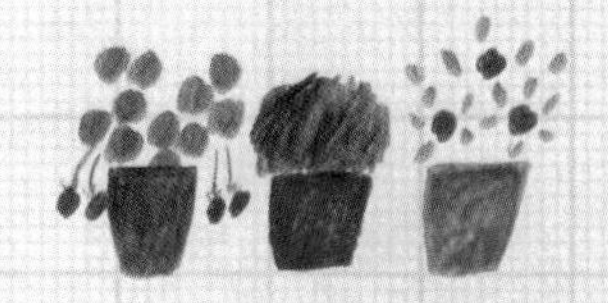

我在教瑜珈與彼拉提斯的課程中，常有同學詢問如何保持腿部的優美線條，我想最重要的關鍵在於適當的腿部運動以及有效的腿部按摩。而上班族們更要注意減少長時間坐在位子上不動的時間，盡可能每三十分鐘站起來活動一下，活絡一下腿部的循環。只要按照我這樣建議並認真執行的同學們，都能感覺到腿部的循環變好，而且舒緩了小腿與腳趾頭腫脹的困擾。

到了夏天，我通常會在課堂上再搭配以樟腦迷迭香為主要成分的腿部雕塑按摩膠，在課前與課後讓同學預防運動時腿部可能的痠痛，與減少運動一小時下來乳酸堆積的可能，涼爽的感受讓使用過的學員們都非常喜愛！

獨家配方

樟腦迷迭香腿部雕塑按摩膠：

樟腦迷迭香精油 30 滴 + 辣薄荷精油 15 滴 + 絲柏精油 15 滴 + 有機綠茶浸泡液 50ml+ 蘆薈膠 50g+ 外用調和劑 3cc

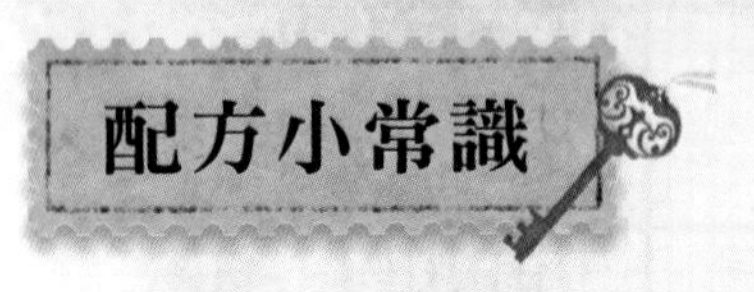

Rosemary ct camphor

樟腦迷迭香

拉丁學名：Rosmarinus officinalis ct camphor

《睡美人》是最為著名的童話故事之一，大家都知道昏睡了一百年的睡美人因為白馬王子的一吻而醒來；但其實這個美麗故事的真相是，一束迷迭香才是真正使得睡美人醒來的功臣。

唇形科迷迭香屬的樟腦迷迭香，向來以它有名的樟腦味，幫助活化頭腦、增強記憶力、強化神經、提升血壓與促進循環而頗負盛名。它的拉丁學名 Rosmarinus，主要的意思是「海之露珠」，因為原本生長在地中海地區的迷迭香，春夏兩季會開滿淺藍或靛紫的小花；在歐洲的文明則視迷迭香為雋永回憶的象徵。樟腦迷迭香精油特別適用於神經肌肉的問題，主要可預防水腫、利尿、幫助血管擴張、暖化身體肌肉與收斂作用的精油。但要避免高濃度的使用，懷孕哺乳婦女與癲癇患者更需避免使用。

◎有機綠茶浸泡液

平常愛喝花茶的朋友，也別忘了運用花茶浸泡液為素材，可選用綠茶、玫瑰花、薰衣草、洋甘菊、茉莉花等來製作浸泡液，重點是選用有機栽種的花草。若是用乾燥的花草來製作，在浸泡前可以先用烤箱烤一下去除水分，一分鐘以內即可；若選用茶包者，則可以一包茶包 2g，搭配約 150 ～ 200cc 的純水，浸泡約一小時，請不要超過一天。然後過濾好的花草浸泡液即可用來 DIY。剩下未進行 DIY 的浸泡液盡早飲用完畢。

綠茶的功能：富含兒茶素，能幫助抗氧化、清除自由基，同時有代謝體內毒素與淨白肌膚的功效。

我的 DIY 練習

大象腿雕塑按摩膠簡單學：10% 精油

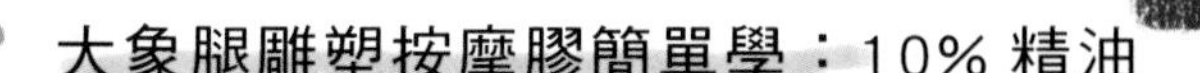

製作方法：將浸泡好的有機綠茶浸泡液 50ml 與蘆薈膠 50g 調勻，然後將樟腦迷迭香精油 30 滴、辣薄荷精油 15 滴、絲柏精油 15 滴，與外用調和劑 3cc 調勻，最後再將兩者混合打勻即可，裝入耐精油瓶中，平時可保存於冰箱中。如果製作份量較多，精油用量以 10% 為上限。

使用方法：建議在每日洗完澡之後，取適量塗抹腿上後，輕柔按摩雙腿，由腳踝往上引流至膝蓋後方，再由膝蓋後方推向前側大腿處至鼠蹊部。左右腿各進行三到五次按摩後，進行抬腿動作。進行按摩與抬腿動作時不妨放個輕柔的音樂，放鬆身心靈，然後就可以進入甜甜的夢鄉囉。

調合的替代材料：

澳洲尤加利、杜松子、有機檸檬、馬鞭草酮迷迭香、薑、真正薰衣草、有機檸檬草、中國肉桂精油。

搭配運動：提臀美腿伸展操（請見 221 頁）。
消小腿水腫瑜珈提斯（請見 229 頁）。

葡萄柚

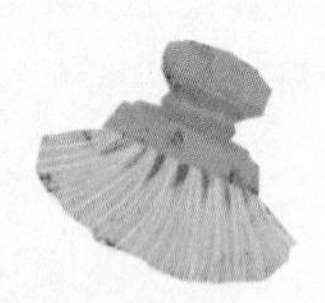

惱人異味：舒爽體香粉

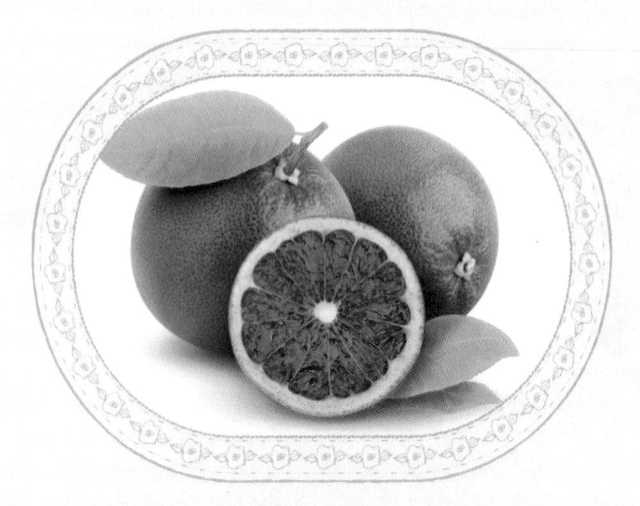

身處亞熱帶的台灣到了夏天總是悶熱潮濕，汗流浹背的情形時有所見，黏膩的身體不僅不舒服，還可能帶來令人不悅的氣味，影響一天的工作心情，也可能對他人帶來不便；如果遇到了心儀的男同事或是愛乾淨的主管，還是與極度希望成交的客戶洽談合作案時，不小心讓異味成了阻礙工作與感情的絆腳石，那可真是令人懊悔。

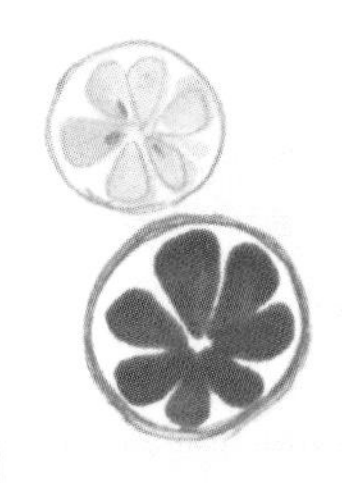

遺傳因素、肥胖、吃辛辣食物、過度肉食、洗澡不勤或多汗症等都可能導致體臭，這樣的人一定要每天洗澡。肥胖者洗浴後用毛巾擦乾或吹風機吹乾皮膚褶皺處，再用點抗菌皂和嬰兒爽身粉，也能減輕味道。夏天時可以盡量選擇涼爽處以減少出汗，並穿吸汗的內衣、保持腋下部位的乾爽。日常生活切勿急躁緊張，飲食則盡量清淡，適當的運動也可以幫忙促進身體的代謝。

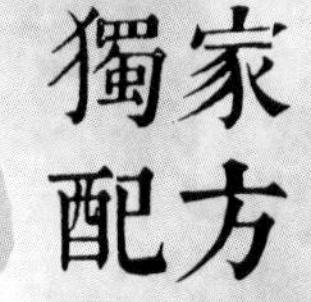

獨家配方

葡萄柚舒爽體香粉：

葡萄柚精油 30 滴 + 杜松子精油 10 滴 + 絲柏精油 10 滴 + 白泥岩粉 50g

配方小常識

Grapefruit

葡萄柚

拉丁學名：Citrus paradise

來自於芸香科柑橘屬，能夠振奮精神、調整食慾、幫助排氣與利尿的葡萄柚精油，擁有令人心曠神怡的果實香氣，可以讓因為壓力形成的肥胖焦慮一掃而空。同時由於制汗的效果極佳，添加入按摩配方中也有改善體味的功效。葡萄柚精油的萃取法為果皮壓榨法萃取，因此建議選用有機栽種、無農藥的原料生長而成的精油為宜。具有光敏性，避免高濃度使用，使用後請勿立刻久曬太陽。

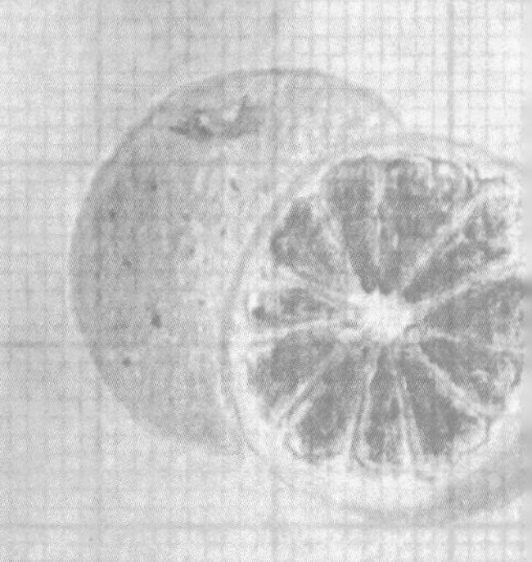

◎白泥岩粉（White Clay）

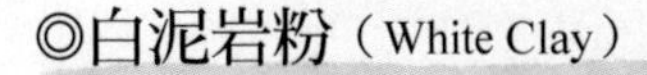

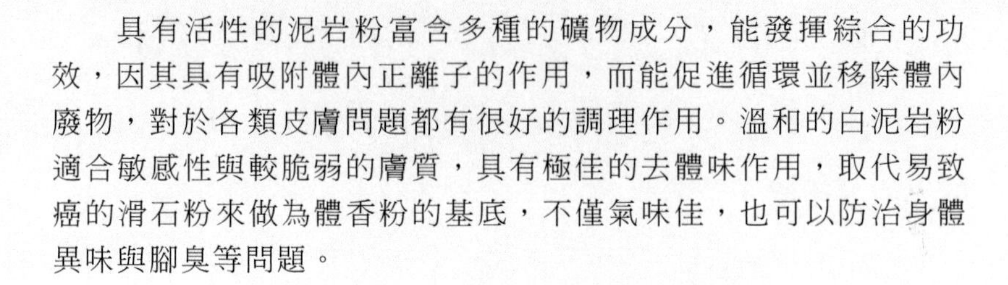

具有活性的泥岩粉富含多種的礦物成分，能發揮綜合的功效，因其具有吸附體內正離子的作用，而能促進循環並移除體內廢物，對於各類皮膚問題都有很好的調理作用。溫和的白泥岩粉適合敏感性與較脆弱的膚質，具有極佳的去體味作用，取代易致癌的滑石粉來做為體香粉的基底，不僅氣味佳，也可以防治身體異味與腳臭等問題。

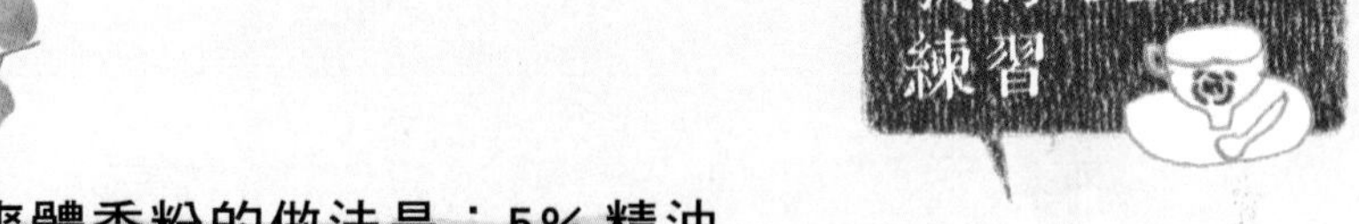

舒爽體香粉的做法是：5% 精油

製作方法：先將葡萄柚精油 30 滴、杜松子精油 10 滴與絲柏精油 10 滴滴入精油滴管瓶中搖勻，再將混合好的精油慢慢滴入白泥岩粉 50g，由於白泥岩粉的質地細小，記得於加入精油時一邊滴入一邊攪拌至均勻，再裝入附有粉撲的爽身粉罐中。如果製作份量較多，精油用量以 5% 為上限。

使用方法：頸部、腋下、手肘與膝蓋彎曲處、鼠蹊部、私密處與腳趾縫等易出汗處都可取適量塗抹。

調合的替代材料：

澳洲尤加利、辣薄荷、有機檸檬、馬鞭草酮迷迭香、真正薰衣草、有機檸檬草精油等。

香水樹

膝蓋手肘美化：身體角質霜

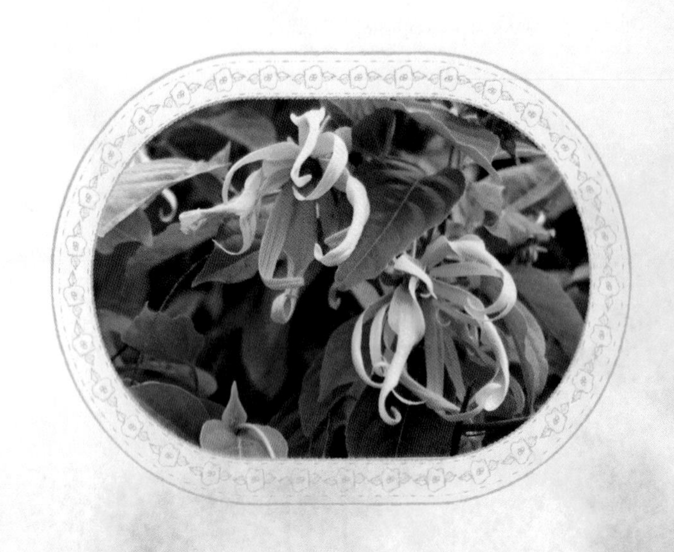

擁有細緻的手肘或是清嫩的膝蓋，對於重視保養的女性朋友，可說是不容忽視的細節。我們都知道要好好保養臉部與身體的重要部位，因此皮膚光滑細緻白皙總能讓愛美女生看起來年輕好幾歲，不過如果要更細究肌膚是否保養徹底，夏天時的手肘與膝蓋就可能會露出馬腳。

全身上下的關節部位是我們天天使用的地方，因此它的循環是否順暢也關係著我們的健康。我的芳療瑜珈提斯課程的學員不乏一些貴婦級的家庭主婦，既不需要擔負家中經濟的壓力，也不需要煩心孩子教育的瑣事，因此每週固定認真的上課成了她們的生活重心。學習各種精油調製保養與保健用品，然後好好的運動來維持美好體態之餘，她們也很在意手肘、膝蓋與腳底等容易忽略的部位，希望連這些比較少受到注意的肌膚也能有好的修護。

「老師，我聽說關節部位的皮膚與腳底的細緻度與膚色，也是身體健康好壞很重要的觀察指標喔！」同學說。確實如此，腳底有許多反射區，而手肘膝蓋分別代表著四肢血液循環是否順暢健康的關鍵。這些學員不只是寵愛自己，其實也是很棒的健康生活實踐者，我當然要教她們善用香水樹這能讓成熟皮膚恢復活力、又能讓身心感到寧靜平和的植物精油，來種好好保養自己囉！

獨家配方

香水樹身體角質霜：

香水樹精油 10 滴 + 甜杏仁油 15ml+ 花梨木松脂粉 15g

配方小常識

Ylang Ylang
香水樹

拉丁學名：Cananga odorata

番荔科香水樹屬的香水樹精油，因其英文名稱為Ylang Ylang，市面上許多品牌則將它翻譯為依蘭。它是花瓣類精油的極品，有如茉莉般濃郁的花香，馬來語則為「花中之花」的意思。在皮膚上對於壓力型的暗瘡有非常好的防治功效，對於乾性或是油性的膚質都有很好的平衡作用。香水樹擁有甜美、優雅、馥郁的奇異花香，能強化神經系統、提升心靈能量、降血壓並舒緩不安情緒。具有促進血液循環與優質的催情作用，改善荷爾蒙失衡，溫暖並修護生殖系統，讓女性能夠發揮溫柔的強大魅力。請避免高濃度使用，需要進行開車或專注力的活動時避免使用。

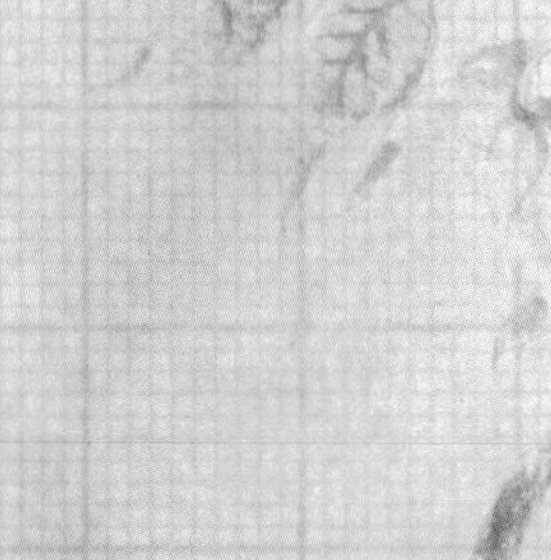

◎花梨木松脂粉（Rosewood Pine Scrub）

由松樹的樹心研磨的超細顆粒，並添加舒壓又能復癒肌膚的花梨木精油所製成的脂粉，能溫和的去除老廢角質，適合乾燥、敏感與輕微皮膚感染的肌膚。當皮膚能夠順著四到六週的角質代謝規律，讓老廢角質脫落、生成新的細胞，這樣的生命週期自然而健康的循環著，肌膚便能保持最有光采與活力的生命力。

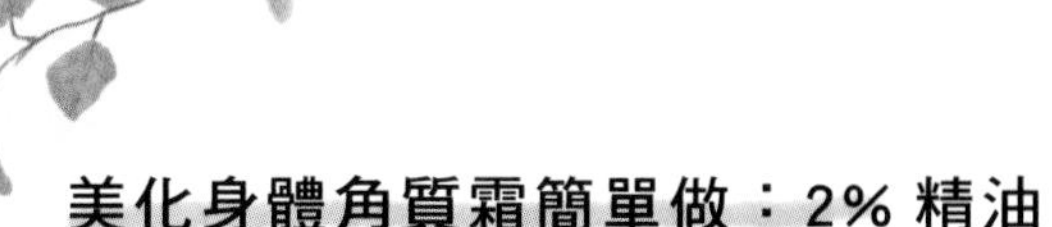

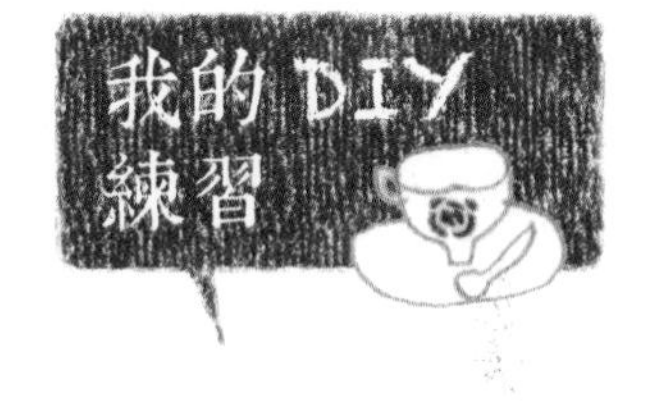

美化身體角質霜簡單做：2% 精油

製作方法：將香水樹精油 10 滴與甜杏仁油 15ml 調合均勻後，加入準備好的 15g 花梨木松脂粉調合，攪拌成均勻的糊狀即可。如果製作份量較多，精油用量以 2% 為上限。

使用方法：沐浴後取適量美化身體角質霜於手肘、膝蓋、腳底等需要去除老廢角質的部位，輕柔畫圓磨擦，清水洗淨後即可恢復超細緻光滑美肌！每週使用一次即可。

調合的替代材料：

真正薰衣草、埃及天竺葵、馬鞭草酮迷迭香、馬丁香、回青橙精油等。

茶樹

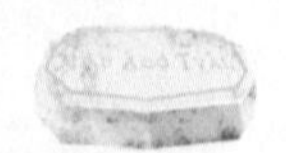

隨身抑菌：乾洗手液

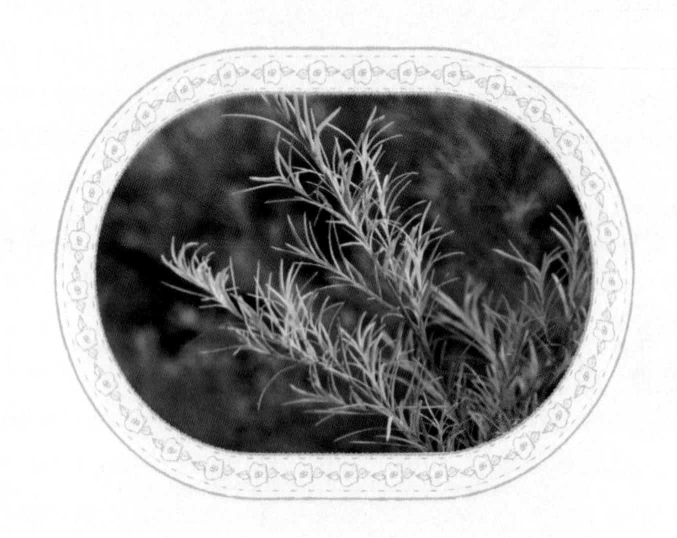

潮濕悶熱的天氣是細菌蚊蟲滋長的最適環境，若加上空氣污染的環境以及接觸未經清潔的家具、日常用品等等，或是身在野外郊遊等等難以維持雙手潔淨時，細菌病毒往往藉由雙手進入口中，甚至進入身體黏膜組織，危害身體的健康。

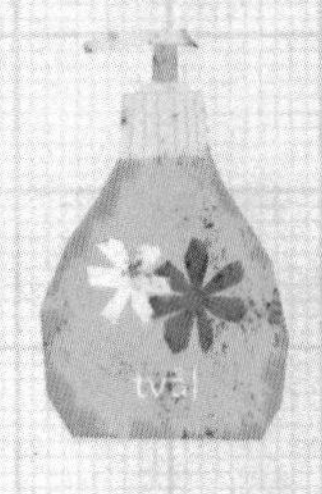

我在醫院的體重管理中心教瑜珈提斯與有氧運動，參與的學員一部分是患者，大多數是醫院的同仁，對於維持雙手清潔自然有一定的需求與體認。醫院裡頭當然備有殺菌的酒精供進出醫院的民眾使用；可是對於長時間在醫院工作者而言，酒精是皮膚乾燥老化的元凶。因此我有時會用天然精油製作乾洗手液給學員試用，大家都感覺得到它的清潔性；而因為添加了蘆薈膠，具有不會為皮膚帶來乾燥的舒適感。其實使用這樣的乾洗手液，比只用清水洗手卻沒有好好保養雙手更來得有保養的效果哩！

獨家配方

茶樹乾洗手液：

茶樹精油 15 滴 + 有機檸檬精油 15 滴 + 蘆薈膠 12g+ 外用調和劑 1.5cc+75% 酒精 38ml

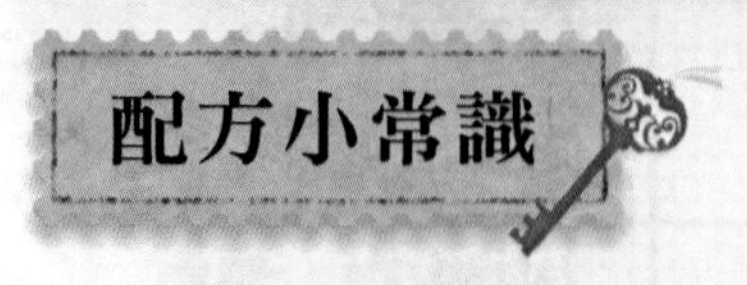

Tea Tree
茶樹

拉丁學名：Melaleuca alternifolia

桃金孃科白千層屬的茶樹精油，應該是芳香療法初學者最熟悉的精油之一。1770 年虎克（Hook）船長將茶樹這植物帶回英國進行研究，而發現了它的優質抗菌效果。1923 年有醫學報告指出，茶樹精油的抗菌力比石碳酸高出十三倍。澳洲治療物品管理局所認可的標準茶樹精油，其萜品四醇含量必須高於 30%，而 1,8 桉油醇含量則需低於 15%。其中的萜品四醇，具有抗發炎、抗感染、抗菌、抗病毒的絕佳提振免疫作用，對於念珠菌、痤瘡與皰疹的急救很有幫助，也有強化自律神經系統、祛痰、癒合傷口、去除鬱滯的功能。懷孕初期與皮膚敏感者避免使用。

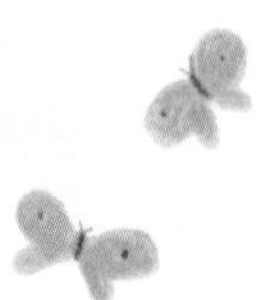

◎ 75% 酒精

酒精的化學名稱為乙醇，化學式為 C_2HOH，是一種無色透明和強烈刺激味的液體。最主要是清潔、殺菌與消毒的功能。選用 75% 的酒精殺菌功能佳，但是因為揮發性高，相對會使皮膚上的水分容易流失。要自製酊劑（藥酒）時則建議採用 95% 藥用酒精，純度較高。

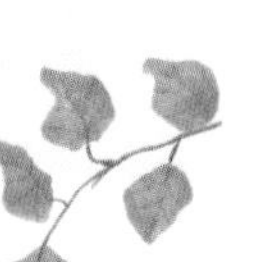

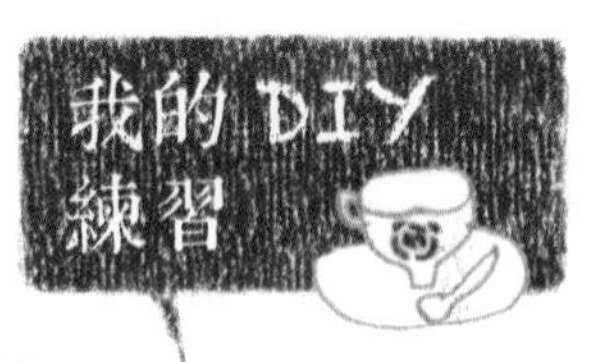

隨身抑菌乾洗手液輕鬆做：2.5% 精油

製作方法：將茶樹精油 15 滴、有機檸檬精油 15 滴先和外用調和劑 1.5cc 調合後，加入 12g 蘆薈膠攪拌均勻，最後再加入 75% 酒精 38ml，用電動攪拌棒打勻，裝入耐精油噴瓶中。如果製作份量較多，精油用量以 2.5% 為上限。

使用方法：需要潔淨雙手時均可使用。

調合的替代材料：

澳洲尤加利、有機檸檬草、馬丁香、中國肉桂、沉香醇百里香、馬鞭草酮迷迭香、辣薄荷、葡萄柚、杜松子等精油。

三·秋收凝氣篇

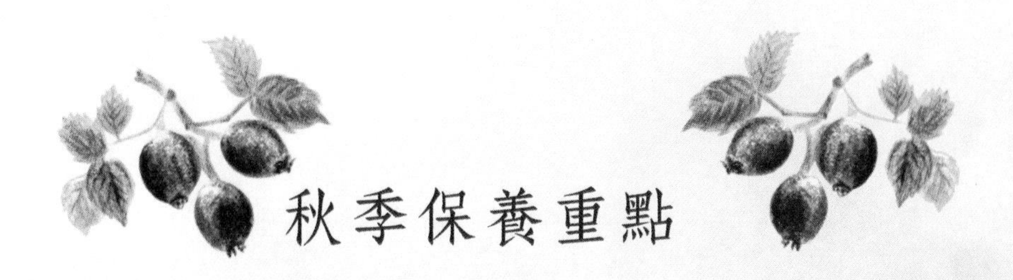

秋季保養重點

時序來到秋高氣爽的秋天，相較於夏天的出油黏膩，秋天的肌膚比較容易敏感、缺水乾燥，甚至容易緊繃，出現脫屑、過敏的現象。而曬過一個夏天後，肌膚也更容易暗沈、出現斑點。所以在秋天時節透過植物精油，將滿滿的氧氣鎖在肌膚中，讓全身保濕以保持好氣色是本季保養重點。

因此最適合秋天的臉部保養重點就在於抗過敏、消除暗沉、除斑與深層清潔等任務，可以搭配運用的植物精華包括德國洋甘菊、西澳檀香、玫瑰果油與絲瓜等；而身體的保養則集中在呼吸道的保健、提振免疫力、乾燥肌膚的清潔、頭皮的保養與改善睡眠品質等問題。因此非常適合秋季的精油有澳洲尤加利、乳香、佛手柑、埃及茉莉、檜木、甜馬鬱蘭等。

秋天適合運用平衡自律神經系統、提升免疫系統與抗過敏類的植物精華，自己動手簡單製作專屬自己的保養產品，既能突顯個人生活品味，也能讓保養工作發揮十倍以上的美肌力！

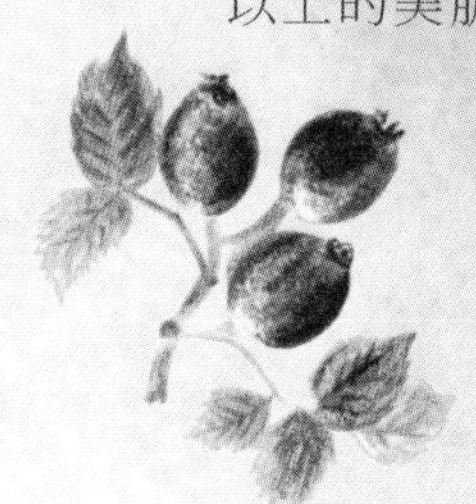

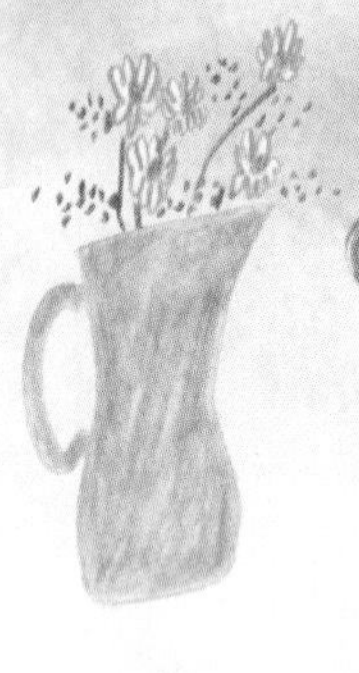

秋天必買的十種植物精華：

1 絲瓜

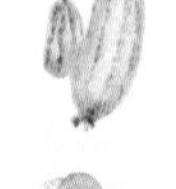

2 德國洋甘菊

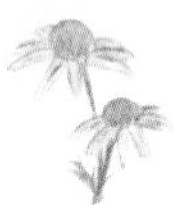

3 西澳檀香

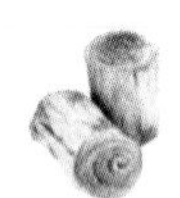

4 玫瑰果油

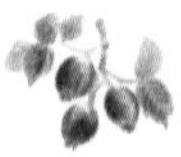

5 澳洲尤加利

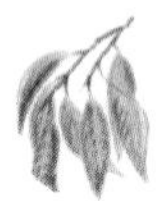

6 乳香

7 埃及茉莉

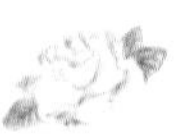

8 佛手柑

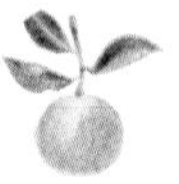

9 檜木

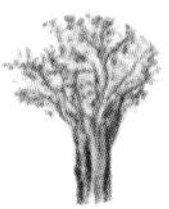

10 甜馬鬱蘭

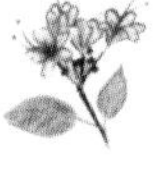

絲瓜

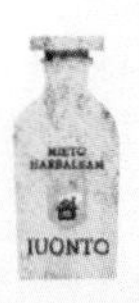

清潔毛孔：絲瓜潔顏滴露

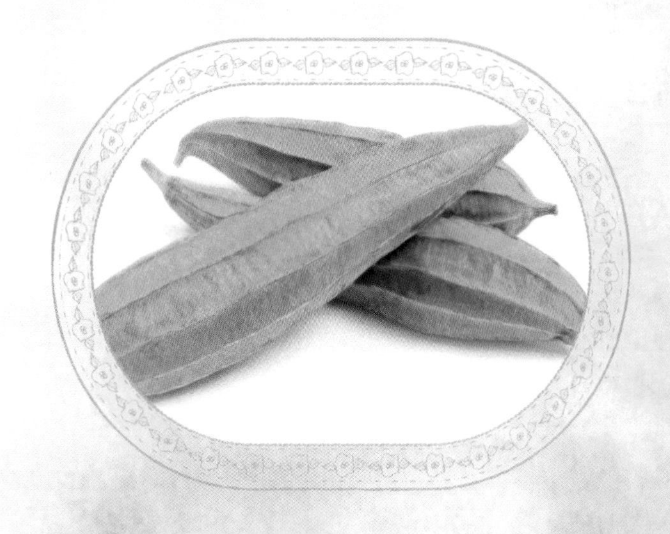

即使不上妝或是只上淡妝的美眉們，也絕對不能忽略的保養步驟就是清潔。特別是一整天工作或在外活動下來，累積在皮膚表層的污垢和角質，也是造成毛孔粗大的原因之一。因此清潔肌膚的目的在於幫助肌膚抗菌、提高細胞再生的速度，使皮膚更新恢復正常、平衡皮脂分泌，同時預防皮膚發炎與舒緩肌膚壓力，並讓肌膚更容易吸收保養品帶來的滋養。

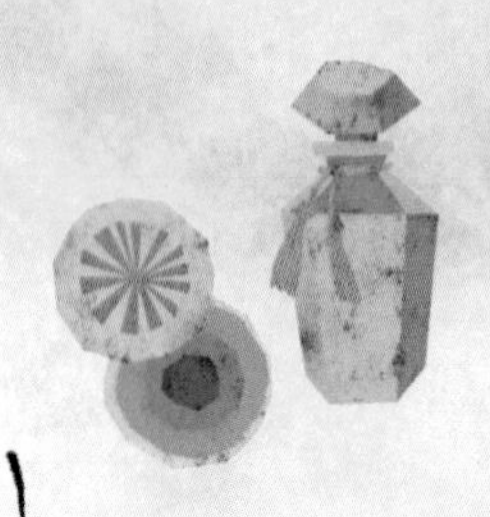

我在大學教過的學生中，無論是男生或是女生，總是有幾個是屬於「臉油的可以煎荷包蛋」的那種人。每次上課時看他們不是狂用吸油面紙，就是每節下課都跑去廁所洗臉。看到他們臉上的弱酸性保護膜被過度清洗而使得角質層變薄，甚至肌膚更加乾燥而自然冒出更多油脂以保護皮膚時，都為他們感到無奈與不捨。也因為我教的是健康美容學，他們在學習芳香療法的同時，自然也很希望從我這裡得到一些幫助。

基本上油性肌膚是因為臉上皮膚大量分泌皮脂，在遇到臉上的細菌時又分解成游離脂肪酸，因而產生油光。溫度與濕度當然也會影響細菌產生的多寡，造成出油量的增減。因此我最推薦的清潔方法就是運用手邊隨手可得的絲瓜露與有機蘋果醋製成的潔顏滴露，既清爽又能真正達到潔顏與保護角質層的功效。

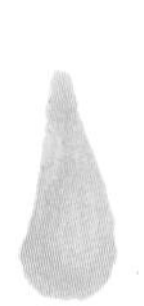

獨家配方

絲瓜潔顏滴露：

絲瓜露 10cc+ 有機蘋果醋 10cc+ 天然外用調和劑 10cc

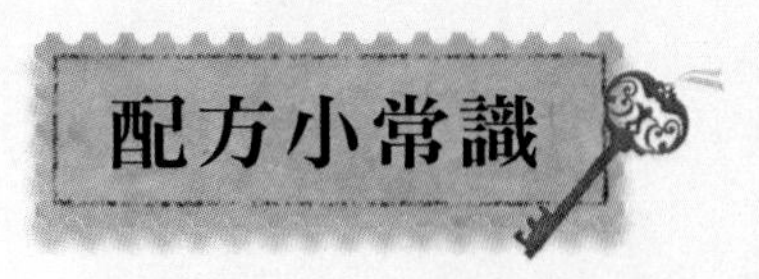

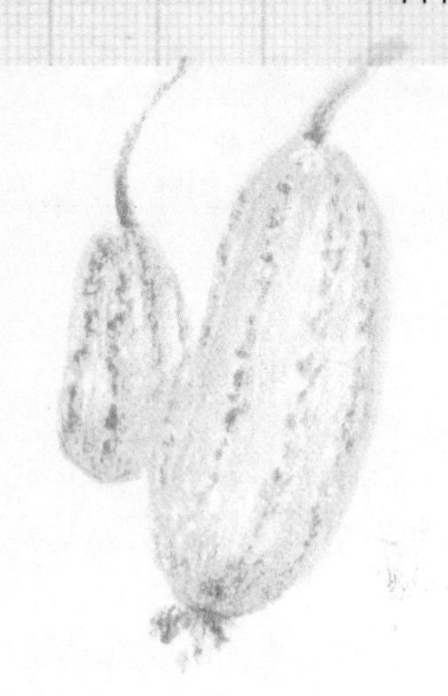

Vegetable Sponge

絲瓜純露

拉丁學名：Luffa cylindlrica

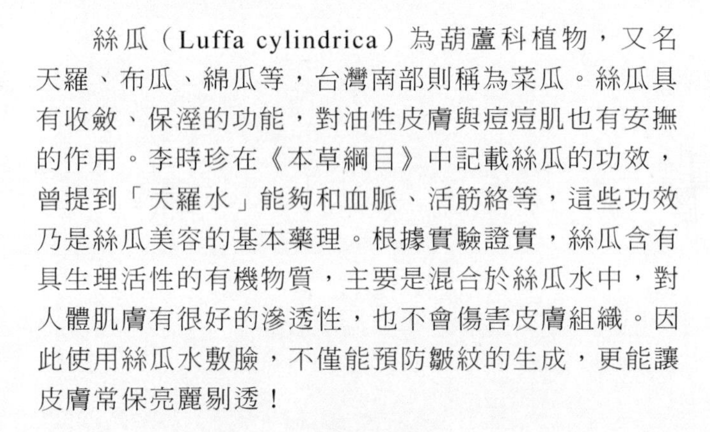

絲瓜（Luffa cylindrica）為葫蘆科植物，又名天羅、布瓜、綿瓜等，台灣南部則稱為菜瓜。絲瓜具有收斂、保溼的功能，對油性皮膚與痘痘肌也有安撫的作用。李時珍在《本草綱目》中記載絲瓜的功效，曾提到「天羅水」能夠和血脈、活筋絡等，這些功效乃是絲瓜美容的基本藥理。根據實驗證實，絲瓜含有具生理活性的有機物質，主要是混合於絲瓜水中，對人體肌膚有很好的滲透性，也不會傷害皮膚組織。因此使用絲瓜水敷臉，不僅能預防皺紋的生成，更能讓皮膚常保亮麗剔透！

絲瓜含蛋白質、瓜氨酸、脂肪、木聚醣、維生素B、C、皂甙、苦味質以及高含量粘液等；而絲瓜子則含脂肪油，主要為亞油酸、棕櫚酸、硬脂酸、油酸等甘油酯及卵磷脂。氣候變化大的春天與炎熱的暑夏時節，女生都擔心皮膚缺水或是被曬傷，出現紅腫發癢的情形，運用絲瓜既可鎮定肌膚，又可溫和清爽地清潔毛孔，恢復肌膚的保濕性。DIY的絲瓜露記得選用無香精添加的純露，效果較好。

◎蘋果醋

蘋果醋含有果酸、維他命、礦物質與酵素，果酸能夠抑菌與清潔肌膚角質，礦物質則能幫助抑制易腐細菌生長，同時滋潤細胞，平衡肌膚酸鹼值。最好選用有機製成，無論是外用在皮膚上或是內服使用都較為適當。

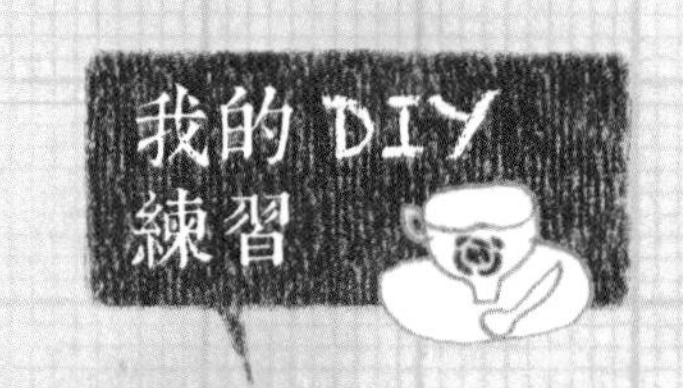

絲瓜潔顏滴露輕鬆做：

製作方法：絲瓜露 10cc、有機蘋果醋 10cc、天然外用調和劑 10cc 三者混合均勻後，裝入 30ml 有滴口的深色精油瓶中。記得置於陰涼通風處保存，因未添加抗菌劑，盡量於三個月內使用完畢。

使用方法：每次卸妝後，準備臉盆裝入溫熱水，滴入 20 滴絲瓜潔顏滴露，取紗布巾在盆中浸潤，再敷於臉上，進行三到五次深呼吸後，再次將紗布巾在盆中浸潤，至少進行五回合。之後可直接進行化妝水等個人保養動作。

洗臉 Tips：

這時候也不能忘記提醒重視保養的朋友們正確的洗臉方式：每天早晚各進行一次洗臉即可，過度頻繁的洗臉次數反而會造成皮膚乾燥，破壞皮膚的弱酸性保護膜，使臉部出油更嚴重喔！

調合的替代材料：

真正薰衣草精露、羅馬洋甘菊精露、大馬士革玫瑰精露、橙花精露

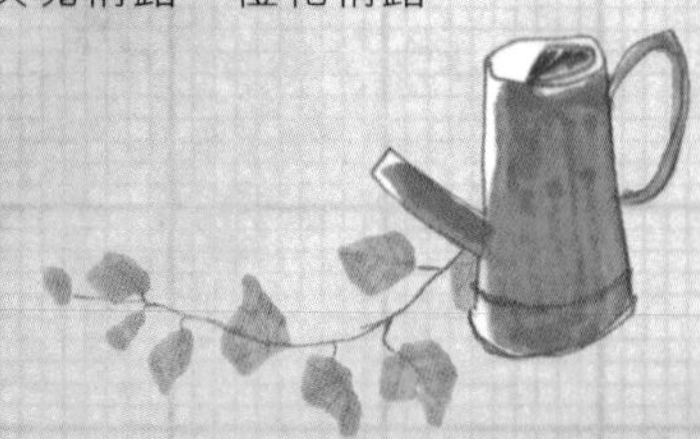

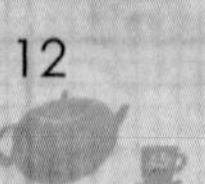

德國洋甘菊

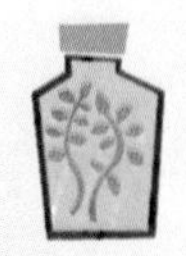

敏感肌專用：抗敏面膜

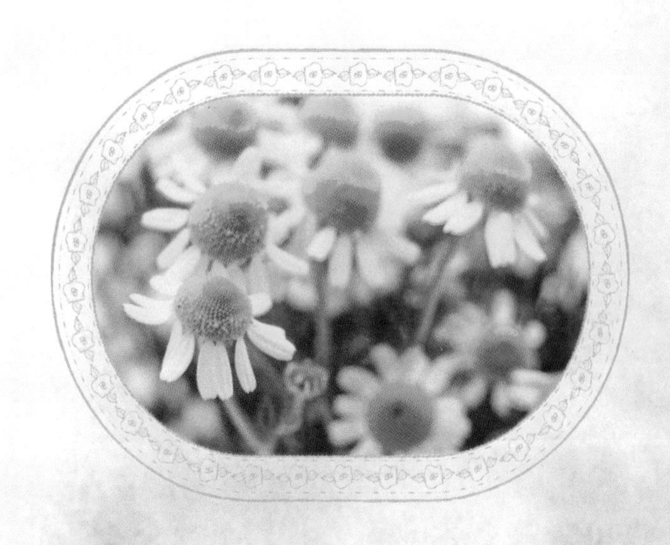

敏感性的肌膚似乎是現代人膚質的主要寫照。十個人中總會有八、九個人說自己屬於敏感肌，剩下的那一、兩個可能也懷疑過自己會不會是敏感肌膚。除了遺傳性體質，以及長期接觸過敏源環境造成皮膚敏感外，其實許多美妝專家都指出，使角質層失去防禦力最大的元凶，應該是使用含酒精成分，或是含有使產品更容易攪拌、具溶脂力與黏度降低的保養品。其次則是使用刺激

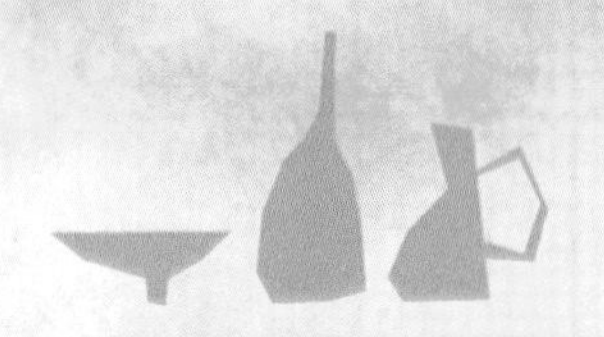

成分，如水楊酸、麴酸、維生素 A 酸等可能造成過敏的保養品，甚至是不新鮮的左旋維他命 C，都可能因氧化形成對皮膚有傷害性的物質。

由於有人擔心混搭不同品牌保養品，可能功效成分相抵；卸妝油油脂等級不佳，又停留臉上過久，可能造成過敏肌；或是面膜敷過夜，因為浸潤角質時間過長，皮膚軟化，使得其他添加成分跟著進入皮膚而產生過敏危機。所以我總是提醒參加芳療課程的同學們，選用天然的植物萃取、促進細胞再生與消炎的天然精油。使用的產品的成分越簡單、越精純是避免敏感肌的關鍵之一。透過香氣舒壓、靜心冥想的練習，定期的瑜珈提斯運動或是其他活絡身體的休閒活動，讓身體內部的發炎指數降，低一旦減少自由基，多吸收一些好的氧氣與養分，就能保持肌膚的最佳狀態。

獨家配方

德國洋甘菊抗敏面膜：

德國洋甘菊精油 5 滴 + 外用調和劑 5 滴 + 真正薰衣草精露 15ml+ 蘆薈膠 10g+ 優質紙面膜

配方小常識

German Chamomile
德國洋甘菊

拉丁學名：Matricaria recutita

黃色的花芯、外圈圍繞著放射狀的小白花瓣，彷彿是豔陽的縮影。菊科母菊屬的德國洋甘菊常讓人誤以為它的花與葉可以搓出深藍色的汁液，其實這深藍色的精油狀汁液是在萃取的過程中，自然形成的天藍烴。

在北歐的神話中，洋甘菊的名字即是「光明之神」。甘菊也常見於西方庭院花園中，暑夏時分一朵朵小白花散發著淡雅香氣，清爽而純粹，其主要成分沒藥醇與天藍烴有著極佳的消炎、消腫、抗過敏與鎮定舒緩的作用。特別是抗組織胺的功能絕佳，能夠促進傷口癒合，具有治療灼傷、瘀青、濕疹、牛皮癬與皮膚再生的功能。德國洋甘菊也有很好的消化系統修護功效，可以健胃、祛脹氣，促進消化與療癒十二指腸潰瘍等益處。心靈上，德國甘菊為你移除生命的限制，幫助你停止挑剔自己及他人。如果你讓舊習退去，學習更掌握自己，那麼生命的旅程將會有意想不到的收穫。

◎紙面膜

選用紙纖維較細緻且不易遇水脫屑的質地，較能完整吸收精華液並服貼臉部，以不織布材質最好。面膜敷於臉部肌膚後，會在肌膚表面形成薄膜，使肌膚暫時與空氣隔離，肌膚中的水分因為面膜的覆蓋，無法蒸發而能持續滋潤保濕肌膚。隨著肌膚的溫度升高，毛細孔張開，污垢與老舊的角質容易被排出，也容易讓皮膚吸收面膜成分。優點是不用清洗、使用方便，敷完後肌膚馬上就有改善的感覺。因為貼片式面膜多半比較濕潤，皮膚在高溫高濕的情況下，精華液中的保濕因子等成分能幫助皮膚控制水分，所以敷完立刻水水嫩嫩的。

抗敏面膜：1% 精油

製作方法：先將真正薰衣草精露 15ml 與 10g 蘆薈膠調合均勻成水膠狀，再將德國洋甘菊精油 5 滴與外用調和劑 5 滴調合好，加入之前準備的的水膠中攪勻，裝入密封式耐精油夾鏈袋中，置於冰箱冷藏。如果製作份量較多，精油用量以 1% 為上限。

使用方法：準備敷面膜前再將優質紙面膜放入夾鏈袋中，待精華液完全浸潤紙面膜後即可取出使用。

調合的替代材料：

精油：茉莉、橙花、洋甘菊、薰衣草、花梨木、檀香、馬丁香、絲柏、乳香、沒藥等。

精露：橙花、羅馬洋甘菊、大馬士革玫瑰。

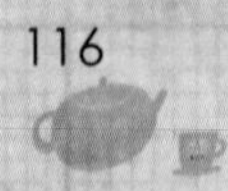

西澳檀香

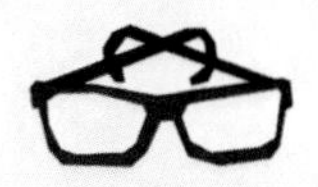

黑眼圈消失：舒緩眼霜

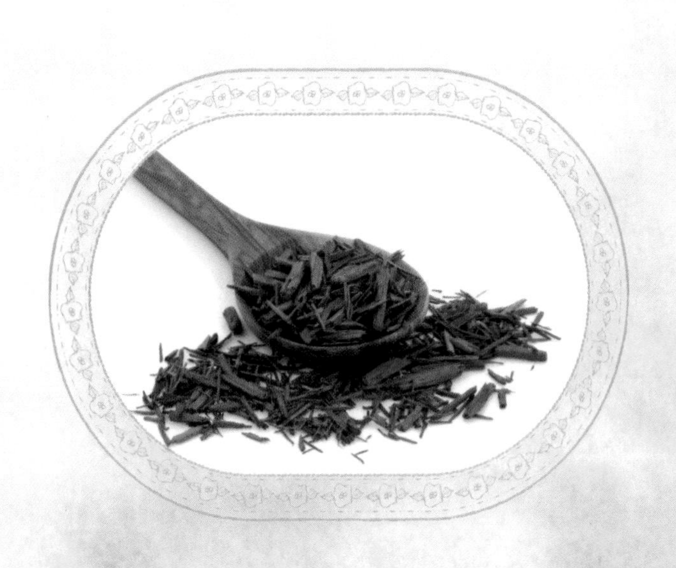

眼部皮膚本來就比較薄，因此含水量少、易乾燥，加上眼睛的動作又多，也容易受到周遭環境的影響，長期下來就容易乾躁缺水而產生皺紋；現在很多人長時間盯著電腦螢幕、滑手機，大量使用眼睛而不自覺；在台灣，鼻子過敏的問題者也不少，這些

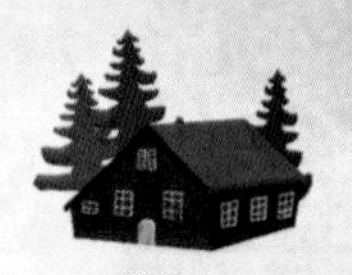

因素也容易造成眼睛發紅、黑眼圈、眼周皮膚發炎、浮腫、敏感及乾燥等現象，因此選用安全、成分單純、溫和不刺激的眼周保養產品很重要。

每當我看到學生掛著一副黑眼圈來上課，就為他們的健康擔心。某學生說：「老師，我其實很早睡耶，不到十二點就躺在床上喔，可是翻來翻去都睡不著，所以又爬起來跟朋友聊天。」他還極力證明是有先乖乖聽話上床睡覺。或說：「我覺得我應該是皮膚白，加上有點感冒或是鼻子過敏的關係，才會出現黑眼圈的啦！」不管是因為失眠的關係，或是鼻子過敏、感冒鼻塞的問題造成的黑眼圈，我都希望藉由調配一些精油保養品改善他們的狀況。沒想到具有抗發炎、收斂血管良效的西澳檀香精油竟然解決了這樣黑眼圈的問題，也讓我對它幫助人們的力量更有信心，深刻認識自我存在的正面能量，有了更加昇華的敬意。

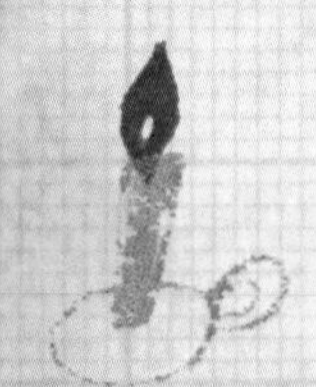

獨家配方

西澳檀香黑眼圈舒緩眼霜：

西澳檀香精油 1 滴 + 德國洋甘菊精油 1 滴 + 真正薰衣草精油 2 滴 + 卵磷脂載體 1.5cc+ 精油專用基底乳 15g

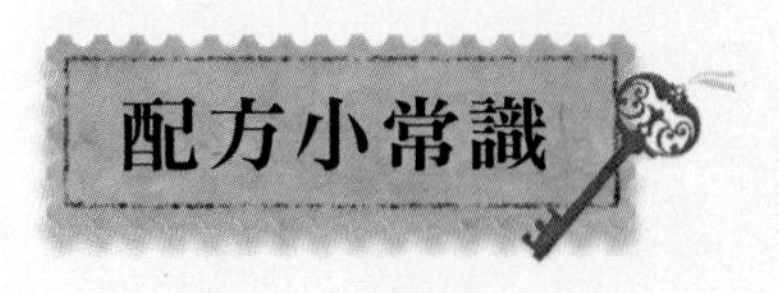

Australian Sandalwood
西澳檀香

拉丁學名：Santalum spicatum

檀香科檀香屬的西澳檀香，向來是靜坐冥想與靈修常用的精油。特別是當心思紊亂、各種負面情緒充斥內心時，檀香的香氣能夠讓心靈沉靜，心思澄淨，重新感受當下的自我狀態，與內心對話，同時放大第三隻眼的洞察力，調整自我肝火過旺的暴燥體質。α 與 β 檀香醇能夠提高心血管的循環與強化心臟的能量，整體而言對於去除鬱滯、抗發炎、鎮靜收斂、軟化皮膚，以及改善過敏與龜裂的皮膚很有幫助。呼吸道方面也是檀香的強項，能夠改善咳嗽、喉嚨發炎等呼吸道的問題。

◎卵磷脂載體（Soy Liposomes）

卵磷脂載體是大豆卵磷脂中極細小的天然磷脂球體，富含必需脂肪酸及卵磷脂膽鹼，真正改善皮膚的含水度、改善皺紋及幫助皮膚再生，可以預防黑頭粉刺與面皰形成。因其極為細小，同時能夠滲入表皮層，將保養品的精華與活性物質負載於磷脂球體中，帶入真皮層才釋放出來，因此大多用在高單價的保養品與醫療用品中。其功效比氫化的卵磷脂載體或是動物提煉的磷脂質，或稱神經醯胺（ceramides，天然保濕因子，油溶性，為角質層中重要的油性活膚成分，能建立和維持肌膚脂質之屏障，填補清潔過度所造成的角質流失縫隙，適合作為熟齡肌膚滋潤使用。能協助建構皮脂膜，強化肌膚保溼能力。）更佳。

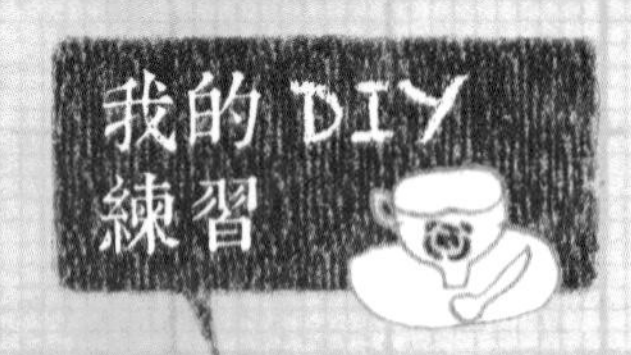

黑眼圈舒緩眼霜簡單學：1.25% 精油

製作方法：先將西澳檀香精油 1 滴、德國洋甘菊精油 1 滴與真正薰衣草精油 2 滴加入 1.5cc 的卵磷脂載體中，調勻後再加入精油專用基底乳 15g ，攪拌均勻裝入深色精油玻璃罐中。置於陰涼通風處，避開濕熱環境，可保存半年。如果製作份量較多，精油用量以 1.25% 為上限。

使用方法：洗完臉，擦完化妝保濕水之後，取適量由眼頭往下眼窩處輕點按摩至眼尾，再往上眼皮輕點按摩約三圈，待完全吸收即可。

調合的替代材料：

精油：乳香、沒藥、玫瑰、茉莉、橙花、埃及天竺葵、甜馬鬱蘭等。

玫瑰果油

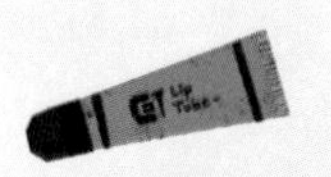

斑點疤痕剋星：青春按摩油

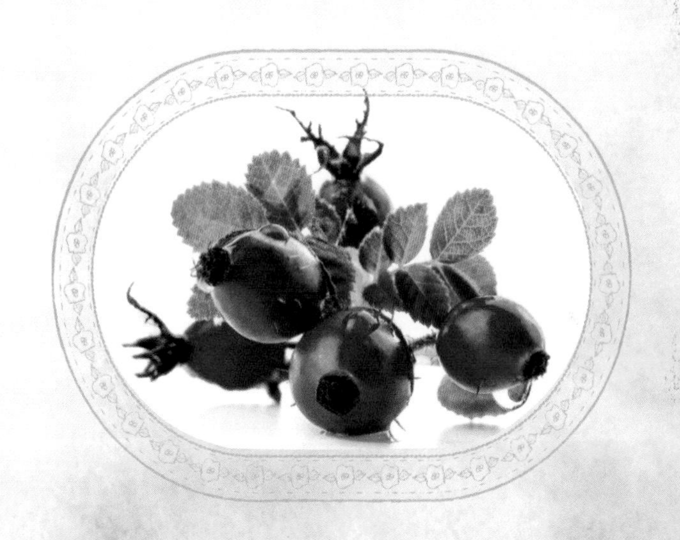

黑斑（dark spots）又稱「色斑」，多發生在臉部，常見於女性，是一種嚴重影響人們美觀並使人心煩的皮膚問題。目前研究證明，黑斑主要是因皮膚黑色素，也就是麥拉寧色素異常沉澱，而且分布不均勻所造成。引起臉部皮膚黑斑的成因有許多，歸納起來主要有以下幾種因素：長時間曬太陽、使用品質不良或含鉛、汞及藥性太強的化妝品、內分泌（荷爾蒙）失調、消化功能紊亂，

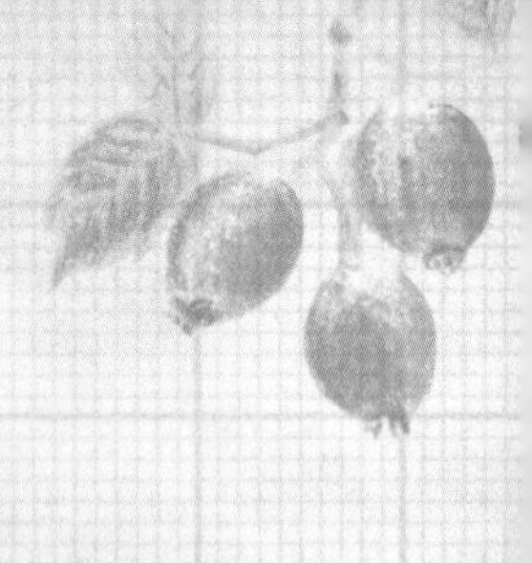

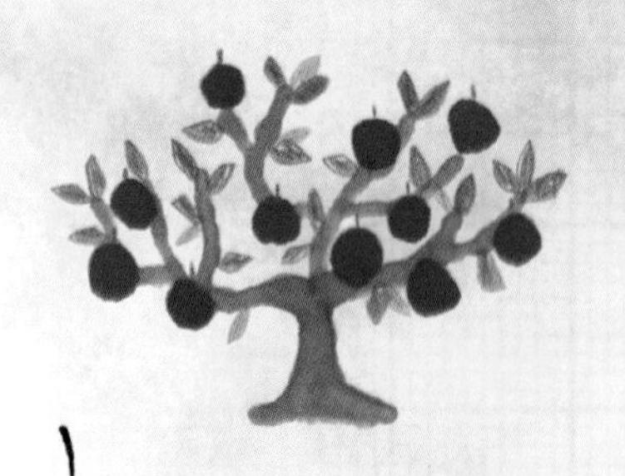

以及肝臟機能減退、精神壓力過重、睡眠不足、精神緊張不安和遭受重大打擊、貧血等多種原因。

一位在大學擔任講師，同時也參與芳療師證照班的同學，因為學習到玫瑰果油的神奇療疤功能，而對她數年前車禍留下的疤痕重拾了希望。在膝蓋下方的位置，有一個明顯的不規則深色凹痕，大約五元硬幣大小。她的配方中除了玫瑰果油，還有珍貴的玫瑰、羅馬洋甘菊、乳香與永久花精華油，這些油品運用起來所費不訾，但是因為事關腿部的美觀問題，只要穿起裙子時能展現美腿就覺得值得了。令人驚訝的是，才一週的時間，她的舊疤痕竟然撫平了，同時比一週前淡了一些，於是她使用得更加有信心。在三個月的證照班課程結束後，竟然幾乎看不到疤痕的存在了。

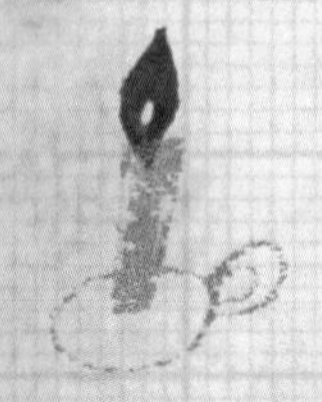

獨家配方

玫瑰果青春按摩油：

玫瑰精油 5 滴 + 真正薰衣草精油 5 滴 + 羅馬洋甘菊精油 5 滴 + 玫瑰果油 5ml+ 雷公根藥草油 5ml+ 荷荷芭油 20ml

配方小常識

Rose Hip Oil
玫瑰果油

拉丁學名：Rosa rubiginosa

許多人都以為玫瑰果油會有濃濃的玫瑰花香，其實不然。它主要是一種生長在安地斯山脈與智利南部的野生玫瑰果實，而葉子則會散發出一種甜甜的香味，玫瑰果也是天然維他命C的最佳來源。萃取的方法包括冷壓萃取與溶劑萃取兩種，但以冷壓萃取質地較優。主要成分有亞麻仁油酸與次亞麻仁油酸等必需脂肪酸，這也是玫瑰果油知名的促進細胞組織再生、對抗所有種類疤痕與斑點的卓越功效。除此之外，臉部細紋與皺紋，粉刺、老化、乾燥與缺水缺油的肌膚，也有很好的保濕與滋潤效果。油質屬於較為黏稠的黃色，比較不建議單獨使用，與其他的天然植物油搭配使用，按摩的效果更好。

◎雷公根藥草油（Centella asiatica）

印度阿輸吠陀傳統醫學認為最重要的回春用油，香氣怡人、按摩的觸感很好。又稱積雪草，草本一年生植物，富含積雪草苷（asiaticoside）、積雪草酸（asiatic acid）、羥基積雪草甙（madecassoside）與多種植物醇與微量精油成分；另有一種「youth Vitamin X」的成分，能促進腦部及內分泌腺之作用。具有天然抗氧化劑、肌膚調理等積雪草的萃取物，能幫助肌膚組織再生，促進真皮層的膠原蛋白增生，被廣泛運用在多種皮膚問題，如硬皮症、麻瘋症，同時也有很好的滑順與滋養肌膚的效果，具抗老化、協助潰傷復原、消炎、幫助癒合、修護曬傷與淡化妊娠紋的功能，是自製美膚按摩油或精華液不可或缺的成分。

避免黑斑 Tips：

1 防止毛孔阻塞，適當潔顏、按摩、敷臉等保養工作。
2 多攝取維他命 C 含量高的美白食物及水果。
3 營養補充，並健全肝臟功能。
4 多食用含鈣量高的食物。
5 保持愉快心情，適當放鬆。
6 充足的睡眠與良好的睡眠品質。
7 妊娠前後作適當的保養及護理。
8 避免長時間曝曬在陽光下，做好防護、遮瑕工作，選擇防曬、健全彈性組織的保養品。
9 避免食用色素含量高的食物與飲料。
10 適當的運動，以促進血液循環及新陳代謝。

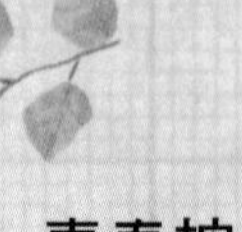

青春按摩油貴婦學：2.5% 精油

製作方法：將玫瑰果油 5ml、雷公根藥草油 5ml 與荷荷芭油 20ml 調合好，置入深色玻璃滴管瓶，再將玫瑰精油 5 滴、真正薰衣草精油 5 滴與羅馬洋甘菊精油 5 滴依序滴入調合好的基底油中搖勻即可。置於陰涼通風處，建議三個月內使用完畢。如果製作份量較多，精油用量以 2.5% 為上限。

使用方法：每日潔顏並噴上保濕化妝水後，取適量按摩全臉與頸部。也可針對身體其他需要淡斑或有疤痕的部位皮膚使用。

調合的替代材料：

精油：茉莉、橙花、埃及天竺葵、西澳檀香、乳香、沒藥等。

植物油：胡蘿蔔籽油、金盞花藥草油、椰子油、甜杏仁油。

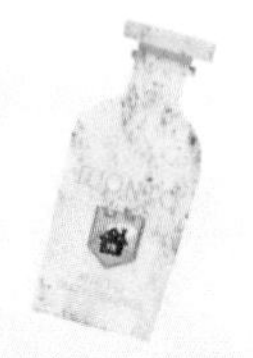

澳洲尤加利

呼吸困擾：好呼吸鼻滴油

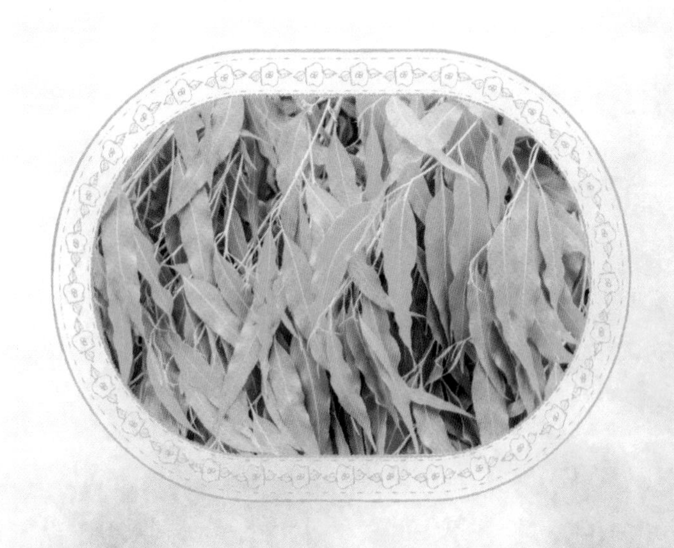

我們的呼吸系統包括鼻腔、鼻竇、咽喉、喉頭、氣管、支氣管及肺部等。隨著一吸一吐之間，細菌、病毒、空氣中的塵蟎粉塵等等也會隨之進入鼻喉，進而來到氣管與肺部。預防呼吸道困擾的第一步驟，就是穿上防止異物入侵的天然防護衣，隨身準備具備抗菌、抗病毒的精油與精油漱口水，讓身體具備有效的「氧身」防護罩。

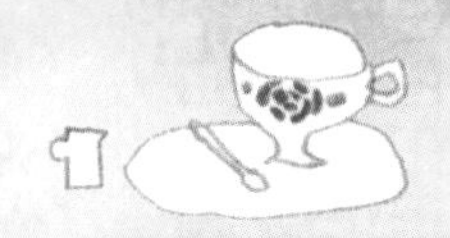

過敏性鼻炎的問題在我的芳療或是瑜珈提斯班級中屢見不鮮，也或許這是台灣的環境與氣候形成的國人通病吧。許多人從年輕時會使用鼻黏膜噴劑來治療，雖有效卻讓人擔心類固醇在體內的累積，因此許多來學習芳療的同學都是希望能透過天然植物的活性效果，來幫助舒緩鼻炎的問題。

精油界有許多能夠刺激外分泌腺，減少產生黏液，祛除痰液阻塞的明星，澳洲尤加利就是箇中翹楚。運用植物精華製成的鼻滴油，搭配呼吸法的練習，既能幫助鼻腔黏膜組織自然的蠕動，分解黏稠的痰液，又能在清新的香氣中，緩和鼻塞帶來的頭痛、記憶力衰退，甚至心情沮喪，當然配合每週一次的瑜珈彼拉提斯運動，讓這群擁有「季節變化偵測鼻」的同學們，能夠在植物能量輔助中，提升有品質的生活型態。

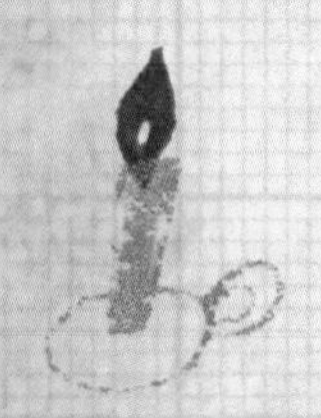

獨家配方

澳洲尤加利好呼吸鼻滴油：

澳洲尤加利精油 2 滴 + 沉香醇百里香精油 2 滴 + 真正薰衣草精油 1 滴 + 有機芝麻油 5ml

配方小常識

Eucalyptus Australiana

澳洲尤加利

拉丁學名：Eucalyptus radiata

澳洲尤加利是可愛無尾熊的最愛，大家一定知道這個散發著如綠地草原般的清新香氣、提振人心的植物。澳洲人驕傲的說這是他們獻給全世界人類最美好的禮物。全世界六百多種的尤加利樹，成長迅速，又能帶給生態環境彷彿森林浴般的芬多精負離子淨化功能。桃金孃科尤加利屬的澳洲尤加利，含有高濃度的1,8 桉油醇，屬於氧化物類精油，主要用在緩解呼吸道問題。祛痰、抗黏膜發炎、止咳、抗菌與強化免疫力的功能絕佳，對應中醫所認為的滋補「衛氣」，它的特點就是提振免疫力。非常適用於舒緩咽喉炎、鼻竇炎、氣喘、感冒、發燒、扁桃腺炎、耳朵疼痛與花粉熱等問題。在感到身心不一致的紊亂感時，澳洲尤加利的香氣能夠加以提振並帶來充沛的活力。懷孕初期的婦女與極度敏感的肌膚請謹慎使用。

◎芝麻油（Sesame Oil）

拉丁學名：Sesamum indicum

「芝麻開門」是一千零一夜故事的著名開場白，希伯來人、巴比倫人與埃及人都將芝麻視為長生不老與生命的來源，而芝麻油也是印度阿輸吠陀傳統醫學認為最重要的身心靈排毒用油，傳統上是使用白芝麻種籽來製作品質優良的油品；同時芝麻油的穩定性極高，在飲食與皮膚保養的運用上相當有助益。含有大量的必需脂肪酸與多元不飽和脂肪酸，具有很好的肌膚修護與潤澤能力。芝麻素（sesamine）與 β－穀固醇等成分能夠讓芝麻油品保持新鮮與穩定，強化肌膚結構的完整性，並具有清除自由基、代謝體內重金屬的功效，天然的維生素 E 則能有很好的抗氧化與防護肌膚的功能。輕微的親水性，在作為泡澡用的基底時，感覺很清爽不油膩。在芳香療法的使用上建議選用特級冷壓萃取者，較能保持原有的營養成分。

我的 DIY 練習

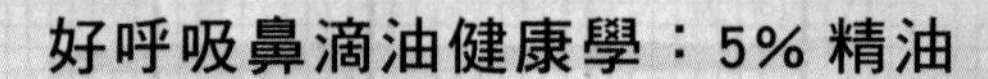

好呼吸鼻滴油健康學：5% 精油

製作方法：準備 5ml 玻璃滴管瓶，依序將澳洲尤加利精油 2 滴、沉香醇百里香精油 2 滴與真正薰衣草精油 1 滴置入瓶中，再將芝麻油 5ml 滴入，充分搖勻即可。建議三個月內使用完畢。如果製作份量較多，精油用量以 5% 為上限。

使用方法：每次取一滴好呼吸鼻滴油滴入一側鼻孔，並輕壓另一側鼻孔後進行深呼吸，鼻滴油將緩緩浸潤至喉腔，分解鼻咽喉黏液。再以相同方式進行另一側鼻孔深呼吸。

調合的替代材料：

辣薄荷、茶樹、馬丁香、乳香、西澳檀香、羅馬洋甘菊、德國洋甘菊精油等。

乳香

咳嗽緩解：舒胸暢快按摩油

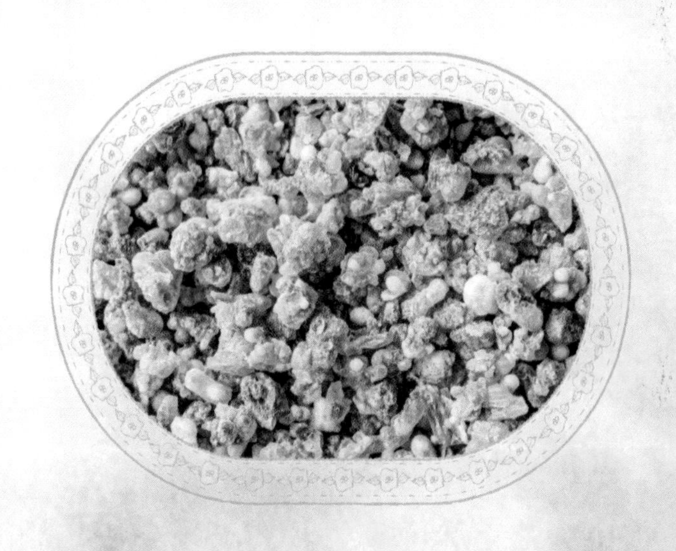

我們的鼻子主要負責為鼻腔保溫、維持濕潤與過濾外來異物，而氣管與支氣管則能分泌黏液、黏著粉塵，再透過上皮細胞的纖毛運動推向咽喉，最後透過咳嗽的動作將痰排出。在台灣這樣亞熱帶潮濕型氣候的環境下，國人患有過敏性鼻炎的比例相對較高，甚至在感冒過後，由於深層的發炎部位難以恢復而久咳不

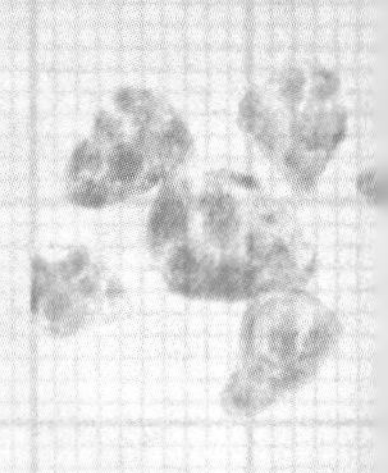

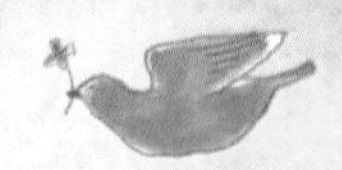

癒，加上季節變換或是處於溫差較大的戶外與室內空調環境，都可能使得免疫系統產生問題，喉嚨抵抗力不佳，進而形成睡眠品質不良，精神不濟。

我的一位老同事，同時也是我瑜珈提斯課程的重要學員之一，是位三十出頭的年輕媽咪，家中有上小學與剛滿兩歲的兩位可愛女兒。她說因為小孩氣管不好，一直有鼻涕倒流、喉嚨卡痰等問題，生活上不算大影響，偶爾入睡後會因為咳嗽醒來，而影響了隔天需要上班的爸媽的作息，但是吃藥好像也沒什麼大起色。有一次我介紹她使用以舒緩第五脈輪（喉輪）為主的精油，包括羅馬洋甘菊、甜橙、馬丁香與乳香精油的配方，逐漸有了改善，現在兩個小女兒很好入睡，還常常跟媽咪要精油按摩，母女之間也因為睡前的按摩時光，感情更加緊密呢！

獨家配方

乳香舒胸暢快按摩油：

羅馬洋甘菊精油 5 滴 + 甜橙精油 10 滴 + 馬丁香精油 10 滴 + 乳香精油 5 滴 + 甜杏仁油 15m

配方小常識

Frankincense

乳香

拉丁學名：Boswellia carterii

聖經裡提到，耶穌誕生在伯利恆後，東方三博士前來朝聖，帶來了三樣禮物：黃金、乳香與沒藥，象徵耶穌的三重身分：萬王之王、無上之神與凡人肉身。橄欖科乳香屬的乳香精油，其樹脂類的型態，彷如「天使的眼淚」。 焚香的習俗自新石器時代開始便有，人們焚香以敬天祭神，古埃及更以珍貴的植物為木乃伊淨身，以求崇敬並喜悅神，而能獲得神的接引再次輪迴重生。最濃郁而持久的香氣是來自樹皮的樹脂類精油，帶著甘甜味的香氣，有溫暖與保護的作用，高含量的單萜烯成分，使得乳香能激勵免疫系統，幫助維持身體的舒適與緩和內在的焦慮。極佳的祛痰、止咳、抗黏膜發炎與抗病毒能力，在皮膚上更能活化皮膚細胞、促進傷口癒合與結痂、滋養老化與成熟型的皮膚。

舒胸暢快按摩油輕鬆做：成人最高 10% 精油
（七歲以下小孩 2.5% 精油，以下精油部分只要 1/4 份量）

製作方法：羅馬洋甘菊精油 5 滴、甜橙 10 滴、馬丁香 10 滴、乳香 5 滴先混合好於滴管瓶中搖勻，再加入甜杏仁油 15ml，裝入深色玻璃精油瓶中。

使用方法：每日早晚各一次，取適量舒胸暢快按摩油，於喉部、前胸與後背塗抹後輕柔按摩。

其他用法：若沒有甜杏仁油，則可以將以上四種純精油依建議的比例調入滴管中，滴一滴於掌心搓熱後嗅聞，並做四四八深呼吸六到八回，也可以滴在枕頭上、手帕或面紙上嗅聞。

調合的替代材料：
澳洲尤加利、茶樹、羅文莎葉、絲柏、真正薰衣草、沉香醇百里香、西澳檀香精油等。

Tips：

四四八深呼吸練習

取適量舒胸暢快按摩油於手掌心溫熱後，將掌心靠近鼻腔深呼吸時維持四秒，讓精油分子充分進入鼻腔中；然後閉氣四秒，使精油分子與肺泡細胞融合；最後長吐氣八秒，讓體內細菌氣體充分排出體外。

埃及茉莉

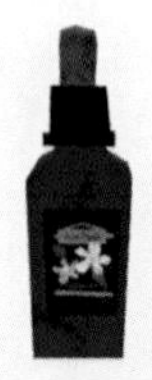

背部線條：美背緊實按摩乳

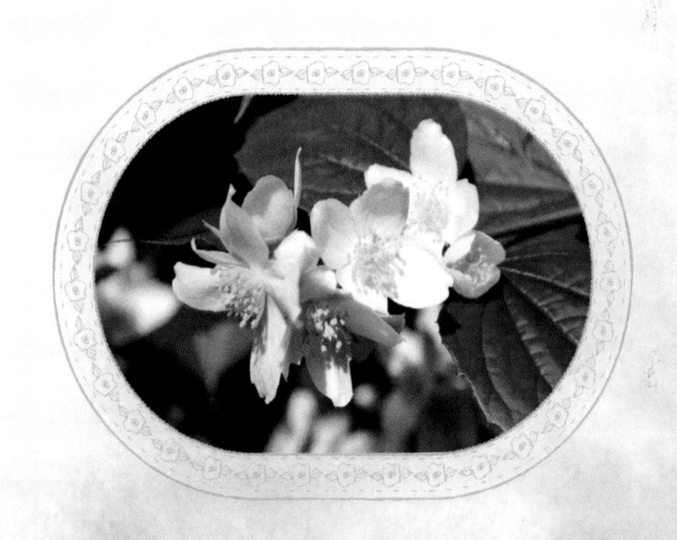

以脊椎為中心，人體的骨骼與肌肉有自然的曲線，但隨著我們的生活習慣與不良姿勢，開始扭曲我們原有的自然線條。女生們從青春期發育開始，又加上羞於抬頭挺胸，長時間不自覺的駝背，會讓背部肌肉使用不當、左右不平衡，常常一邊比另一邊有力氣，造成脂肪局部堆積。

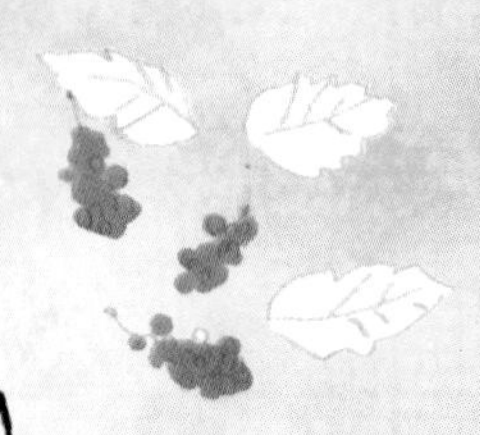

我常在路上看到很多國、高中女生習慣性的駝背，等到年紀更長，能夠健康的面對身體發育的自然現象後，恢復標準的儀態是最好不過。萬一因此而讓脊椎變形破壞了美麗的身形，甚至造成未來的腰痠背痛那可就得不償失。所以運動就是增加身體負荷、加強骨質極有效率的方式，再搭配強化骨骼肌肉系統的精油，也不失為一個良好的輔助方法。

瑜珈提斯的課堂中常有媽媽帶著女兒來練習核心肌群與調整背部的線條，運用花中之王茉莉精油甜美馨香的芬芳，為心靈帶來自信與開朗；用強化與鎮靜神經的功能，來緊實背部肌肉的力量與塑型。運動加上按摩油，確實讓許多母女檔都慢慢展現了自信，綻放渾然天成的優雅體態。

獨家配方

埃及茉莉美背緊實按摩乳：

埃及茉莉精油 10 滴 + 樟腦迷迭香精油 45 滴 + 絲柏精油 45 滴 + 精油專用基底乳 45ml+ 迷迭香抗氧化劑 10 滴

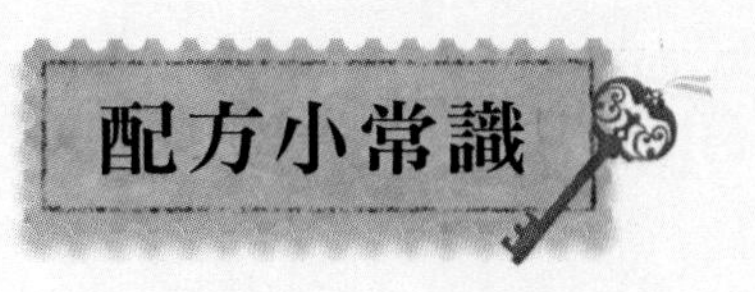

Jasmine Egypt
埃及茉莉

拉丁學名：Jasminum officinale

在印度文化中，茉莉代表了「愛之花」，含有「愛的回報」之意。婚禮上新娘、新郎配戴茉莉，富裕的人家甚至會在喜床上鋪滿茉莉花來裝飾。法國的拿破崙即使在戰場上，也要隨身帶著茉莉香水，幫助他集中注意力。

木樨科茉莉屬的埃及茉莉，是以高純度的己烷提煉，因為其乙酸苯酯具有提振、令人精神愉快的振奮特質，傳統上視為催情的良藥，其來自茉莉內酯成分的芬芳香氣讓人保持樂觀、充滿自信。極佳的安定神經作用，有助女性經前症候群的改善，與幫助生產時的子宮收縮，對於壓力型、過敏或乾燥有皺紋的肌膚很有幫助。

◎迷迭香抗氧化劑（Amiox）

由天然的桉油醇迷迭香精油萃取的有效天然抗氧化劑，添加於自製的各類滋養霜與乳液中，能夠抗氧化並清除自由基，同時延長保存期限。

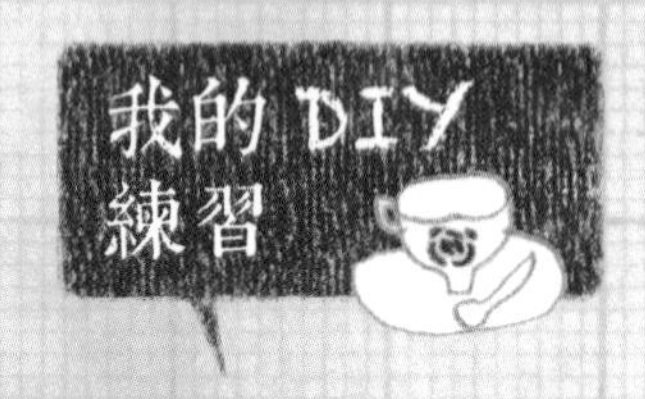

美背緊實按摩乳動手做：10% 精油

製作方法：將埃及茉莉精油 10 滴、樟腦迷迭香精油 45 滴與絲柏精油 45 滴調合均勻，再滴入量好的 45ml 精油專用基底乳中，用電動攪拌棒打勻，最後加入迷迭香抗氧化劑 10 滴調勻即可。雖添加了迷迭香抗氧化劑，還是必須置於通風處，並遠離潮濕溫熱環境，並盡量於半年內使用完畢。如果製作份量較多，精油用量以 10% 為上限。

使用方法：每天洗完澡後，取適量按摩肩頸與背部，能夠加強放鬆肌肉，幫助血液循環，排除體內多餘水分。

調合的替代材料：

辣薄荷、澳洲尤加利、葡萄柚、有機檸檬、杜松子、薑精油等。

搭配運動：虎背蝴蝶袖雕塑運動（請見第 206 頁）

佛手柑

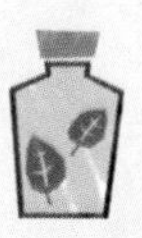

身體清潔：幸福潔體液態皂

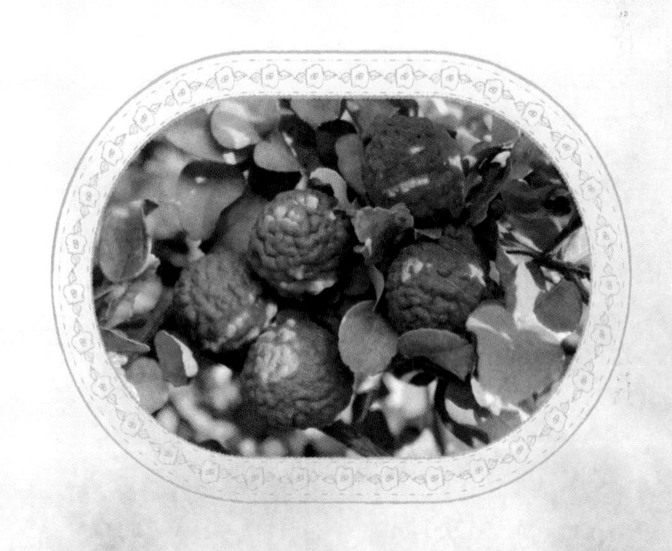

想像這樣的情境：大太陽底下跑業務；趕換公車與捷運到客戶的公司開會；或是一整天跟各個不同部門溝通協調卻理不出頭緒來；汗水淋漓加上焦慮煩悶的心情，讓你回到家中只想好好沖個澡……。

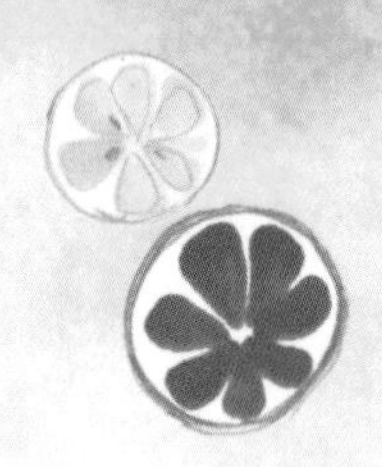

運用芳香療法在身體保養上，最基礎的就是沐浴系列產品的DIY練習了。秋天的台灣還是相當悶熱又容易出汗的季節，相信下班回家後，來一點放鬆而幸福的香氣，溫和又不刺激的清潔沐浴精是全身洗香香最好的陪伴了。

課堂中我們會選用天然植物油如椰子油提煉的成分來進行沐浴用品的製作，而身體清潔的用品我大多會選用柑橘類的植物香氣，既清爽又帶來陽光與明亮的氣息，無論是學生、上班族或是家庭主婦都相當喜愛。

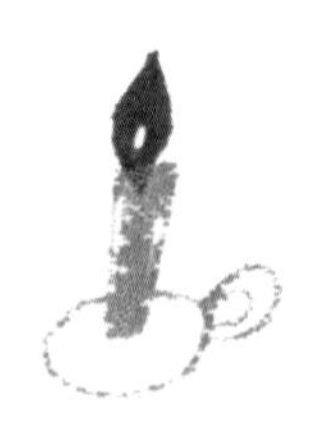

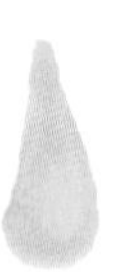

獨家配方

佛手柑幸福潔體液態皂：

佛手柑精油 10 滴 + 澳洲尤加利 5 滴 + 茶樹精油 5 滴 + 精油專用沐浴精（或卡斯提爾液態皂）50ml

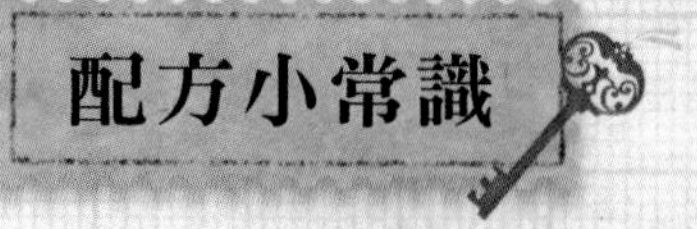

Bergamot
佛手柑

拉丁學名：Citrus bergamia

芸香科柑橘屬的佛手柑精油，主要產地在義大利與非洲象牙海岸，與一般柑橘類精油不同的是，佛手柑精油不僅含有檸檬烯，其主要成分為高濃度的乙酸沉香酯與沉香醇，這也造就了它絕佳的鎮靜神經與舒壓的知名功效。佛手柑對於各類皮膚問題都有很好的助益，例如抗發炎，舒緩濕疹、牛皮癬、痤瘡以及其他小傷口等，對於油性肌膚、脂漏性皮膚炎及帶狀皰疹功效顯著。同時對於消化性的肌肉痙攣與排氣也有幫助。香氣上能幫助緊繃的心緒卸下心防，當情緒盪到谷底時，帶著一絲苦澀的清新氣味，能洗去負面，迎向光亮。含有呋喃香豆素類的佛手柑內酯具有光敏性，會對肌膚造成刺激，濃度需控制在 0.4% 以下，最好能選用去除佛手柑內酯的無光敏性佛手柑精油為宜。

◎卡斯提爾液態皂（Castile Soap）

由純椰子油及橄欖油提煉的溫和皂，利用的是苛性鉀（氫氧化鉀），而非一般的苛性鈉（氫氧化鈉），因此呈現較為清澈的液態狀，適合各類膚質，各種年齡層使用。用在洗臉、沐浴或是洗髮都非常適合。一般建議以添加 2 ～ 5% 精油為宜。

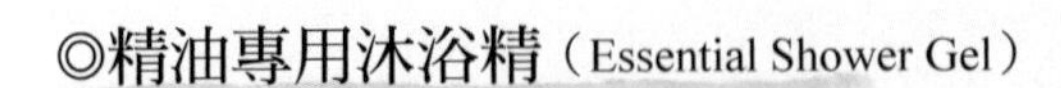

◎精油專用沐浴精（Essential Shower Gel）

一般的沐浴精或是手工皂大多是以苛性鈉（氫氧化鈉）製成，清潔力無庸置疑，然而洗完之後，卻可能讓肌膚變得乾澀發癢，因為皮膚最外層的弱酸性保護膜失去了保護力。使用真正溫和不刺激的天然植物油提煉的液態皂，然後添加自己喜歡的香氣來增加沐浴時的小確幸。可以選用從椰子油提煉的溫和十二酯硫酸胺（Ammonium Laureth Sulfate，由天然月桂醇衍生之溫和洗潔劑）與烷基醯胺甜菜鹼（Cocamidopropyl Betaine）等潔淨成分製成，它的低 pH 值、親水性、殺菌、清潔及調理作用，非常適合用於製作洗髮精及洗手皂之界面活性劑，同時由於無毒性而對身體不會造成傷害，且更加溫和。一般也會添加用於增加化妝品之乳化、稠化效果，因其抗靜電之特性，亦常用於洗髮與護髮產品中。因為幾近透明無色且無味，除了可以直接使用外，也很適合依據氣候與心情，添加自己喜歡的精油。

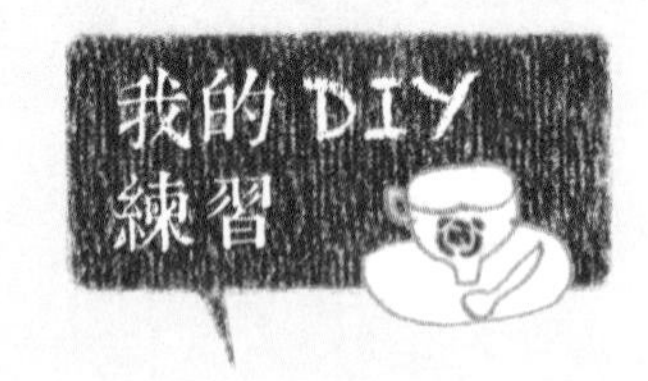

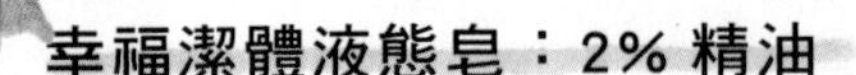

幸福潔體液態皂：2% 精油

製作方法：將佛手柑精油 10 滴、澳洲尤加利 5 滴與茶樹精油 5 滴先調合均勻後，再加入精油專用沐浴精（或卡斯提爾液態皂）50ml 調勻後，即可裝入耐精油壓瓶罐中。盡量於半年內使用完畢。如果製作份量較多，精油用量以 2% 為上限。

使用方法：每日沐浴取適量使用。亦可做為潔手精。

調合的替代材料：

馬丁香、回青橙、有機檸檬、甜橙、葡萄柚、樟腦迷迭香、埃及天竺葵精油等。

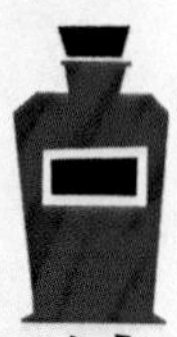

檜木

頭皮保健：頭皮健康調理液

許多人有頭皮出油、掉屑、搔癢等困擾，造成這些問題的原因有外在與內在因素，例如：壓力、環境污染、不當染燙、飲食習慣、遺傳、內分泌等多種因素。皮膚科醫師提醒，頭皮是頭髮生長的基地，要擁有健康的頭髮，頭皮的養護是非常重要的事。

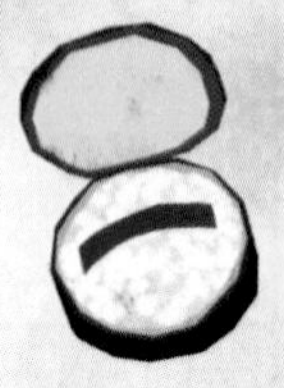

我的學生中有許多非常年輕的女生，約莫是大學生的年紀。臉部的保養不一定很在意，但是對於頭髮的照顧倒是很積極。平常每天洗一次頭不說，護髮與定型用品使用的量也不少，若是天氣較熱的時候更是一天洗兩次頭。我常聽到她們說：「老師，我很常洗頭了，可是頭皮屑還是很多。」或是「老師，請妳幫我看一下，我的頭皮是不是很多紅點？」

頭皮的顏色可簡單看出一個人的健康狀況。一般來說，頭皮白色代表正常；微黃者表示有疲勞、體力不濟等狀況；頭皮泛紅則顯示生活較緊張；呈現暗沉者，可能表示精神壓力過大。當然，洗髮精使用不當、或是過度洗髮也都是造成頭皮生病的關鍵原因。遇到頭皮的問題，我最喜歡使用檜木精油，它的內斂沉穩的香氣，讓人卸下防衛的面具，它消除疲勞與促進血液循環的特點，更是活化頭皮健康的最佳幫手。

獨家配方

檜木頭皮健康調理液：

檜木精油 10 滴 + 樟腦迷迭香精油 5 滴 + 快樂鼠尾草精油 5 滴 + 酵母膠 10cc+ 羅馬洋甘菊精露 100cc

配方小常識

Hinoki

檜木

拉丁學名：Chamaecyparis obtuse

讓人感覺親切而沉穩的木質香氣，柏科扁柏屬的檜木精油，算是收拾疲憊身心最好的淨化類精油了。檜木醇對於存於皮膚呼吸道，會引起敗血症、腹膜炎、食物中毒及瘡癤膿皰等的金黃色葡萄球菌有很好的抑制效果，對治療青春痘、痱子、尿布疹、褥瘡、紅疹具功效，還可以治療皮脂分泌、加速新陳代謝、止癢及收斂傷口。此外，檜木精油對頭皮癢、皮膚炎、皮膚過敏、香港腳，以及抑制空氣中的細菌、黴菌等有很好的效果，並具有刺激中樞神經、調節自律神經、鎮靜神經等作用。若是身心感到極度疲憊與無精打采時，檜木的內斂香氣讓人能夠調整步伐、重整情緒，並鼓舞人心。避免高劑量使用，敏感肌膚者謹慎使用。

頭皮健康調理液輕鬆學：2% 精油

製作方法：將檜木精油 10 滴、樟腦迷迭香精油 5 滴、快樂鼠尾草精油 5 滴與酵母膠 10cc 調合均勻後，再加入 100cc 羅馬洋甘菊精露，以電動攪拌棒打勻即可裝罐。如果製作份量較多，精油用量以 2% 為上限。

使用方法：洗髮後，取適量按摩頭皮，直至完全吸收，無需沖洗。若是不習慣頭皮有殘留物的感覺者，僅需以清水洗淨即可。

調合的替代材料：

精油：馬丁香、茶樹、有機檸檬、有機檸檬草、真正薰衣草精油等。

精露：橙花精露、真正薰衣草精露、玫瑰精露。

甜馬鬱蘭

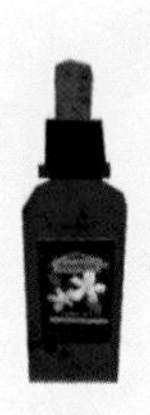

失眠：舒眠精華油

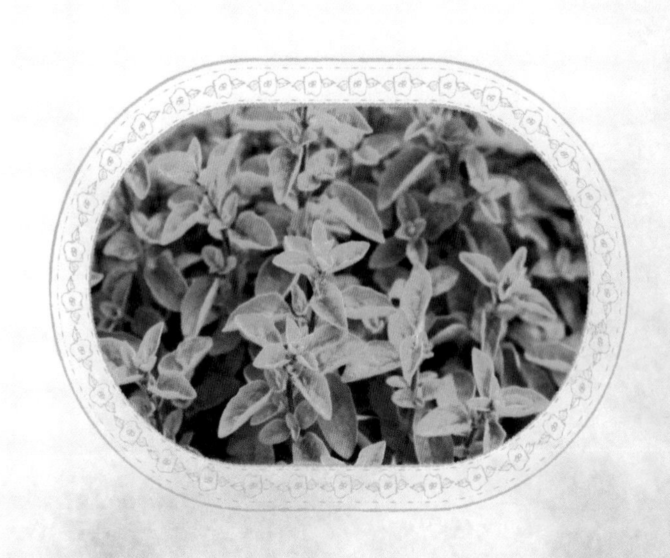

根據成大醫院家庭醫學科做過的調查研究指出，台灣地區十五歲以上的人口有高達 28% 的人曾經飽受失眠之苦。而在一個月內持續一星期中有三天以上睡不好，就符合醫學診斷上所謂的慢性失眠症。睡眠不良直接影響到精神不振，更嚴重會造成健康問題。

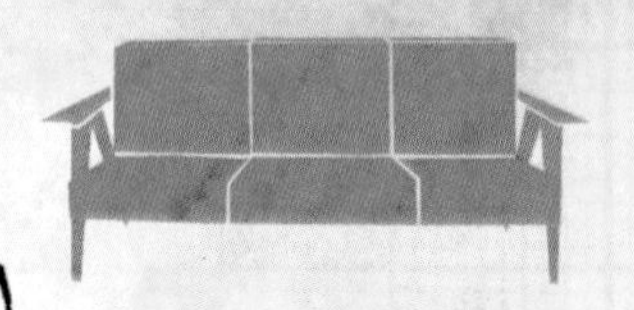

我在壢新醫院體重管理中心的瑜珈提斯教學中，不乏因為體重或是復健等需求的學員參與課程。其中有一位阿姨，坐六望七的年紀，從最一開始坐著輪椅到醫院看診，然後接受復健，認真上瑜珈提斯課近一年的時間，幾乎從沒缺過課，她不只瘦了十多公斤，髖關節與膝蓋的疼痛不適更是減少許多。

此外，由於先前長時間照顧先生的關係，使得她有著嚴重的失眠問題，一直以來睡眠時間很少超過兩小時。在一次課程中我建議她使用甜馬鬱蘭精油，每天兩滴抹在鎖骨，或是滴在手掌心，搭配四四八呼吸法（深呼吸四秒、閉氣四秒、吐氣八秒，見第 132 頁）。才一週多的時間，原本緊繃的壓力放鬆許多。後來她的睡眠已經可以到達五小時以上，而且睡眠品質極佳，更讓她每天都好舒暢，好幸福，更有著滿滿的感恩。現在的她可以做到的動作，比許多二、三十歲的同學們還要完美、還要到位呢！

獨家配方

甜馬鬱蘭：舒眠精華油

甜馬鬱蘭精油 15 滴 + 真正薰衣草精油 15 滴 + 甜杏仁油 30ml

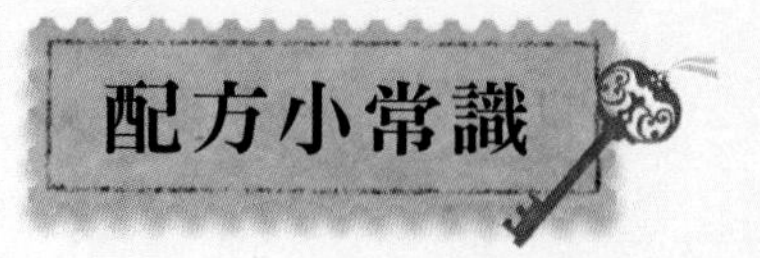

Sweet Marjoram

甜馬鬱蘭

拉丁學名：Origanum majorana

唇形科牛至屬的甜馬鬱蘭精油，又名馬喬蓮或香花薄荷，是一種廚房常備的調味料。以單萜烯與單萜醇類為主成分，具有知名的安撫特性，因此經常被用來舒解疲憊僵硬的肌肉與照顧呼吸與神經系統。因具有強化副交感神經的效果，可以鎮定消化系統的問題，並有很好的抗感染、幫助呼吸順暢、止咳與舒緩氣喘的作用。主要用在減少壓力、促進食慾，消除不安、驚慌與緊張，特別是針對年長者、焦慮型的失眠問題極為有效。懷孕初期與需要進行專注力的活動時避免使用。

另有一款野馬鬱蘭（Oregano）精油有極強的抗感染功能，富含酚類的成分而容易刺激皮膚，與甜馬鬱蘭功能相異，需注意辨別。

舒眠配方開心學：5% 精油

製作方法：將甜馬鬱蘭精油 15 滴與真正薰衣草精油 15 滴混合均勻後，加入甜杏仁油 30ml 攪拌均勻，即可裝入深色精油瓶中。如果製作份量較多，精油用量以 5% 為上限。

使用方法：睡眠前取適量按摩前胸後背，或者數滴滴於太陽穴、合谷穴等穴位輕柔按摩至吸收即可。也可將甜馬鬱蘭精油 15 滴與真正薰衣草精油 15 滴調入滴管瓶中，於睡眠前滴在枕頭上一至兩滴，或是兩邊太陽穴各滴一滴複方精油，輕柔按摩。

調合的替代材料：

羅馬洋甘菊、橙花、回青橙、佛手柑、香水樹等精油。

四・冬藏儲氣篇

冬季保養重點

冬天的冷冽寒風、刺骨低溫，讓所有在這個季節該做的保養都直指保濕、滋潤、促進血液循環與暖化身體等。同時因為冷風吹拂而快速增加的臉部細紋也更要避免加深，乾裂的身體末稍等部位也是這個季節的護膚重點。

冬天一定會想到的植物精華都是屬於促進暖和、大量保濕與避免脂肪堆積等功效的精油。臉部的保養重點在於保濕、抗皺、撫平乾裂肌膚等，因此芳香療法中經典的沒藥、花梨木、胡蘿蔔籽、永久花、蝴蝶蘭等能夠幫助肌膚發揮很好的再生、軟化與活性的功能，特別是能夠進入肌膚中的真皮層組織中，有效刺激膠原蛋白與彈力蛋白的活力。而身體的保健則以暖化肌膚、促進血液循環、提升免疫系統與護髮等問題為主，甚至於居家的清潔保養都很適合使用精油的添加，例如薑、羅文莎葉、山茶花油、有機甜橙、有機檸檬草等。

需要滋養與肌膚暖化的冬天時節，運用十種最適合冬天的植物精華，製成有效的DIY保養品，一舉數得，效果超驚奇！

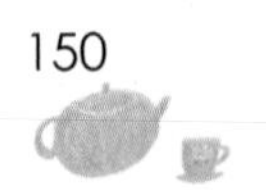

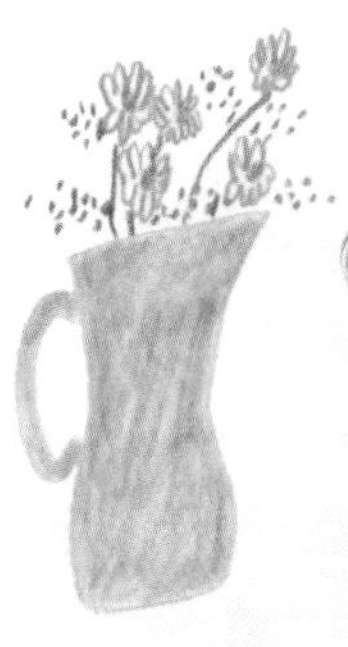

冬天必買的十種植物精華：

1 蝴蝶蘭

2 沒藥

3 花梨木

4 胡蘿蔔籽

5 山茶花油

6 有機甜橙

7 有機檸檬草

8 羅文莎葉

9 永久花

10 薑

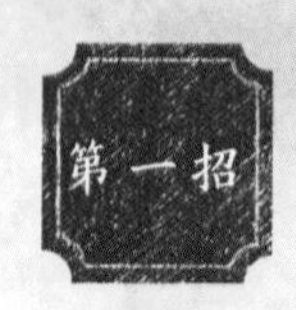

蝴蝶蘭

乾燥保濕：保濕泥膜

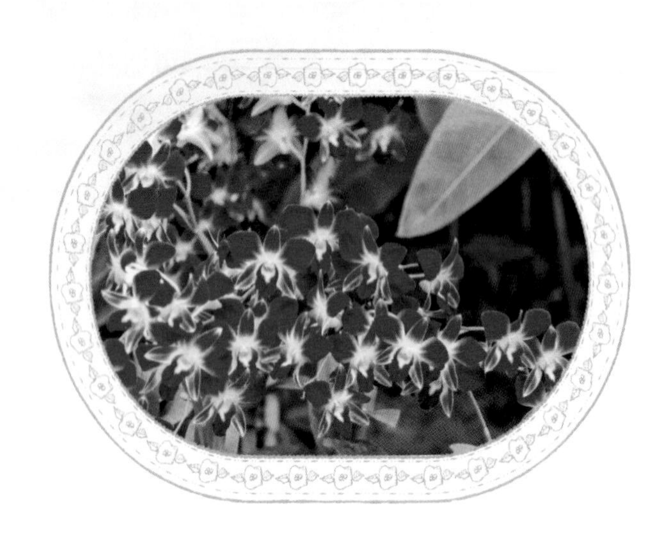

全球暖化、空氣污染，加上冬天的風力不小，工作環境又屬於空調空間，現代人肌膚越來越容易乾燥缺水，不只油脂分泌更旺盛，水分也會隨著汗腺排掉，讓皮膚乾燥的現象更明顯。此外，壓力、作息不定以及紫外線曝曬，則會使體內自由基增加、新陳代謝變慢並加速老化，使角質層間隙變大、鬆垮，也會加速水分

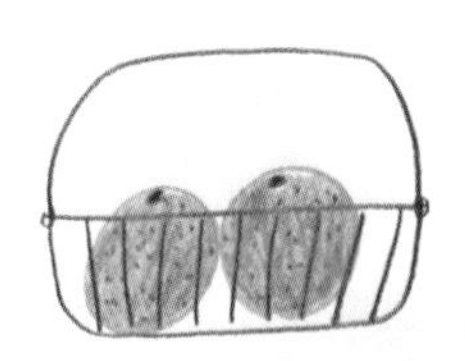

流失，許多肌膚問題都來自角質層保濕度不足，肌膚明亮度也會下降而變得暗沉，嚴重的話，甚至還會產生脫屑發癢症狀。

在台灣，膚質屬於混合型肌膚者很多，T 字部位（即額頭與鼻子）容易出油，顴骨與兩頰卻很乾燥。我在學校教健康美容學，通常在前一、兩堂課就會談到皮膚系統，也會教學生如何辨別肌膚類型，但是大家常常都誤以為自己的肌膚是單純屬於中性、油性、乾性或是敏感肌等等，就算知道是混合肌也很少會懂得分部位使用保養品。有位身材纖細的女同學，長得很漂亮，但是就苦惱於自己的皮膚很會脫屑，她說她都用媽媽使用的名貴保養品，可是皮膚還是很乾，連擦極度保濕的隔離霜都沒有用，每天頂著一張總是容易脫屑的臉出門，心情總是憂鬱。偏偏她又愛跟同學去吃麻辣鍋，不用說也知道皮膚的問題會雪上加霜。所以我建議她調整一下飲食習慣，使用台灣國寶級的蝴蝶蘭精華製成的保濕泥膜，肌膚很快就跟乾旱說掰掰了。

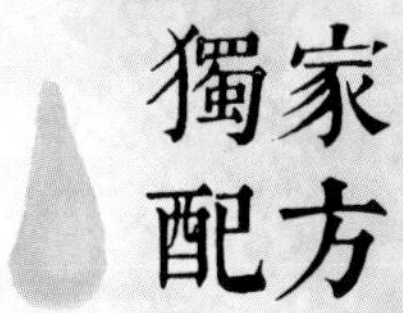

獨家配方

蝴蝶蘭保濕泥膜：

蝴蝶蘭花萃取精華 1cc+ 橙花精露 15ml+ 植物甘油 1cc+ 紅泥岩粉 20g

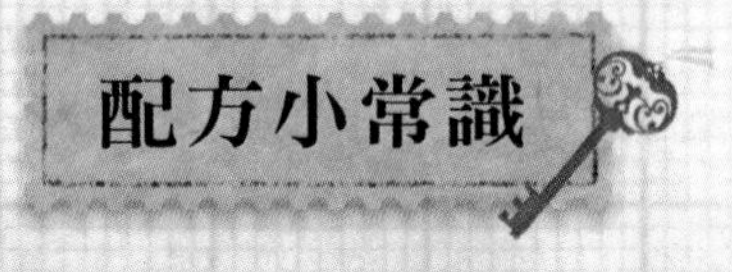

配方小常識

Phalaenopsis

蝴蝶蘭

學名：Orchidaceae Phalaenopsis

蘭科蝴蝶蘭屬的蝴蝶蘭花，大多數產於潮濕的亞洲地區，臺灣的離島蘭嶼因盛產蝴蝶蘭而得名，而宜蘭的溫泉水質所培育的蝴蝶蘭又成為箇中代表。按希臘文的原意為「好像蝴蝶般的蘭花」，它能吸收空氣中的養分而生存，可說是熱帶蘭花中的一個大族。從事蝴蝶蘭、文心蘭育種研究的農試所花卉研究中心研究團隊，於2009年意外發現蝴蝶蘭花朵裡含有能抑制「酪胺酸酵素」活性的物質，酪胺酸酵素是轉化黑色素必需物質。也就是說，蝴蝶蘭花朵內含有美白效應的物質，又以白色蝴蝶蘭含量最高、效果最佳，對於肌膚美白的效果不輸知名的維生素C。同時蝴蝶蘭花萃取的保養精華不但保養效果好，保濕且清爽，還能幫助消除壓力、營造氣氛、抗氧化、消除緊張、消除憤怒與焦慮，對肌膚的過敏刺激很低，其散發的香氣更能給人時尚高雅的氛圍，所以越來越多人喜歡使用。記得選用純天然萃取的蝴蝶蘭花萃取精華，其效果最好。

◎紅泥岩粉（Red Clay）

紅泥岩粉是屬於吸收較好、較為油性滋養的溫和泥岩粉。適合乾燥、敏感或過敏的肌膚來做為臉部與身體的泥膜。因為含有大量的氧化鐵成分，因此呈現天然的紅色。紅泥岩粉可以改善脆弱、斷裂的毛細孔、鬆弛缺水的肌膚，重新恢復肌膚的彈性與活力。

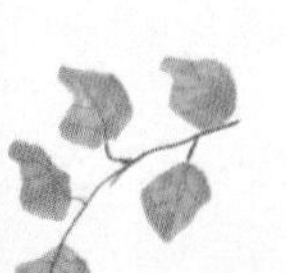

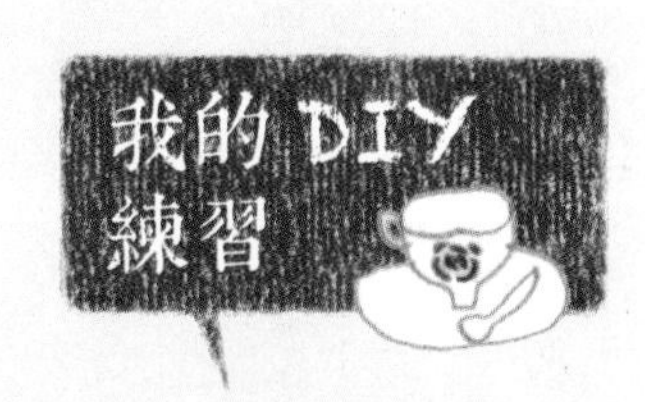

保濕泥膜美麗學：2.5% 精油

製作方法：將橙花精露 15ml 加入 20g 紅泥岩粉中均勻攪拌，再將蝴蝶蘭花萃取精華 1cc 與植物甘油 1cc 調勻後，加入橙花紅泥膜中攪勻即可。如果製作份量較多，精油用量以 2.5% 為上限。

使用方法：潔顏後，將調和好的保濕泥膜均勻敷於臉部與頸部，待十五至二十分鐘以後清水洗淨，冬天泥膜乾燥速度慢，因此最多不要敷超過二十分鐘。若尚未達十五分鐘泥膜就乾燥了，就先行用清水沖淨，因為代表皮膚已經充分吸收完成。

調合的替代材料：

真正薰衣草、羅馬洋甘菊、大馬士革玫瑰精露等

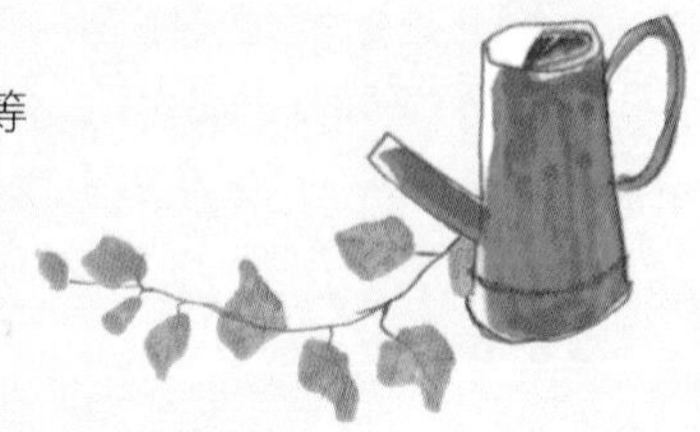

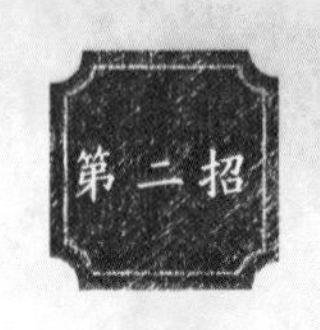

沒藥

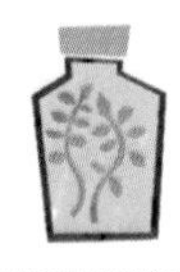

細紋肌保養：滋養乳霜加強版

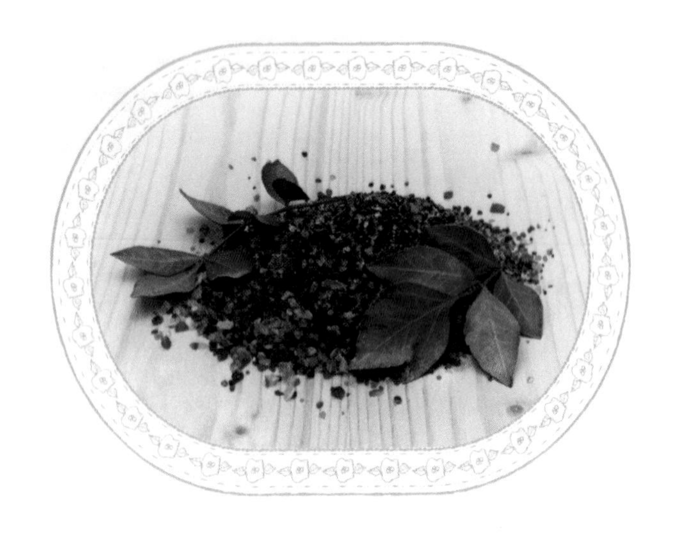

皺紋是皮膚老化時最容易觀察到的特徵，因此也是處理皮膚老化最重要的部分。皺紋常出現在臉部、腹部與四肢，其中臉部的皺紋可分為動態皺紋（做表情時因肌肉收縮產生）、靜態皺紋（臉部完全放鬆即出現者）及姿勢性擠壓所產生者。皺紋的產生，主要是皮膚彈力纖維斷裂、消失或變性等老化現象引起，小細紋則是表皮表面的不平整。

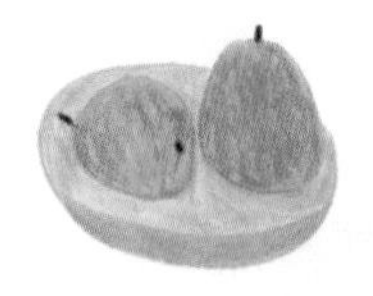

我的一位長年旅居歐洲的同學，有著一對深邃明亮的大眼睛，遠赴國外定居時是人人稱羨的對象。因為網路的發達，即使她不常返國，也總能相互保持最新的訊息。一次在臉書上聊天聽她提到，魚尾紋多了、法令紋也出現了，不像她剛到國外時總被人誤認還沒滿二十歲，現在卻很容易就被猜出真實的年紀，有時還會多加幾歲。為此她曾經想過運用醫學美容技術來扭轉時光，但是發現在國外這費用實在高得驚人。年齡漸增伴隨而來的外貌問題深深地困擾了她，不但睡眠不佳，也吃得不好。後來我建議她用沒藥、大馬士革玫瑰跟西澳檀香等珍貴精油，調製了貴婦級的滋養乳霜，這香氣讓她直說聞起來好安心、好舒服，而且真的感覺得到臉上的紋路沒有以前那麼明顯，氣色也很好，又恢復了學生時代的開朗與活潑。

獨家配方

沒藥滋養乳霜加強版：

沒藥精油 5 滴 + 大馬士革玫瑰精油 5 滴 + 西澳檀香精油 5 滴 + 完美極致基底霜 30g

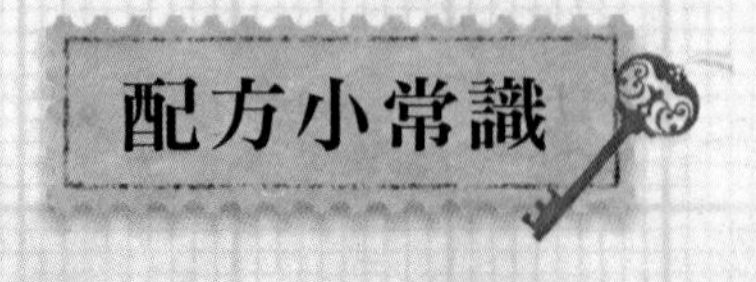

Myrrh
沒藥

拉丁學名：Commiphora molmol

橄欖科沒藥屬的樹脂類精油沒藥，新鮮時呈淺黃色，硬化後變成琥珀、大紅色或黑色。它的名字是來自阿拉伯文的「苦」（mur）字，古埃及人用它來做木乃伊的香料，對埃及人而言，香是神聖的，是來自太陽神的眼睛，因此焚香有把香歸還給神明的意思。高濃度的香樟烯異構物，有很好的抗發炎、促進結痂、癒合傷口、收斂與活化皮膚細胞的功能，對甲狀腺亢進也有舒緩效果。真菌感染時則能溫和的消毒與殺菌，亦可用於口腔潰瘍、喉嚨痛與呼吸道問題，有很好的提振免疫力的功能。護膚方面也能用於成熟、皺紋、龜裂與發癢的皮膚。沒藥的神性香氣，也來自於埃及太陽神廟於中午時分會焚燒沒藥，以驅散鬱滯的空氣之傳統；晚上則用包括了沒藥、乳香等十幾種植物香料組合而成的「奇菲」（kyphi）來薰香，讓當時的掌管重要權位的祭司，做為領悟宇宙萬物間神的旨意，心靈沉澱的引導。其具有似荷爾蒙的作用，懷孕初期女性謹慎使用。

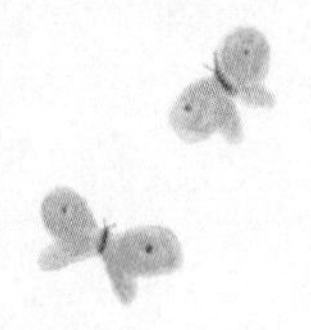

◎完美極致基底霜（Ultimate Base Cream）

基底霜中最為純正天然，富含能使肌膚恢復青春活力的有效成分。擁有多種必需脂肪酸、月見草油、玫瑰果油、大麻籽油、乳果木脂、雷公根藥草油等，另外有多種維生素 D、E、B6 及泛醇。並有棕櫚油提煉的乳化劑、椰子油磷脂及植物甘油等成分，也添加了葡萄柚籽抗菌劑與迷迭香抗氧化劑所製成，適合運用在各種芳香護膚配方的基底材料，具有非常好的滋養、療癒、保濕、活化與促進細胞再生的作用。

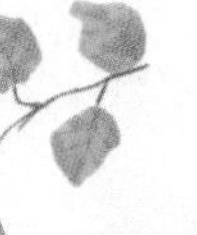

滋養乳霜加強版輕鬆做：2.5% 精油

製作方法：先將沒藥精油 5 滴、大馬士革玫瑰精油 5 滴與西澳檀香精油 5 滴調入精油滴管瓶中混合均勻，再加入稍微加熱至 50℃的完美極致基底霜 30g 中，再用電動攪拌棒打勻即可。建議將滋養乳霜置於陰涼處，最好是存放於冰箱中。

使用方法：洗完臉並擦完保濕水與精華液後，取適量滋養乳霜按摩全臉與頸部。

調合的替代材料：

真正薰衣草、花梨木、乳香、橙花、埃及茉莉、埃及天竺葵、胡蘿蔔籽精油等。

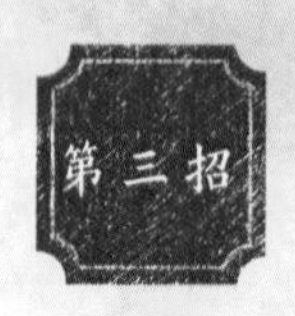

花梨木

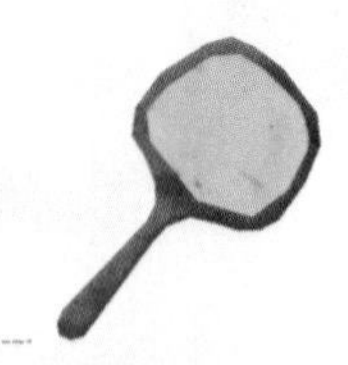

美頸保養：滋養美頸霜

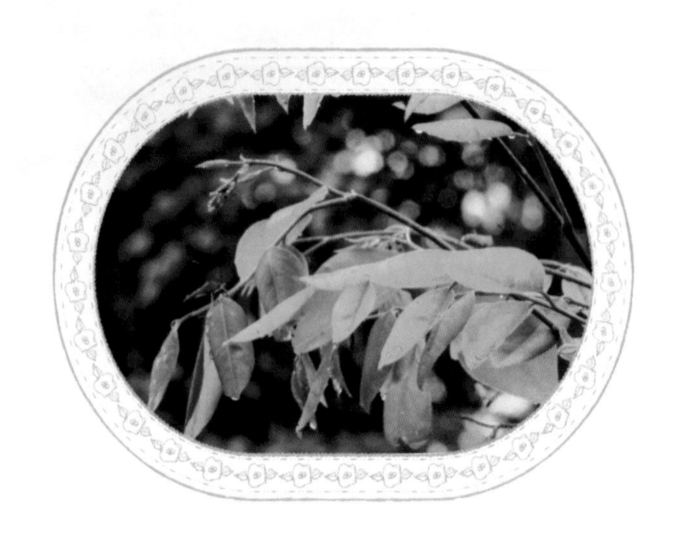

頸部的皮膚除了頸椎，沒有多餘的骨骼支撐，只有薄薄一層皮，皮膚的皮脂腺和汗腺的數量也比臉部少，由於皮脂分泌較少，難以保持水分，所以很容易產生皺紋。此外，頸部的皮膚膠原蛋白含量較少，容易缺乏彈性而鬆垮下垂，血紅素含量也少，讓頸部容易產生暗沉。睡眠時枕頭若是使用不當，加上一天當中無數

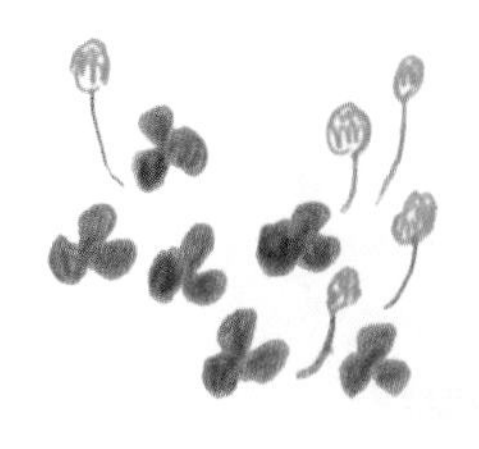

次地抬頭、低頭，還要承受頭部的重量，頸部皮膚便容易老化和鬆弛，常被戲稱為「年輪」。

隨著現代保養的方法越來越多，也造就了大量的「美魔女」，四十多歲的女性看起來只有二、三十多歲，甚至被誤認為是大學剛畢業的都有。不過美魔女們有一個共同困擾，就是不小心就會讓頸部的「年輪」洩露出真實的年紀。除了電腦與電視會讓頸部出現大量抬頭、低頭的頸部運動外，滑手機的時間也增加了，這「年輪」的產生更快速了，讓我課堂上的女同學們不得不緊張的求助於芳香植物的神奇力量。這時候我就會搬出鬆弛老化肌膚的第一捍衛尖兵「花梨木精油」，加上豐富的維生素成分一起撫平惱人的「雞脖子」，重新找回頸部的平滑感。

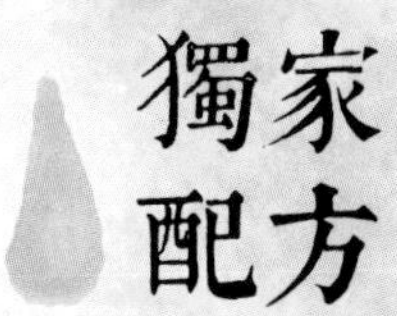

獨家配方

花梨木滋養美頸霜：

花梨木精油 5 滴 + 乳香精油 5 滴 + 橙花精油 5 滴 + 玫瑰果油 5ml+ 維生素 E 1g+ 精油專用基底乳 25ml

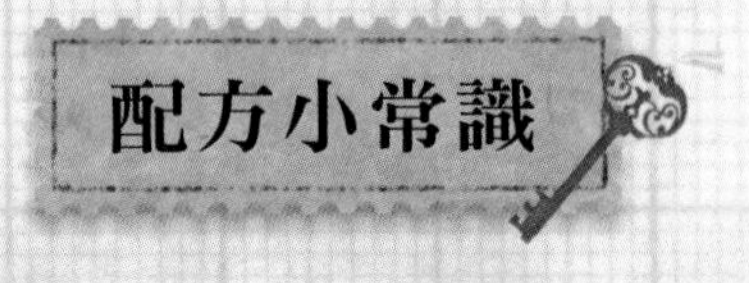

Rosewood
花梨木

拉丁學名：Aniba rosaeodora

樟科阿尼巴木屬的花梨木精油，又名玫瑰木，兼有著花香與木質調的雙重氣息，它能夠讓人們看清楚過去所發生的脈絡，以開放的心接納各種可能的態度，來迎接宇宙中的豐富性。主要產地在巴西的花梨木，成長相當緩慢，曾經因為濫伐而造成絕種的危機，因此巴西政府下令，伐木業者必須有相對應的復育計劃，以保護南美的熱帶雨林。

高含量的單萜醇類成分溫和安全，使其具有軟化皮膚、活化皮膚成長等很好的功能，連嬰幼兒細嫩的皮膚都能使用，用於乾燥、敏感與輕微感染的肌膚也很適合。心靈上可以幫助神經質與過度亢奮的情緒，或是長期疲勞與過度工作的身心俱疲，在鎮靜與安定中樞神經系統的功效極佳。

◎維生素 E

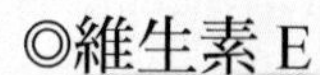

天然維生素 E 用於保養品中，可作為抗氧化與保濕潤滑劑，防止多元不飽和脂肪酸及磷脂質被氧化，維持細胞膜的完整性。同時保護維生素 A 不受氧化破壞，並加強其作用；能防止血液中的過氧化脂質增多，並防止血小板過度凝集。一些研究報告顯示與防癌、抗老化有關，能增進紅血球膜安定及紅血球的合成。在呼吸道部分可以減少因空氣污染引起的效應，進而使肺臟的傷害降低，減少老人斑的沉積。

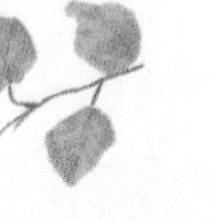

滋養美頸霜動手做：2.5% 精油

製作方法：先將花梨木精油 5 滴、乳香精油 5 滴與橙花精油 5 滴加入玫瑰果油 5ml 中調勻，再加入精油專用基底乳調勻，最後將 1g 的維生素 E 加入混合好的滋養美頸霜中，攪拌均勻即可裝罐。如果製作份量較多，精油用量以 2.5% 為上限。

使用方法：沐浴潔顏後，取適量滋養美頸霜，由鎖骨往上輕柔按摩拉提頸部。

調合的替代材料：

真正薰衣草、大馬士革玫瑰、沒藥、西澳檀香、埃及茉莉、埃及天竺葵、胡蘿蔔籽精油等。

胡蘿蔔籽

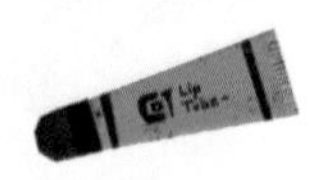

嘴唇保養：舒爽滋養護唇膏

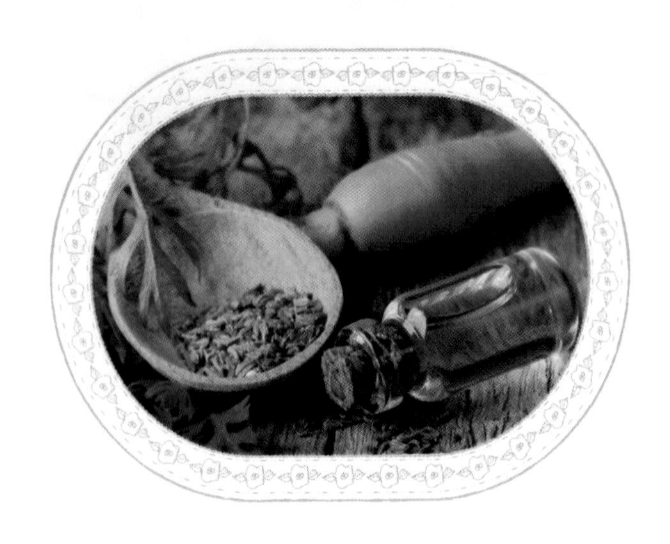

與身體其他部位皮膚相比，嘴唇的厚度只有它們的三分之一，極易被紫外線灼傷而受損，因此嘴唇是季節變化最敏感的部位。缺水是導致唇紋出現與嘴唇乾裂的主要原因，長時間在空調環境下工作，水分往往在不知不覺間流失，所以不要等到口渴了再喝水。嘴唇顏色暗沉有時是因角質太厚所致，因此偶爾要記得輕柔的軟化角質，恢復原有色澤。

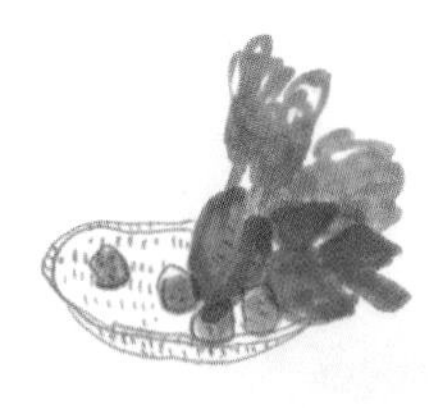

冬天的嘴唇特別容易乾裂，加上許多人習慣性的舔嘴唇反而使得唇部的水分因為冷風的吹拂被快速帶走。我常常看到無論是上芳香療法課或是瑜珈提斯課的同學乾裂或是紋路很深、甚至色素沉澱形成暗沉的嘴唇，總是會再一次提醒自己記得跟同學們分享自製護唇膏。有一次某位同學在上課時手指還一邊不安分的在撕著嘴皮，似乎還有點流血。我看了心裡都不自覺感到疼痛。我教她如何輕鬆恢復唇部滋潤：「同學，有沒有護唇膏？將護唇膏塗抹在嘴唇上面，然後用熱毛巾覆蓋，再用指腹輕輕按摩雙唇，這樣可以加速唇部血液循環，使雙唇變得潤澤，然後就可以輕輕剝除乾燥的脫皮了。」後來我每一學期的課程都一定會安排護唇膏的 DIY，免得上課時又看到嘴唇流血的可怕景象。

獨家配方

胡蘿蔔籽舒爽滋養護唇膏：

胡蘿蔔籽精油 1 滴 + 羅馬洋甘菊精油 1 滴 + 有機蜂蠟 1g+ 有機可可脂 0.5g+ 荷荷芭油 4ml

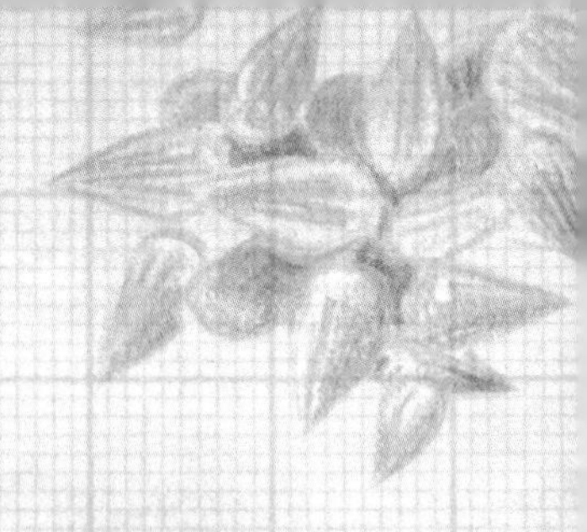

配方小常識

Carrot Seed

胡蘿蔔籽

拉丁學名：Daucus carota

充滿大地土壤氣味的胡蘿蔔籽精油，是乾燥的種子蒸餾所得，繖形花科胡蘿蔔屬，主要來自法國普羅旺斯的鄉間。高含量的胡蘿蔔醇成分，有很好的強化肝臟、胰臟與腎臟的功能，能促進肝細胞再生，平衡消化系統；對成熟、皺紋、乾燥與失去活力的老化肌膚很有助益；對嚴重的發炎、濕疹、脫皮、栗粒腫、酒糟鼻、臉部泛紅與燙傷等皮膚問題也能有效解決。種子類的精油具有創新的功能，也能幫助激勵生活的動力，開拓全新的視野，達到身心都年輕化的回春效果。香味濃烈，請以低劑量使用。

◎有機蜂蠟（Beewax Organic）

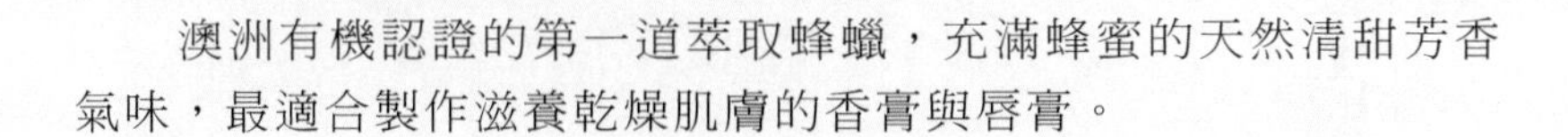

澳洲有機認證的第一道萃取蜂蠟，充滿蜂蜜的天然清甜芳香氣味，最適合製作滋養乾燥肌膚的香膏與唇膏。

◎有機可可脂（Cocoa Butter Organic）

室溫下的可可油為固態狀，必須加溫溶化才可進行調油。一般而言，可可脂多與其他基底油或蜂蠟搭配，調製成乳液、乳霜或軟膏產品使用。對於受到陽光傷害、乾燥的臉部及手部皮膚、嘴唇及頭髮而言，可可脂可的製成保護膜的、滋潤型的基底產品。適用對象：日曬、乾燥膚質、雙唇與髮質。調油比例以 5 ～ 10% 較適合 。

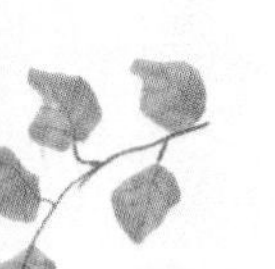

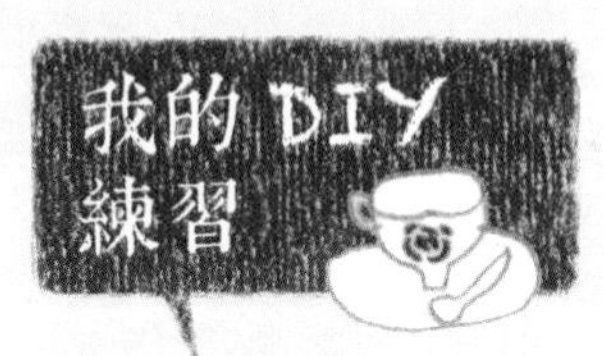

舒爽滋養護唇膏簡單學：2% 精油

製作方法：先將有機蜂蠟 1g 與有機可可脂 0.5g 至於不銹鋼杯中加熱，待融化後將荷荷芭油 4ml 加入融和均勻，移開火源後，將胡蘿蔔籽精油 1 滴與羅馬洋甘菊精油 1 滴分別加入融和的植物油中，調勻後裝入耐精油唇膏瓶中，待凝固後即可使用。

使用方法：嘴唇感到乾燥缺水時均可使用。睡前使用也有很好的修護功能。

調合的替代材料：

精油：大馬士革玫瑰、沒藥、乳香、西澳檀香、埃及茉莉、埃及天竺葵、絲柏等。

有機可可脂可改為乳果木油脂，滋潤度更高。

山茶花油

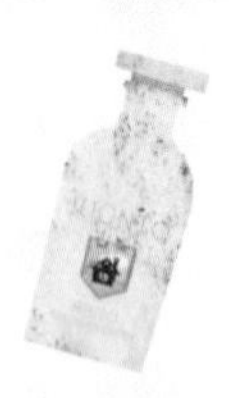

髮絲保養：護髮潤髮光采乳

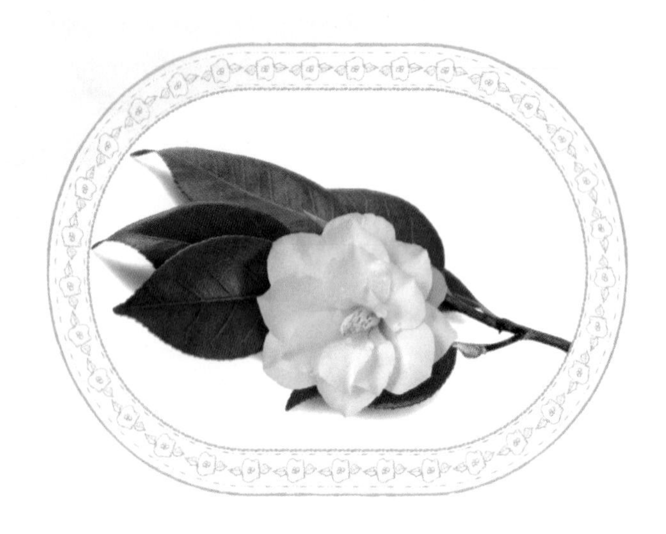

長時間待在空調辦公室中，美眉們大概都很清楚皮膚保濕的重要性，因此會隨身攜帶各類保濕滋養肌膚的產品，可是卻常常忘了還有個重要的部位需要照顧──三千髮絲。所以有些女生有一張漂亮又吹彈可破的嫩白肌，卻頂著一頭毛燥乾裂的頭髮。這就是因為我們忘了給頭髮該有的營養。我們的頭髮具有天然的保護膜，源自髮絲根部皮脂腺分泌的油脂。除了皮脂分泌不足會引

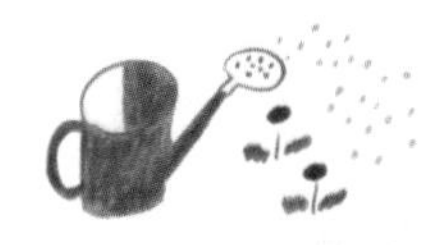

起頭髮乾燥分裂之外，寒冷的天氣也會讓髮絲保存體內熱量、減少散熱的功能受到影響。當然過度染燙頭髮帶來的化學藥劑殘留，更是美麗髮絲的頭號敵人。

課堂中長頭髮的女學員們很多，到了冬天的課程，都非常喜歡學習關於護髮用品的 DIY 課程。尤其是梳頭時偶爾產生的靜電作用更讓她們感到不適，以及冷風吹襲下頭髮變得非常毛燥，不但乾裂分叉，也失去光澤。最基本可以照護秀髮的，應該就是深度滋養的護髮乳了。一些同學一邊忙著測量精油專用的護髮乳，另一些同學忙著將適合滋養髮絲的精油滴好，再量一下護髮首選的山茶花油，輕鬆又開心地動手做的氛圍，不只趕走寒冷的冬天，也讓雙手因為不停的忙著準備東西而暖和了起來。待下次上課分享護髮乳的使用心得與體驗時，每個人都是滿滿的幸福感，連髮絲也充滿了生氣與光澤呢！

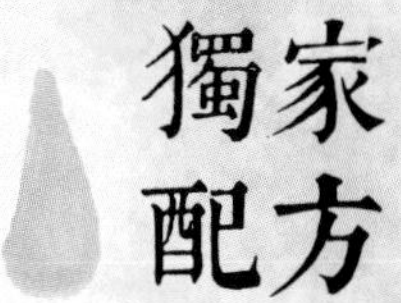

獨家配方

山茶花油護髮潤髮光采乳：

真正薰衣草精油 4 滴 + 檜木精油 3 滴 + 樟腦迷迭香精油 3 滴 + 山茶花油 5ml+ 維生素 B_5 1g+ 精油專用基底護髮乳 100ml

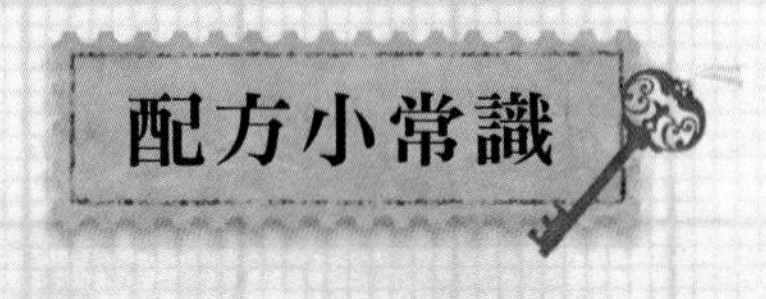

Camellia Oil

山茶花油

拉丁學名：Camellia japonica

盛產於日本東部，有「春天之樹」的意思，山茶樹整個冬天都盛開著，春天來臨時，樹上的花就會被果實取代，到了秋天就可以採收果實製成油，其餘則製成茶葉。清朝的慈禧太后與光緒皇帝寵愛的珍妃，都十分愛用山茶花油滋養皮膚，因此她們的肌膚看起來白皙且細緻。高齡106歲的蔣宋美齡夫人據說也是每天由專職護士用山茶花油按摩全身，因此能讓肌膚總是宛如春天般新生有活力呢！一直以來，日本人都用山茶花油來呵護頭髮、頭皮跟肌膚，它也是很好的食用油，可以使用在沙拉醬中。含有豐富的油酸與亞麻仁油酸，有很好的滋潤效果，保濕與重建肌膚的能力絕佳，也可以強化指甲。專為成熟、受損與乾性肌膚與頭髮的保養品設計，有很好的除疤痕效果。它非常清爽，不會油膩，在按摩時若與甜杏仁油搭配使用，能夠加強肌膚的吸收力。

◎精油專用基底護髮乳（Essential Conditioner Base）

來自天然的椰子油與棕櫚油的提煉，能夠充分的養護與滋潤髮絲。特別適合處理乾澀、毛燥、分叉與紫外線照射後的頭髮，經常性染燙頭髮的髮質也很適用。

◎維生素 B_5

是一種水溶性的維生素，很容易吸收，由頭髮外層滲透至內層中，它能長時間保持頭髮的濕潤度，抗頭皮發炎，使頭髮恢復光澤好整理，特別是經過染燙過的頭髮有很好的修護作用，也能減少頭髮分叉的情形。可以添加在各種調劑中，如乳霜、乳液、化妝水等。

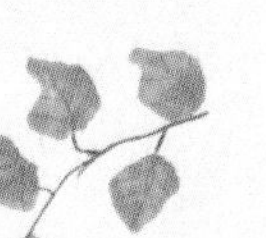

護髮潤髮光采乳：1% 精油

製作方法：將真正薰衣草精油 4 滴、檜木精油 3 滴、樟腦迷迭香精油 3 滴與山茶花油 5ml 調合均勻後，加入稍微溫熱至 50℃的精油專用基底護髮乳中調勻，再加入 1g 維生素 B_5 調勻即可。

使用方法：洗髮後，於頭髮微濕狀態，取適量均勻塗抹頭髮，然後用毛巾包起，若能搭配頭髮加溫器更好（溫度控制在40℃左右），待十五至二十分鐘後以清水洗淨。建議每週進行一次護髮。

調合的替代材料：

大馬士革玫瑰、乳香、香水樹、西澳檀香、埃及天竺葵、花梨木精油等。

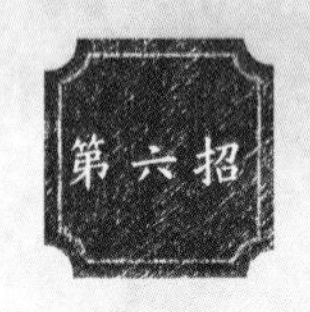

有機甜橙

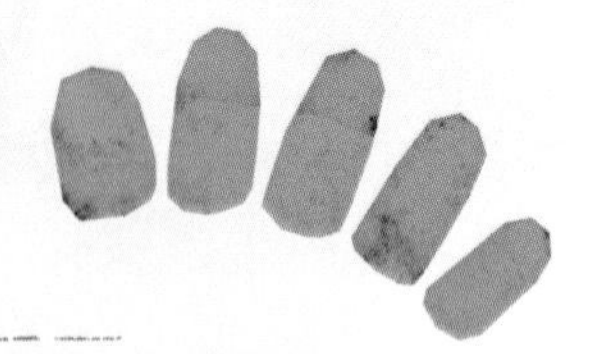

指甲滋養：滋潤精華油

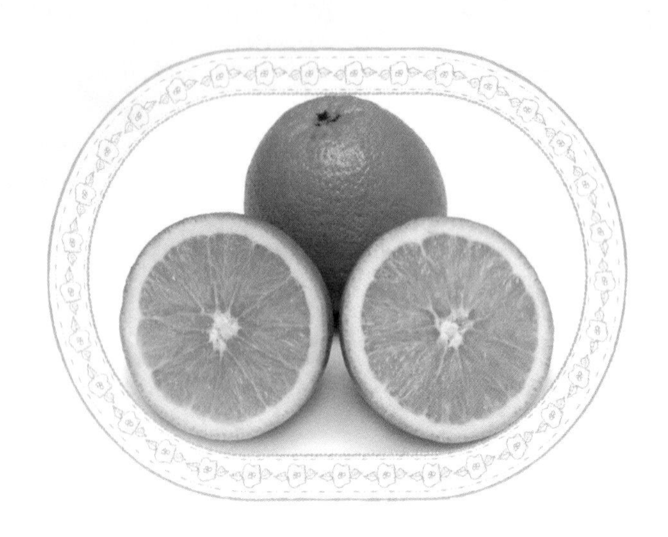

走在街上，映入眼簾的店家除了各式美食餐廳之外，次多的就屬美容美髮店了，而其中美甲彩繪的沙龍也越來越多了。我們的指甲每天都會生長出 0.1 釐米，而指甲根部的乾皮和甲皮，同時具有保護指甲的重要功能。但是大多數女生常常忽略了指甲的保養，一個時髦的女孩一伸手，指甲表面卻是暗黃的，而且指緣

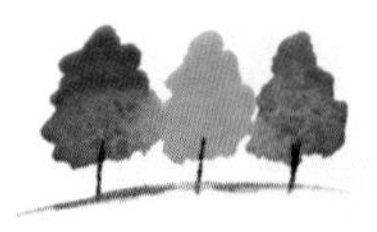

周圍肌膚不僅乾燥，還多出了白白的肉皮，是不是對整體的美觀大打折扣？

我有許多跟著先生派駐中國的好友們，絕大多數都是全職的家庭主婦，一般簡單的家庭清潔自己做，而每週都會請阿姨來幫忙大掃除一次。除了有孩子的媽媽需要多花些心思接送孩子、照顧孩子的學業外，很多都是先生上班後時間就完全屬於自己安排的悠閒女性。學畫、上英文課、練瑜珈或是有氧舞蹈，或是與三五好友下午茶填滿每天的生活，偶爾也會上美甲沙龍美化一下指甲，悠哉的很。不過指甲做起來很美，卸了妝之後的指甲美觀與健康也很重要，畢竟是化學成分為主的指甲顏料，對指甲的傷害是日積月累。因此我有時會調製一些指甲護理的按摩油送給她們當做小禮物，看著她們美麗的纖纖玉指，心中也替她們的寫意生活感到幸福。

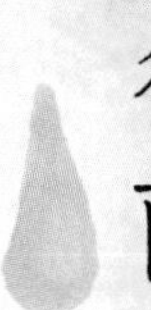

獨家配方

有機甜橙指甲滋潤精華油：

有機甜橙精油 2 滴 + 馬丁香精油 2 滴 + 樟腦迷迭香精油 1 滴 + 雷公根藥草油 3ml+ 甜杏仁油 7ml+ 維生素 E 0.5g

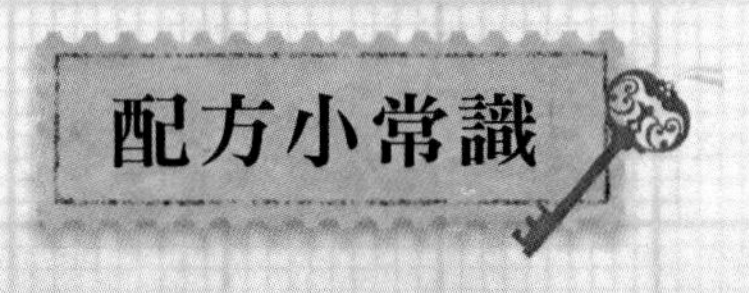

Sweet Orange Organic
有機甜橙

拉丁學名：Citrus sinensis

芸香科柑橘屬的甜橙，滿滿的果實香氣，甜美中帶著一絲絲微酸，正是開啟愛情心扉最美麗的氣味。無論是對家人的愛，或是男女朋友之間的感情，這令人放鬆的滋味總是讓人感受到生活的妙不可言。高達95%的單萜烯類成分，具有極好的抗菌、抗病毒、抗癌與抗結石的功能，在消化系統方面能溫和促進腸胃蠕動，是小朋友們增加食慾、健胃整腸、助消化最好的天然保健精華。同時能夠強化神經系統，幫助振奮萎靡的精神，對於過度追求工作與生活的完美主義性格者，也能有很好的放鬆助眠效果。含有微量的香柑油內酯，需注意光敏性的問題，劑量不宜過高，使用後避免立即曝曬於太陽下。

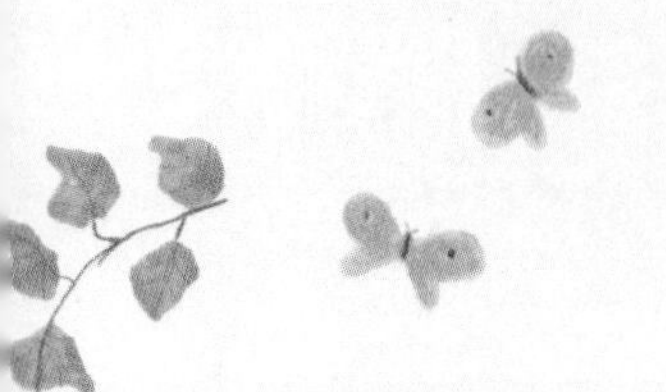

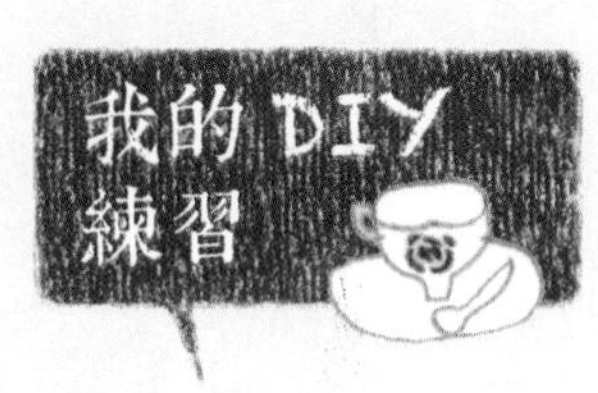

指甲滋潤精華油開心學：2.5% 精油

製作方法：準備一個空的指甲油玻璃瓶。依序將有機甜橙精油 2 滴、馬丁香精油 2 滴、樟腦迷迭香精油 1 滴與雷公根藥草油 3ml、甜杏仁油 7ml 裝入玻璃燒杯中調勻，最後滴入維生素 E 0.5g 攪拌均勻後，裝入指甲油瓶中。若要延長保存期限，建議再加入 0.5ml 的迷迭香抗氧化劑。

使用方法：每日沐浴後，取適量於手指與腳趾按摩，有擦指甲油者可以在卸除指甲油後加強按摩。

調合的替代材料：

茶樹、澳洲尤加利、有機檸檬、佛手柑、葡萄柚、埃及天竺葵、花梨木精油等。

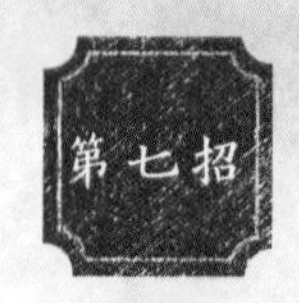

有機檸檬草

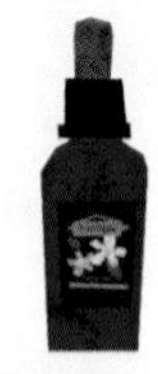

居家清潔：小蘇打粉去漬膏

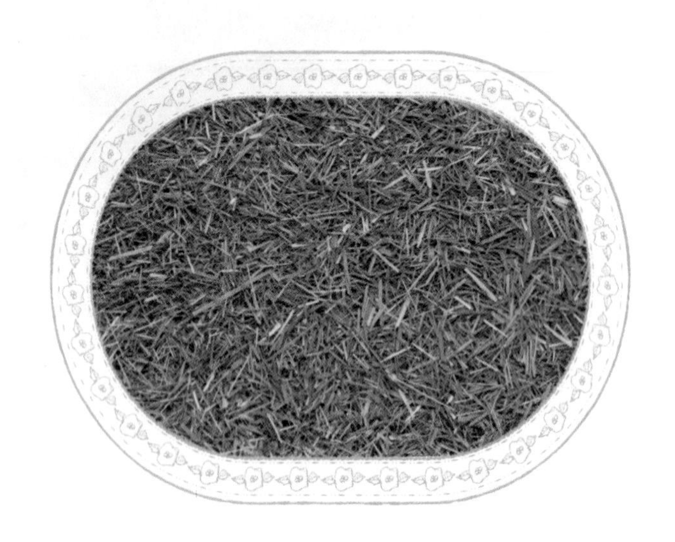

打掃家中環境，大概是除了使用臉部與身體保養品之外，最大量接觸化學物質的一項生活事務了。舉凡餐具、地板、廚房衛浴等清潔都需要使用清潔用品，而這些用品大多使用三氯沙、煤焦油、甲醛、鉛、汞與各類香料，大量使用很可能累積成致癌物質，或是造成身體吸收過多的環境荷爾蒙，產生身體細胞的病變等。

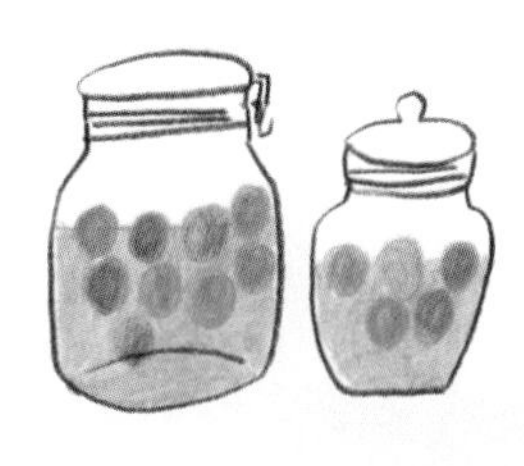

學習芳香療法的我，除了希望身體上的保養品能夠使用天然的植物精華之外，當然也希望生活當中減少接觸不必要的化學物質，因此能夠運用生活當中隨手可得的較安全成分來製作適當的清潔用品，也是我學習芳療的目標之一。我在課堂上總會安排一堂課談到居家如何運用廚房裡的材料，做出既安全又有效的清潔用品，而小蘇打粉去漬膏應該算是最獲得好評的一款芳療居家清潔用品了。食用級的小蘇打粉與蘋果醋共同使用，就能幫助家庭的清潔工作既有效又衛生的完成，真的要好好的推廣一下！

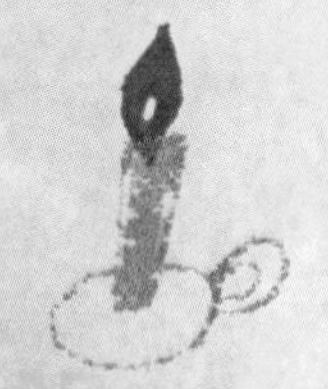

獨家配方

有機檸檬草小蘇打粉去漬膏：

有機檸檬草 10 滴 + 茶樹精油 5 滴 + 澳洲尤加利精油 5 滴 + 蘋果醋 25ml+ 卡斯提爾液態皂 25ml+ 食用級小蘇打粉 100g

配方小常識

Lemongrass Organic

有機檸檬草

拉丁學名：Cymbopogon flexuosus

禾本科香茅屬，有著和芒草一樣銳利的邊緣，有機檸檬草含有豐富的香葉草醛與橙花醛，具備抗組織胺、抗真菌、抗感染、抗癌、鎮靜與鎮痛的作用，適合用於抗關節發炎、退燒、舒緩肌肉疼痛、消水腫等。消化系統上則能幫助排氣、提振肝功能，擴張血管以促進血液循環的功能，還有非常好的分解乳酸堆積的功效。1992 年也有研究發現，檸檬草精油的部份成分具有增加體內 GST 穀胱甘肽的轉移作用，而可能具有防癌的功效。充滿檸檬與青草的香氣則有鼓舞振奮之特性，給予平淡的生活適當的激勵，擴展生活視野。在皮膚保養上可平衡油脂分泌、制汗，改善癬菌、發癢皮膚以及鎮定蚊蟲叮咬的腫癢皮膚。因為檸檬醛對皮膚有刺激性，故需低劑量使用，以免刺激皮膚。

小蘇打粉去漬膏幸福學：0.6% 精油

製作方法：先將蘋果醋 25ml 與卡斯提爾液態皂 25ml 調勻後，再依序加入有機檸檬草 10 滴、茶樹精油 5 滴及澳洲尤加利精油 5 滴調合均勻再加入食用級的小蘇打粉 100g，充份攪拌均勻後，置入耐精油瓶罐中。置於通風陰涼處，建議一年內使用完畢。如果製作份量較多，精油用量以 0.6% 為上限。

使用方法：針對家中各處頑強污垢（木頭類家具除外）的清潔，取適量於污垢上，靜置半小時後，再以菜瓜布刷洗之，最後用清水沖淨即可。

調合的替代材料：

精油：有機檸檬、佛手柑、葡萄柚、樟腦迷迭香、馬丁香、回青橙、甜橙、埃及天竺葵等。

蘋果醋也可換成工研醋或其他白醋，避免使用顏色濃重的醋而造成顏色殘留。

羅文莎葉

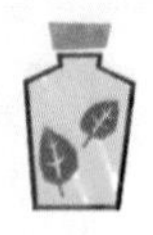

增強免疫維他命C片

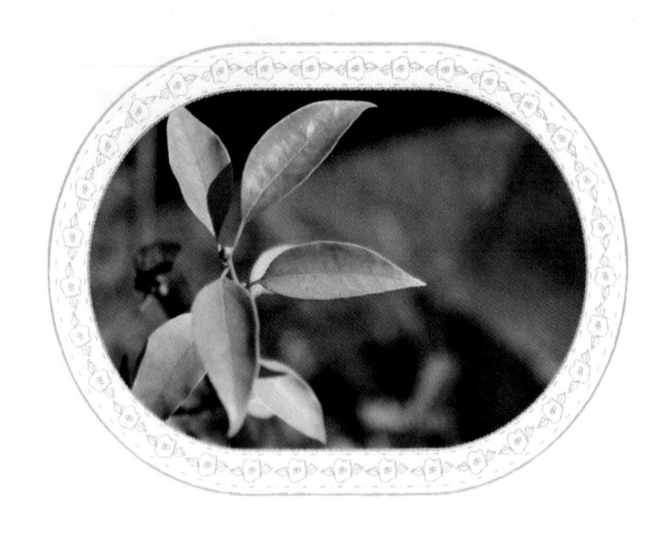

冬天最令人困擾的莫過於容易免疫力下降而造成感冒、咳嗽等問題。除了戴帽子、穿著保暖衣物與適當運動保持身體暖和之外，提昇免疫力、增強體力、遠離病原菌是首要作法。

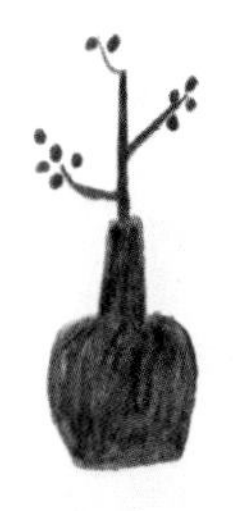

芳香療法運用在提振免疫力方面的作法多樣而有趣，不論是薰香、塗抹、泡澡、漱口或是內服，都有很棒的抗菌效果。

我的芳療老師、澳洲臨床芳療師，同時也是台灣花漾芳療學院的創辦人卓芷聿女士，更將醫療等級的植物精油稱為「穿上植物精油的防護衣」一般，能夠預防病毒感染於未然。每當芳療或是瑜珈提斯的課程來到寒冷的冬季時，我總是會準備以精油入味的維他命 C 片，分送給每位學員一人一顆，精油的量很少，但是防護的效果卻讓人驚豔，而且整間教室充滿了濃濃的植物香氣，上起課來更加令人安心，少了擤鼻涕聲與咳嗽聲，大家也更加專心。

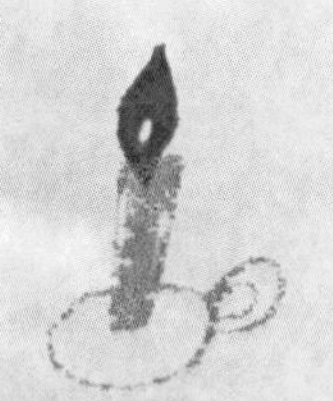

獨家配方

羅文莎葉增強免疫維他命 C 片：

羅文莎葉精油 15 滴 + 沉香醇百里香精油 3 滴 + 中國肉桂精油 2 滴 +50 片 500mg 維他命 C 片

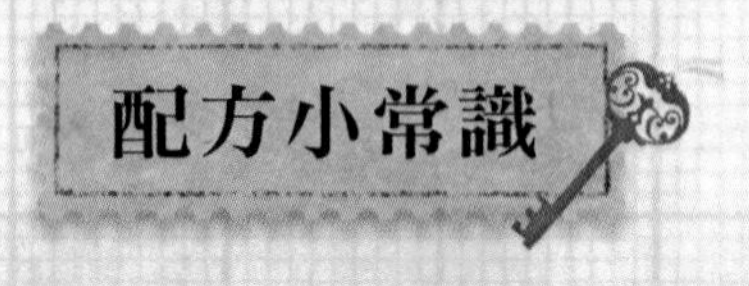

Ravensara

羅文莎葉

拉丁學名：Cinnamomum camphora

　　來自馬達加斯加島、樟科羅文莎葉屬的羅文莎葉精油，為葉子部位的水蒸氣蒸餾法而得，其英文名字「Ravensara」原意就是「美麗的葉子、最好的葉子」。主要成分為 1,8 桉油醇，因此被歸類為氧化物類精油，有很好的抗感染、抗病毒、抗黏膜炎、止咳祛痰、去鬱滯與強化免疫力的作用。針對各種流行性感冒、咽喉炎、支氣管炎與百日咳有很好的舒緩效果，而對於治療病毒型的肝炎、腸炎與皰疹、水痘也具有良效。與澳洲尤加利的使用功效接近，但香氣怡人溫和，對於減緩生病帶來的壓力與焦慮、極度疲勞造成的失眠也很有幫助。在肌肉相關的問題上，羅文莎葉也可以減緩關節疼痛、四肢僵硬、風濕或肩頸痠痛等困擾。內服使用一定要選擇醫療等級的羅文莎葉精油，最好能向購買的廠商確認其品質等級。

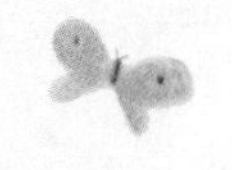

◎維他命C片

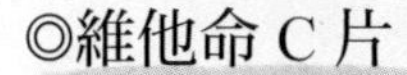

人類的必需營養素。抗壞血酸在大多的生物體可藉由新陳代謝製造出來，但是人類是最顯著的例外，最廣為人知的是缺乏維生素C會造成壞血病，維他命C則能保護身體免於氧化劑的威脅。使用在內服精油的維他命C片建議為純維他命C片成分，不要有其他成分添加，一般成人一天的建議攝取量為1000mg。

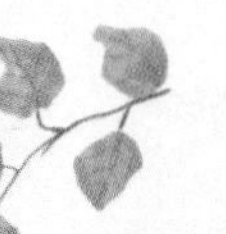

增強免疫維他命C片： 0.4滴精油/每500mgC片

製作方法：依序將羅文莎葉精油15滴、沉香醇百里香精油3滴及中國肉桂精油2滴調合均勻後裝入玻璃滴管瓶中。建議於一個月內使用完畢。

使用方法：準備50片500mg的維他命C片，用調和好的增強免疫精油滴管，均勻塗抹於每片維他命C片，待完全吸收後即可內服。

調合的替代材料：

有機檸檬、辣薄荷、絲柏、薑、有機檸檬草精油等。

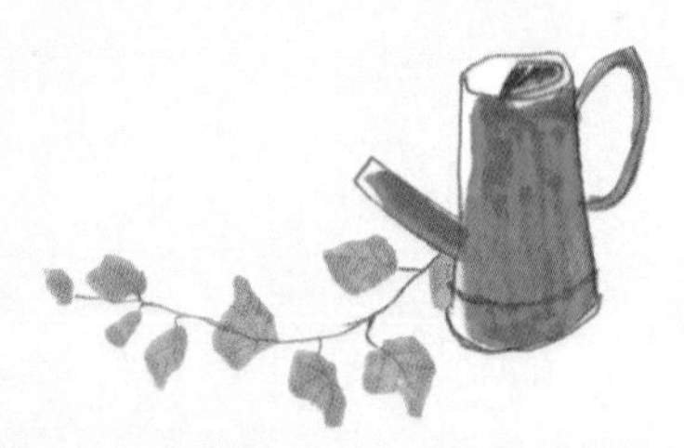

永久花

防乾裂護手霜

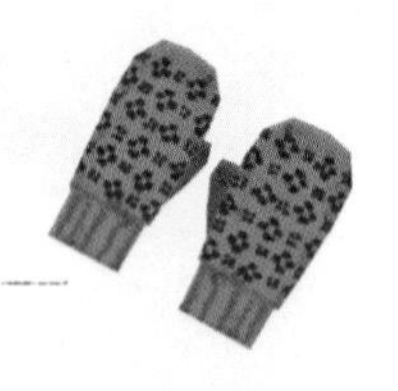

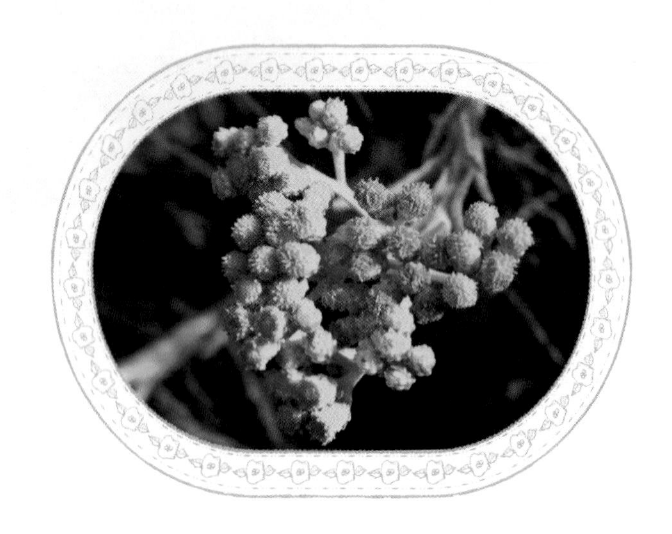

冬季的冷冽讓全身皮膚都拉起了警報，特別是雙手經常使用化學成分組成的洗手乳之後，如沒有適當保養的話，可能造成血液循環不良，導致粗糙乾裂脫皮，甚至可能因為角質化異常的關係而出現富貴手，嚴重時甚至會產生龜裂、疼痛或出血而不能工作。因此要能有效預防及治療秋冬季的乾裂缺水，準備幫助癒合傷口及撫平肌膚裂痕的滋潤型護手霜，就能讓纖纖玉手保持美麗健康。

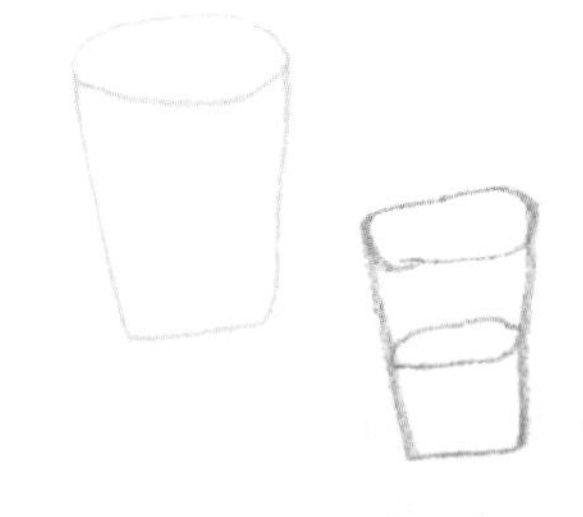

多年前，我的一位女同事有很嚴重的富貴手問題，只要秋冬乾冷季節來臨，她的雙手就會產生粗糙乾裂脫皮的症狀，做家事時一定要戴上手套，否則完全沒辦法碰水。為此她也一直有求診於皮膚科拿藥膏擦藥，不過始終難以根治。因此只要季節將近冬日，她的心情也會漸漸憂鬱起來。主要也是因為每天的生活作息一定跟雙手使用脫不了關係，再加上使用肥皂、清潔劑或其他化學物質會使症狀更嚴重。基本上秋冬季節她一定是戴上防水手套做家事，而治療富貴手重要的一環，即是在平常就知道如何保護手部的皮膚，運用溫和天然滋養成分做成的護手霜，就是她雙手最佳的防護衣。我試著用永久花精油與有機療癒膏調製適合她使用的護手霜，使用起來不會感到刺激，反而非常滋養與清爽，她很喜歡這香氣，質地的細緻溫柔也增添了她的安心感，最近她的富貴手問題幾乎很少再犯了。

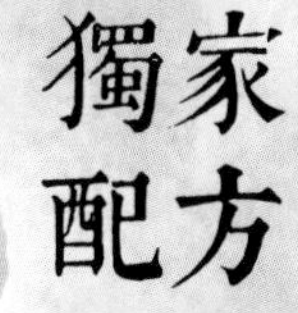

獨家配方

永久花防乾裂護手霜：

永久花精油 10 滴 + 真正薰衣草精油 20 滴 + 埃及天竺葵精油 20 滴 + 金盞花療癒油 1ml+ 維生素 E 0.5g+ 有機療癒油膏 50g

配方小常識

Everlasting

永久花

拉丁學名：Helichrysum Angustifolium

菊科蠟菊屬，也被稱為蠟菊或不凋花，黃色的花朵隨時間由鵝黃轉為淺棕，但絕不凋零，因而稱為永久花。法式芳療很早就運用永久花精油在於修護扭傷、瘀傷及促進傷口癒合的作用上，尤其是它的去瘀效果，可說是所有精油中的首選。高濃度的酯類成分，包括乙酸橙花酯與丁酸橙花酯，在抗發炎、改善肌肉疼痛、緩解關節炎的疼痛功效顯著。對於輕微的皮膚問題如傷口、傷疤及皮膚炎都有助益，在降低膽固醇與抗凝血的功效也很好。心靈上能夠療癒因悲傷而關起的心房，將負面情緒緩緩引導出來，並加以撫慰。

◎有機療癒油膏（Organic Balm Base）

富含三種有機認證的最佳成分：有機蜂蠟、有機可可脂與荷荷芭油，無任何化學添加與動物性成分，可以用來製作各類唇膏、滋潤油膏使用。製作油膏時，可以先低溫加熱融化，再滴入精油或其他添加成分，慢慢攪拌均勻後即可倒入容器中。

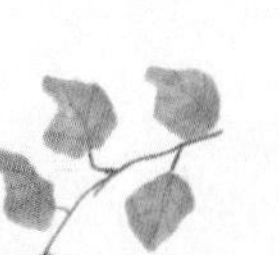

防乾裂護手霜美麗學：5% 精油

製作方法：先將有機療癒油膏 50g 低溫加熱融解，接著移開火源後，再依序加入永久花精油 10 滴，真正薰衣草精油 20 滴、埃及天竺葵精油 20 滴、金盞花療癒油 1ml 及維生素 E 0.5g，全部調合均勻後裝入玻璃罐中。建議半年內使用完畢。如果製作份量較多，精油用量以 5% 為上限。

使用方法：沐浴後或洗手後均可取適量按摩雙手。

調合的替代材料：

大馬士革玫瑰、埃及茉莉、羅馬洋甘菊、德國洋甘菊、西澳檀香、沒藥、乳香、胡蘿蔔籽精油等。

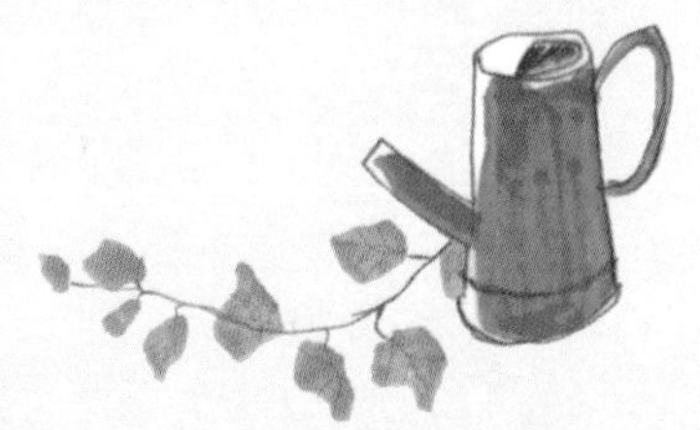

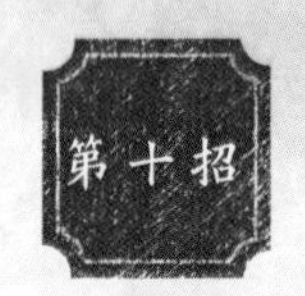

薑

身體暖和按摩油

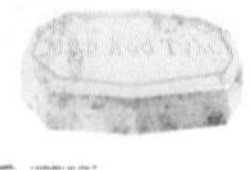
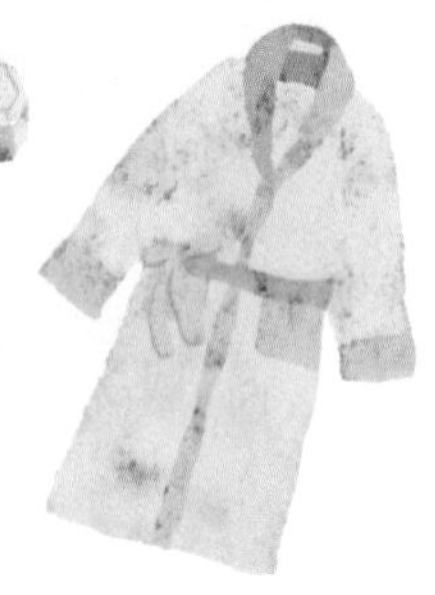

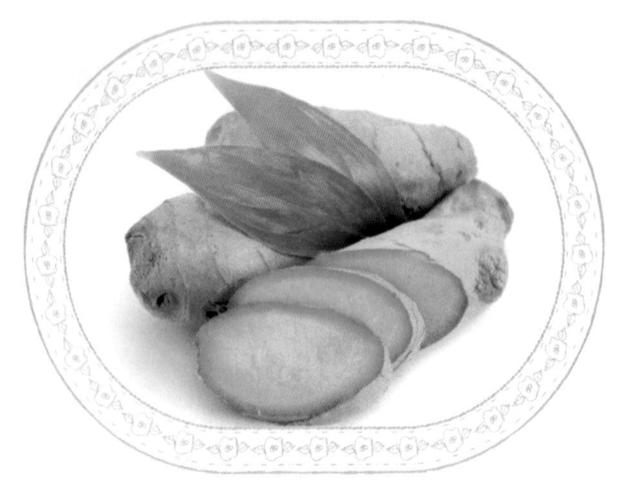

大多數的女生在寒冷的冬天時節大概都有一個困擾：手腳冰冷、身體末稍循環變差。而由於血液循環不良的狀況下，容易引起手指、腳趾，甚至腳背的腫脹，甚至皮膚呈現藍紫色的凍傷現象，還伴隨皮膚發癢的狀況。在皮膚還沒破皮出血的狀況之前，或是症狀剛出現時，使用促進循環的精油調製按摩油，輕柔按摩後可幫助血液循環順暢、止痛止癢。

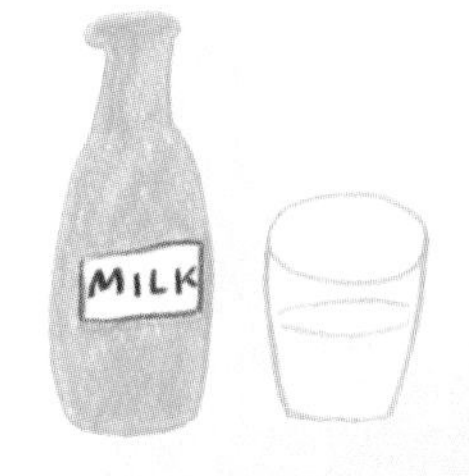

我自己就是末稍循環不良的最好案例。每當冬天來臨，我在瑜珈提斯的課程教學常常出現以下的困擾：當要去幫學員調整姿勢時，經常得用冰冷的雙手去觸碰同學的身體或四肢，因此常被同學驚呼：「老師，妳的手怎麼那麼冰？」之後每當要去調整動作時，總要拼命搓熱雙手，或甚至是要準備暖暖包，隨時幫雙手加溫。但是找出方法對症下藥才是根本的解決之道，後來我試著用中國的古老智慧「自製紅糖薑茶」飲用，加上以薑精油調製身體暖和按摩油，隨時按摩我的雙手，的確幫助了血液循環，四肢末稍比較不會那麼冰冷，也免去了以上的尷尬。

獨家配方

薑身體暖和按摩油：

薑精油 10 滴 + 樟腦迷迭香精油 10 滴 + 甜馬鬱蘭精油 10 滴 + 甜杏仁油 20ml+ 山金車藥草油 10ml

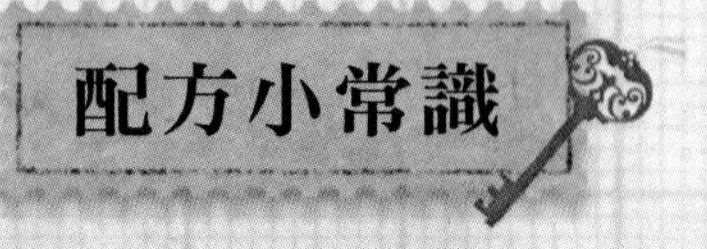

Ginger
薑

拉丁學名：Zingiber officinale

中國的古老智慧「薑」，為薑科薑屬，帶著甜蜜暖意的香料系氣味。這種新鮮激勵的氣味，讓困頓的精神與身體溫暖，感覺到幸福，活絡腦部思緒，重拾熱情、能量與動力。薑精油擁有高含量的倍半萜烯成分，有抗發炎與促進血液循環與發汗的功能，溫暖、舒緩疼痛與僵硬的肌肉，對於牙痛、腹痛與腰痠背痛很有幫助，同時也能防止暈眩，是絕佳的「運動型」精油。薑烯的成分則能幫助舒緩消化不良、脹氣，同時溫暖寒涼的體質。使用抗凝血藥劑的患者避免使用。

◎山金車藥草油（Arnica）

拉丁學名：Arnica Montana

山金車是生長在山中的花，艱困的生長環境造就了它強韌的成長毅力，也使其具有療傷止痛的功效。山金車藥草油是將山金車花浸泡在冷壓植物油，如甜杏仁油或葵花油中，依一比八的比例從山金車花萃取而得，浸泡時需在陽光下吸收光能約四週，過濾取油。主要成分有松烯、主要活性因子的錦雞菌素、做為鎮靜與麻醉的百里香酚、具肌膚調理功能的葉黃素（Xanthophyll）、保護生物體的細胞膜與脂肪層的抗氧化劑類胡蘿蔔素等，具有很好處理拉傷、扭傷、酸痛的功效，可用於創傷、挫傷，以及過度使用的關節、肌肉、韌帶、筋腱、背部緊繃疼痛、腦震盪、中風，減輕手術後的痛楚及止血。

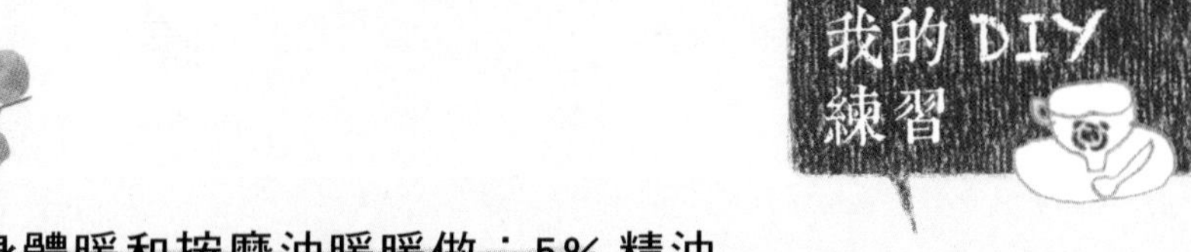

身體暖和按摩油暖暖做：5% 精油

製作方法：依序將薑精油 10 滴、樟腦迷迭香精油 10 滴、甜馬鬱蘭精油 10 滴加入山金車藥草油 10ml 與甜杏仁油 20ml 中，調和均匀裝入深色精油玻璃瓶中。建議半年內使用完畢，必要時可添加 2 ～ 5% 的迷迭香抗氧化劑以延長保存期限。如果製作份量較多，精油用量以 5% 為上限。

使用方法：沐浴後或感覺手腳冰冷時均可使用。

調合的替代材料：

中國肉桂、真正薰衣草、香水樹、檜木、馬鞭草酮迷迭香、花梨木精油等。

搭配運動：矯正背椎強化運動（請見第 233 頁）

五．瑜珈提斯氧身篇

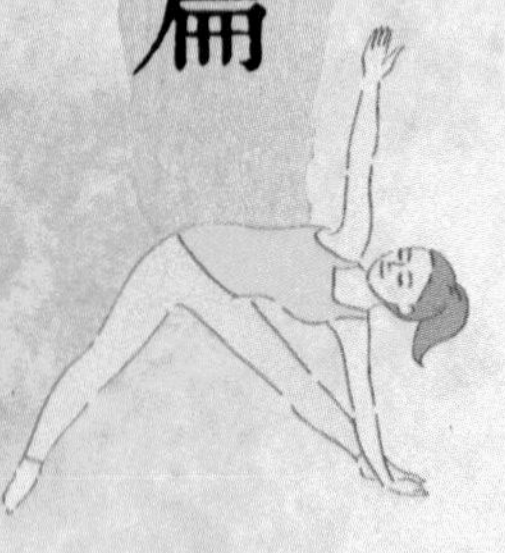

芳療瑜珈提斯

Aroma Yoga Pilates

美麗與健康的維持並不容易，一定要適當的保養與運動，這是每個人都知道的事情，但怎麼樣瞭解自己的需求，進行適合的運動，這樣才能夠事半功倍應該就是現代女性所追求的理想。

結合精油、音樂與體適能運動的「芳療瑜珈提斯」（Aroma Yoga Pilates）運動，不僅可以同步療癒身心靈與呵護情緒，更能幫助實現健康與雕塑身形的養生渴望。包括了五大元素：運用精油療癒情緒與身體輕微不適的芳香療法；連結身體、呼吸與心靈的瑜珈；透過有意識的呼吸來訓練我們核心肌群（腹橫肌、下背肌群與骨盆肌群）體雕運動的彼拉提斯；平衡紊亂思緒、抽離緊繃日常空間的冥想，以及在輕柔的大自然聲音與悅耳音符中，緩和與安撫心靈、舒緩精神壓力的音樂療法。芳香療法搭配地板運動，可同時解決現代人在身體與情緒上渴望放鬆的需求，而運動的同時沉浸在天然植物的香氣氛圍中，更能讓平常不易活動到的深層肌肉有效伸展，也讓精油在嗅吸與皮膚按摩的過程中，加速血液循環、深層暖化肌肉、深度呼吸以訓練肺活量，更加乘了健康養生的功效。而音樂的輕柔舒緩了疲憊與焦慮，放鬆了緊繃的身心靈，也釋放了生理與心理上的負面能量。

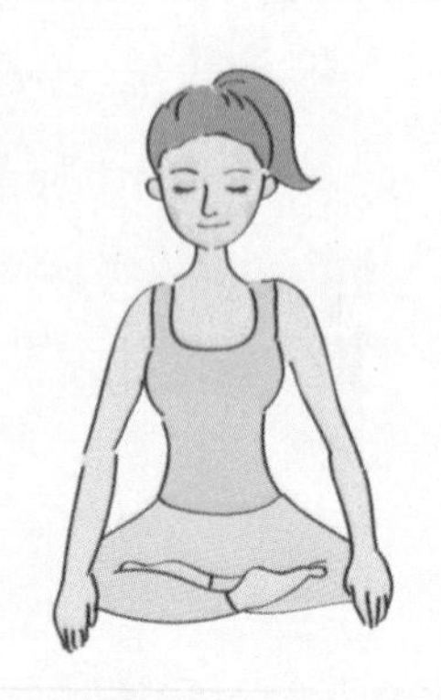

在我的芳療瑜珈提斯課程中，不乏學習瑜珈多年的同學，這些同學中絕大多數都已養成固定運動的習慣，身體的柔軟度也有一定程度，不過卻遇到了一個瓶頸：經常性的睡眠品質不佳，或是身體某些痠痛就是緩和不了。

深入瞭解之後，發覺她們大多數是工作壓力不小、家庭與生活得兩者兼顧，產生了容易緊張焦慮的性格。每次來上課時總是帶著倦容，風塵僕僕的來到瑜珈教室，好像並沒有真正融入運動中，腹式呼吸似乎也做得不完整，可能連我播放的音樂也沒有真正聽進去。於是我在每次上課前，加入適合她們放鬆的香氣，同時在一開始跟她們簡單說明這香氣對她們身心靈放鬆的好處，然後讓她們進行完整的腹式呼吸，結果下次來上課時，同學們就紛紛上次反應運動後回到家中，覺得很好睡眠，也期待著下次我會帶給她們什麼樣的香氣。

獨家配方

花香調與柑橘調的精油香氣，對於忙碌一天的疲憊身心，能夠創造相當放鬆的氛圍。運用水氧機或薰燈薰香滴入6～8滴精油、泡澡可滴入8～10滴精油，有極佳的放鬆效果。

瑜珈基礎動作輕鬆學！

1 準備動作

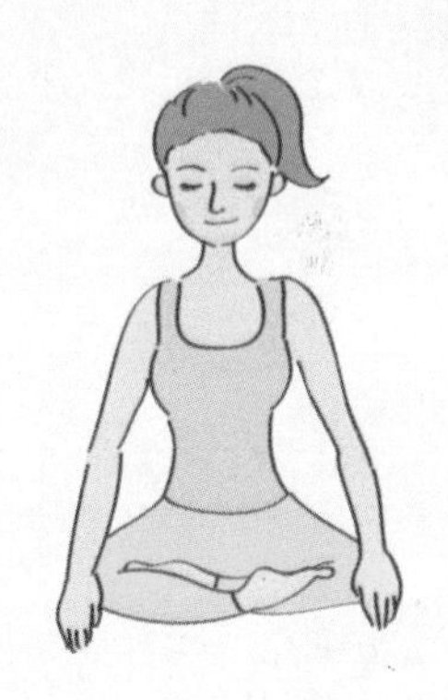

◎動作說明：

1. 盤坐於瑜珈墊上。
2. 雙肩放鬆。
3. 腹式呼吸（吸氣將腹部撐大、吐氣時收緊腹部）吸氣與吐氣各停留四秒，來回六到八次。

2 半拜日式

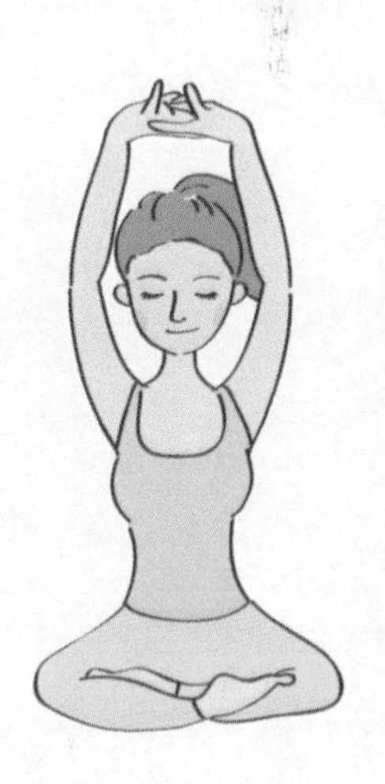

◎動作說明：

1. 吸氣，兩手臂抬高至肩膀的高度。
2. 吐氣，手掌心朝上，手肘微微放下。
3. 吸氣，兩手臂抬高至頭頂上，交叉手指。
4. 吐氣，手掌朝上，雙手臂保持伸直。
5. 吸氣，保持停留。
6. 吐氣，將手臂放下，恢復放置地板及身體兩側。

◎動作優點：

促進血液循環，提升呼吸的技巧，使上半身暖和。同時讓身心整合，達到真正放鬆的效果。

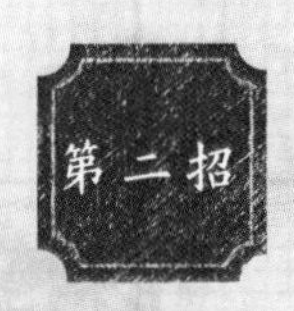

腹式呼吸靜心冥想練習

Aroma Yoga Pilates

冥想 (meditation) 是打開內心的鑰匙。冥想可以簡化我們外在的生活，並活化我們內在的生命。冥想帶給我們一個自然又自發的生命力，生命變得如此自然自發，幫助我們在細微中覺察到自己的靈性。

2013 年底，美國與西班牙等研究團隊發現，冥想會改變基因表現，進一步提升生理健康、增強身體修復能力。研究團隊以兩組人為研究對象，其中一組成員知道一些冥想技巧，另一組成員則沒有經過訓練。兩組成員分別進行八小時冥想、靜態活動後，研究人員分析發現，進行冥想的人基因活動、身體分子都出現變化，這些人的基因調節作用有些改變，促使發炎基因也減少許多，因此能夠妥善地面對壓力。

美國威斯康辛麥迪遜大學心理學與精神科學教授李察．大衛森表示，這是首次研究顯示，當進行冥想技巧時，可以快速改變部分基因表現。另一位研究者西班牙巴塞隆納生物醫學研究所研究員波爾拉．卡里曼指出，目前很多抗發炎、止痛、鎮痛藥物也是針對這些基因表現產生作用。

過去有些研究發現，練習冥想技巧有助緩和發炎反應。身體面對壓力時，發炎基因表現若能減少，荷爾蒙可使復原更加迅速。研究剛開始時，兩組成員基因表現並無差異，但經過練習後，只有冥想者基因的表現出現改變。未來透過冥想的練習，也許能夠幫助治療各種慢性發炎性疾病。

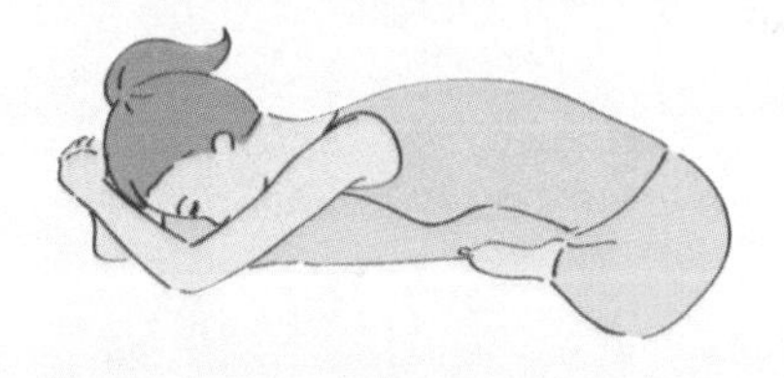

獨家配方

藥草類、樹脂類與木質調的精油，例如真正薰衣草、快樂鼠尾草、乳香、沒藥、西澳檀香、花梨木等精油，十分適合於進行冥想練習時使用。可於水氧機或薰燈滴入 6 ～ 8 滴精油，加強冥想效果。

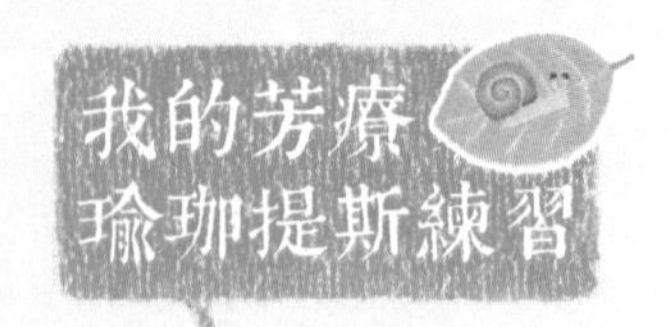

瑜珈基礎動作輕鬆學！

1 腹式呼吸

◎動作說明：

1. 盤坐於瑜珈墊上。
2. 專注呼吸，讓身體放鬆，保持意識清晰。
3. 吸氣：氣體由鼻腔吸入→喉嚨→食道→ 橫隔膜→腹腔與丹田→腹部鼓起停留四到六秒。
4. 吐氣：氣體反向向上推出，慢慢收緊腹部→橫隔膜→ 食道→喉嚨→鼻腔吐出，停留四到六秒。

2 冥想引導音樂

可參考以下網址：
http://www.ilife.org.tw/Page_Show.asp?Page_ID=283

我非常推崇由中華民國生活調適愛心會所錄製的20分鐘冥想音樂，搭配口述者的旁白引導，配合著水氧機或是薰香燈散發的植物香氣與能量，讓我們練習冥想靜心，配合腹式呼吸，每一次的吸氣與吐氣各停留四秒鐘，吸氣時感覺氣體由鼻腔進入，經過胸腔來到腹腔丹田位置，此時的腹部是慢慢鼓起的；然後再以更長的時間將氣體由腹腔向上推擠至胸腔、鼻腔，之後緩緩吐出。這樣深沉的呼吸，配合著放空的大腦，享受著最放鬆的時刻，此時我們的身心靈來到了最澄淨的境界，心跳緩和了，新陳代謝提升了，情緒自在了，人生也開闊了。

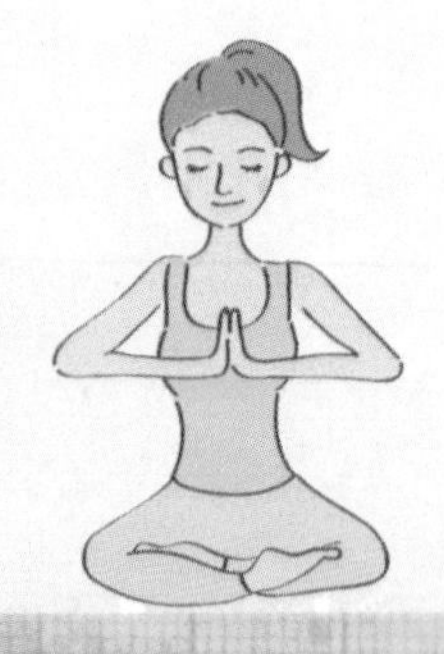

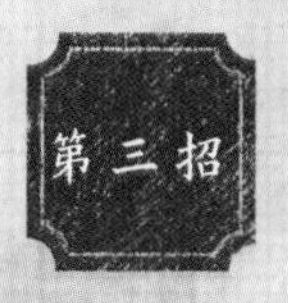

頭部舒壓瑜珈

Aroma Yoga Pilates

我的周遭有許多忙碌的上班族家人與友人，認真且敬業的在工作崗位上努力，力求最好的表現，但也因此長時間處在高度的壓力與緊繃的狀態下，最常出現的通病就是偏頭痛。有的人會因此睡不好覺、整夜輾轉難眠，有的甚至於得吃成藥止頭痛，更有甚者眼壓過大、眼睛腫痛得去動刀割掉麥粒腫，或是去照腦部核磁共振，卻什麼原因也找不到。而有些朋友求助中醫，醫生會開一些舒緩經絡、活絡血脈的藥方，並諄諄囑咐減少工作量或是養成良好的運動習慣。後者的想法與我一直在推動的「氧身」生活的概念一致，因為唯有透過適當的減少壓力，培養運動習慣、促進體內循環與代謝，才會是舒緩頭痛最好的藥方。

獨家配方

頭痛專家：鎮靜舒爽按摩油

辣薄荷精油 10 滴 + 真正薰衣草精油 20 滴 + 羅馬洋甘菊精油 10 滴 + 甜杏仁油 18ml（作法見第 39 頁）

1 簡易自我按摩

◎動作說明：

取適量的鎮靜舒爽按摩油，按摩於太陽穴、風池穴、肩井穴、合谷穴及足三里等穴點，每個穴點各按摩約一分鐘後，開始進行頭部舒壓瑜珈。（穴位圖請見第 279 ～ 281 頁）

頭部舒壓瑜珈簡單學：

2 頭部側垂放鬆式

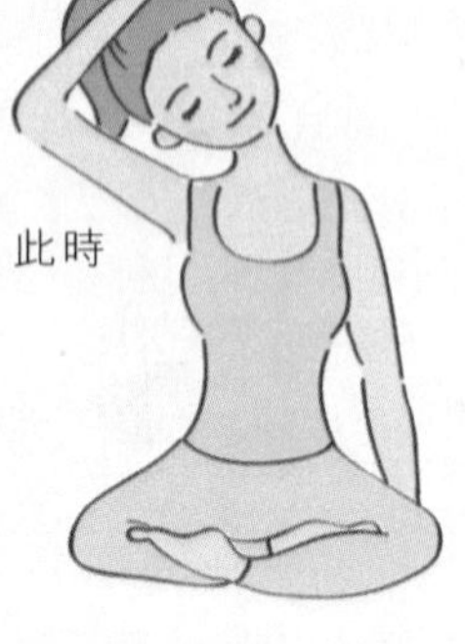

◎動作說明：

1. 首先盤坐於瑜珈墊上。
2. 將右手手掌貼著左邊頭部，將頭部輕輕帶向右邊，此時左肩與手臂完全放鬆，停留六到八秒。
3. 再將頭部帶向右斜前方，一樣停留六到八秒。
4. 再將頭帶向正前方，停留八次呼吸後，回正。
5. 換左邊進行三方位頭部側垂放鬆。

◎動作優點：

改善頭部的血液循環，緩解頭痛，因為工作壓力或是所處環境空氣循環不良引起的頭痛更能有效舒緩。

3 頂天循環式

◎動作說明：

1. 站在瑜珈墊上，雙腳打開比肩膀寬。
2. 雙手上舉緊貼耳朵旁。
3. 深呼吸後將身體緩緩向前彎，直至雙手碰觸到地。
4. 頭頂方向接近地板，甚至可以讓頭頂百會穴位置頂住地板。

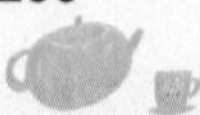

5. 保持雙眼張開以利平衡，維持六至八次呼吸。
6. 接著將雙腳稍稍併攏。
7. 最後眼睛看著地板方向，捲動身體緩緩直立，直到身體完全打直後，再將頭部回正，恢復站姿。

注意事項：嚴重高血壓與暈眩患者避免進行本動作。

◎動作優點：

改善頭部的血液循環，調合呼吸，同時強化腹部耐力，延長背部、放鬆緊繃肌肉。

4 兔式

◎動作說明：

1. 跪姿於瑜珈墊上，由嬰兒式開始，即跪姿於地，臀部坐於雙腳後跟，額頭輕放於瑜珈墊上，雙手置於身體兩側。

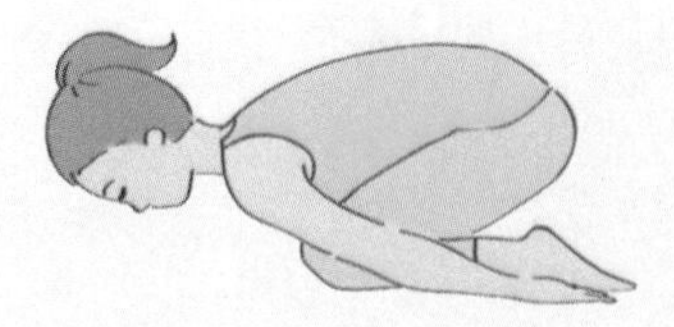

2. 深呼吸後將額頭往前推動，直至頭頂百會穴位置緊貼於瑜珈墊上。

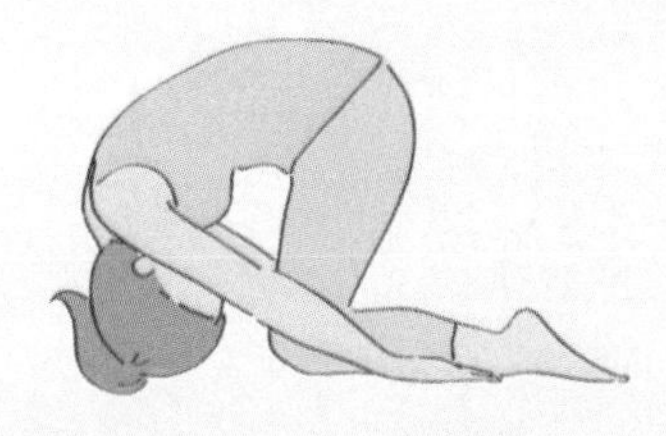

3. 將力量置於頭頂位置，大腿垂直於地面，雙手向上合掌交握，雙眼張開保持向後看。

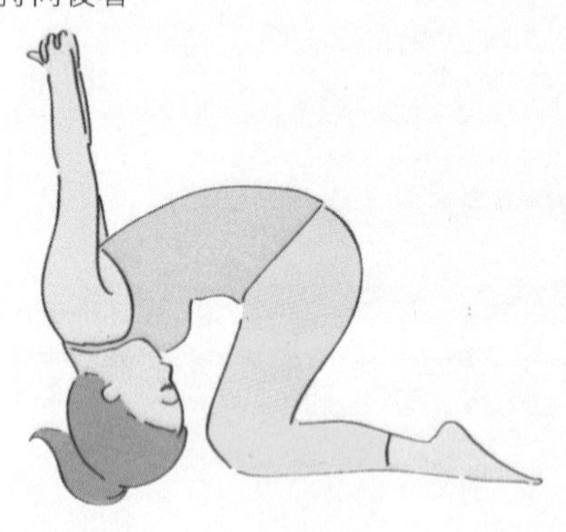

4. 維持六至八次呼吸。
5. 吐氣，緩緩將額頭貼回地板，臀部坐回腳後跟，回復嬰兒式。

注意事項：嚴重高血壓與暈眩患者避免進行本動作。

◎動作優點：

改善頭部的血液循環，調合呼吸，同時釋放頭部壓力，恢復腦部活力。

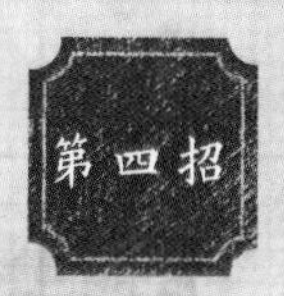

肩頸舒壓放鬆運動

Aroma Yoga Pilates

當骨骼所承受的負荷強度達到某個程度時，骨骼細胞便會集中到那些負荷較沉重的範圍，特別是肩頸部位，因為長時間使用電腦、滑手機，加上坐姿不良或是原本脊椎側彎的問題，都會使得肩頸緊繃、贅肉堆積、淋巴循環受阻、老廢物質滯留，身形駝背而不優美，甚至女生最吸睛的鎖骨線條也因而消失不見，變成肉肉女一族，而且還會讓頸部紋路洩露年齡，看起來可能比實際年齡更大。而肩頸運動就是增加身體循環、修飾頸部與肩膀肌肉、加強骨質密度極有效率的方式。而運動前搭配滋養美頸霜的按摩，加強肩頸運動前的暖身動作，效果加倍，也能讓運動更加輕鬆美麗！

獨家配方

美頸保養：滋養美頸霜

花梨木精油 5 滴 + 乳香精油 5 滴 + 橙花精油 5 滴 + 玫瑰果油 5ml+ 維生素 E 1g+ 精油專用基底乳 25ml（作法見第 163 頁）

1 簡易自我按摩

◎動作說明：

取適量滋養美頸霜於手掌心，稍加用手心溫度溫熱一下，先塗抹於頸部兩側接近耳朵下方，向下往鎖骨的方向疏通頸部淋巴循環，接著再推至肩膀肩井穴位置。最後再由鎖骨位置向上輕推至下巴處。可以進行六到八個循環。（穴位圖請見第 279 ～ 281 頁）

肩頸舒壓放鬆運動好好做：

2 肩帶旋轉式

◎動作說明：

1. 將雙手手掌輕搭肩上，手肘朝前。
2. 吸氣後將手肘向上提高，然後往後轉動，連續做四次。

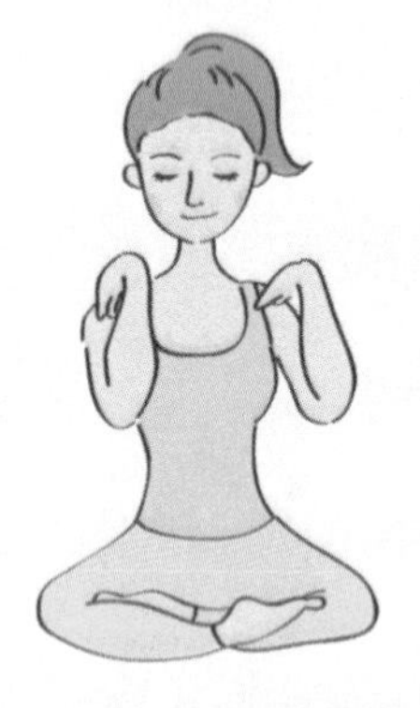

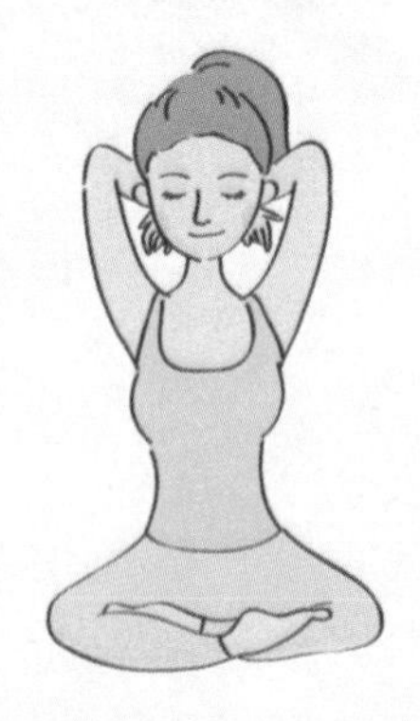

3. 接著將手肘朝後提至最高再向外旋轉，連續四個。
4. 前後各做六到八次循環。

◎動作優點：

強化肩頸柔軟度，舒緩肩頸肌肉的僵硬狀態，同時延展背部肌肉，預防五十肩，促進肩頸血液循環。

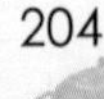

3 背後拉手式

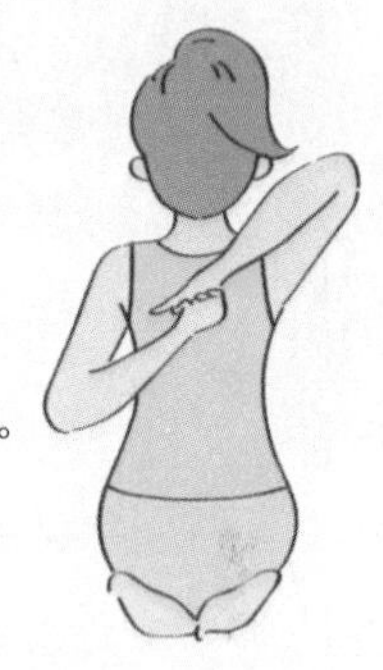

◎動作說明：

1. 雙腿以跪姿坐在瑜珈墊上。
2. 吸氣後將右手臂伸向後方貼背。
3. 左手向後由下往上與右手相握，停留6至8個呼吸。
4. 然後換手進行。

注意事項：初學者若一開始無法讓雙手相握，可以兩手各抓毛巾一端代替兩手交握，一樣保持挺胸呼吸。

◎動作優點：

促進肩膀與手臂血液循環，擴胸與延展胸腹肌群，幫助呼吸調理，強化上背肌群。

4 眼鏡蛇式

◎動作說明：

1. 身體俯臥瑜珈墊上。
2. 雙手手掌貼於頭部兩側墊上，手肘夾緊胸腔外側，雙腿併攏。
3. 吸氣後將身體上推，手臂打直但維持肘關節活動性，前胸離地，但髖關節部位需緊貼瑜珈墊上。
4. 接著將下巴上揚，眼睛看向天花板，頭部不後仰，停留六到八次呼吸。
5. 吐氣後再慢慢將頭部貼回瑜珈墊上。

◎動作優點：

消除肩頸緊繃，促進肩頸血液循環，撫平頸部紋路，活化肩膀線條，緩和下背疼痛。

參考動作 :Elsa 彼拉提斯教室 - Aroma Pilates - Vol.9 眼鏡蛇式
http://www.youtube.com/watch?v=yN77IPJxvUE

虎背蝴蝶袖雕塑運動

Aroma Yoga Pilates

女性朋友最在意的身材問題，除了小腹上的贅肉之外，應該就是結實的虎背與揮手時的蝴蝶袖了。工作上使用電腦、肩上背了過重的背包，加上沉重的工作與生活壓力，肩膀與背部的肌肉緊繃程度可想而知，手臂的線條也因為疏於保養與活動，血液循環不良，加上同一姿勢維持過久，也可能造成肌肉僵硬，造成乳酸不正常堆積，於是也開始出現蝴蝶袖。

我在芳療瑜珈提斯課程中，發現女性朋友很在意這虎背與蝴蝶袖的困擾，特別是三十出頭的年輕媽媽，一方面上班忙碌、另一方面下班後或假日總是忙著料理家務，肌肉只是勞動而缺乏運動，再加上體脂肪過高、缺乏運動的情形下，很容易在前手臂囤積脂肪，形成蝴蝶袖。因此，我在課堂上總是會帶動幾個簡單就能舒緩背部與手臂痠痛的動作，幫助她們修飾這極具女人味的兩個身體部位，再搭配美背緊實按摩乳的按摩，埃及茉莉的香氣撲鼻而來，也讓運動伸展時的心情加分許多，更舒緩運動後的背部與手臂肌肉的疲勞感。

獨家配方

背部線條：美背緊實按摩乳

埃及茉莉精油 10 滴 + 樟腦迷迭香精油 45 滴 + 絲柏精油 45 滴 + 精油專用基底乳 45ml+ 迷迭香抗氧化劑 10 滴

（作法見第 136 頁）

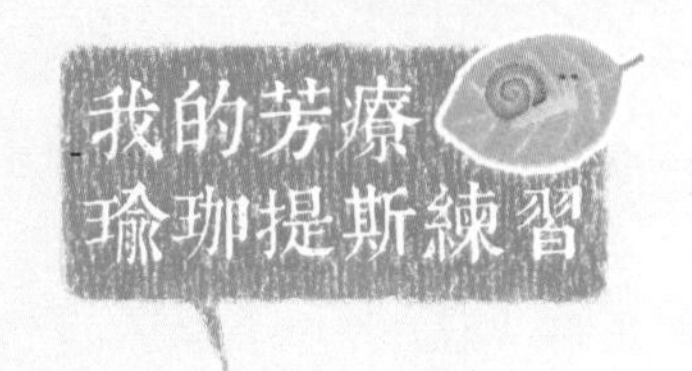

1 簡易自我按摩

取適量美背緊實按摩乳，均勻塗抹於後背肩膀往下至腰椎部位，特別強化肩井穴、大椎穴與脊椎兩側肌肉部位。（穴位圖請見第 279 ～ 281 頁）

虎背蝴蝶袖雕塑運動輕鬆做：

2 夾胸手臂上舉式

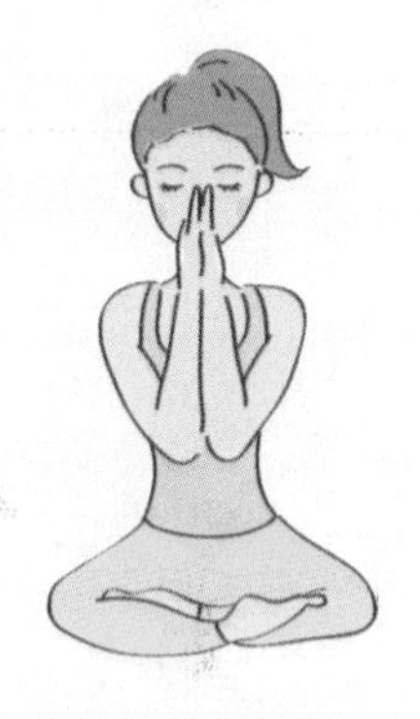

◎動作說明：

1. 雙腳交叉或盤腿坐姿於瑜珈墊上。
2. 兩手臂前伸彎曲並夾緊手肘，深呼吸後上舉，向上舉時必須維持手肘夾緊。
3. 吐氣後手臂向下，上下舉臂連續三十次。

◎動作優點：

促進手臂淋巴循環，緊實鬆垮手臂，伸展手臂後側與擴胸運動，拉提胸部與活絡上背部肌肉彈性。

3 手臂後握上舉式

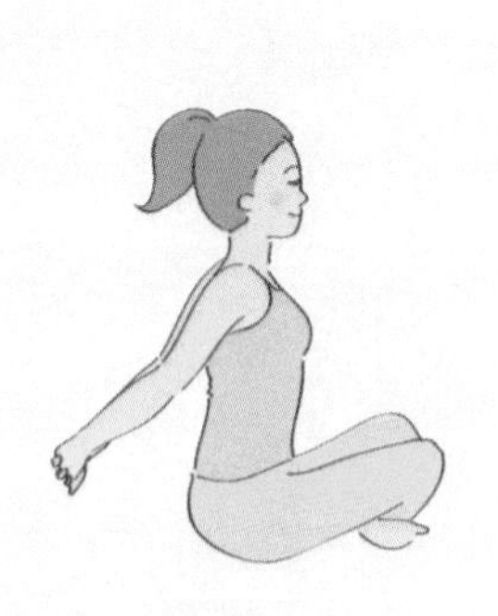

◎動作說明：

1. 雙腳交叉或盤腿坐姿於瑜珈墊上。
2. 兩手臂向後手掌交握。
3. 吸氣時往上提舉。
4. 吐氣後放下，連續三十次。

◎動作優點：

促進手臂淋巴循環，緊實鬆垮手臂，伸展手臂上側，擴胸並緊縮上背肩胛骨肌肉。

4 手臂平舉旋轉式

◎動作說明：

1. 雙腳交叉或盤腿坐姿於瑜珈墊上。
2. 雙手兩側平舉，不聳肩，掌心朝外，手指朝上，如推牆壁般，手臂往前畫圓十次後、再向後畫圓十次。
3. 接著雙手一樣兩側平舉，掌心朝外，但手指朝下，手臂往前畫圓十次後、再向後畫圓十次。

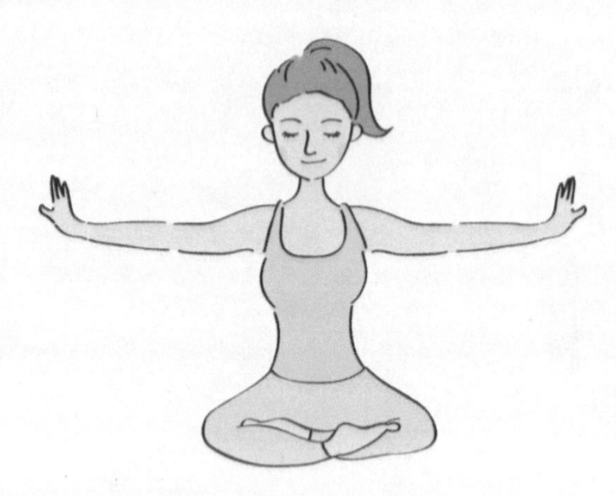

4. 總共進行三到五次循環。

◎動作優點：

活絡肱二頭肌與肱三頭肌，修飾手臂線條，舒緩肩膀緊繃，舒緩斜方肌、帶動肩胛骨活動。

小腹婆掰掰核心運動

Aroma Yoga Pilates

常坐辦公室的上班族群們，最惱人的問題就是腰腹間堆積的大量脂肪，形成如救生圈般的「小腹婆」體型，夏天的服裝怎麼穿都會顯現出那一圈又一圈的小贅肉，怎麼遮都很難藏。因此為了消除惱人的小腹，跟「小腹婆」說掰掰，鍛鍊核心肌群的腹直肌、下背肌群與骨盆肌群的強化，就是女生們很重要的功課喔！

我最推薦以下三個訓練核心肌群的運動：單手單腿平衡式、屈膝側垂式與捲背式，對於初學瑜珈提斯的同學很容易上手，就算是學習多年的同學，也很適合在家每天練習，隨時保持小腹平坦不卡肉，甚至能夠練出漂亮又緊實的腹肌喔！搭配暢通消化系統芳療按摩膠，好好練習以下三個動作，每天十分鐘，揮別小腹婆！

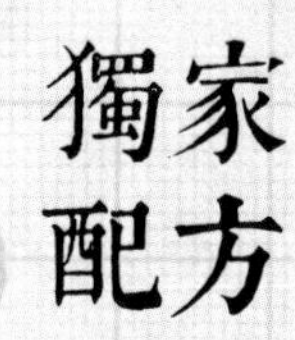

獨家配方

身輕如燕：消化系統按摩膠

有機檸檬精油 10 滴 + 回青橙精油 10 滴 + 辣薄荷 10 滴 + 真正薰衣草精油 10 滴 + 甜杏仁油 10ml+ 外用調和劑 10ml+ 蘆薈膠 20g（作法見第 80 頁）

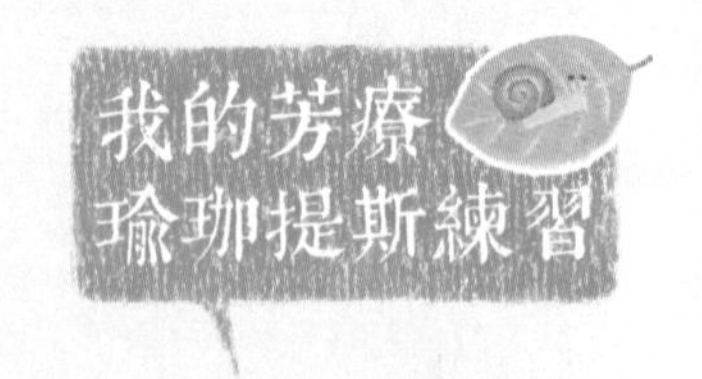

1 簡易自我按摩

取適量消化系統按摩膠，均勻塗抹腹部、下背與側腰部位，可以搭配按摩中脘穴、天樞穴、關元穴、足三里、三陰交等穴位。然後進行以下三個核心訓練動作。(穴位圖請見第 279 ～ 281 頁)

小腹婆掰掰核心運動認真做：

2 單手單腿平衡式

◎動作說明：

1. 四足跪姿（手掌貼於瑜珈墊，位置在兩側肩膀正下方；膝蓋跪地，位置在髖關節正下方）於瑜珈墊上。
2. 吸氣後將右手臂順著右耳往前延伸，左腿則向後延長，盡可能感覺到手臂前伸時帶動腋下與側腰肌肉向前延伸，而腿部盡量往後延長。
3. 用腹部的力量保持背部平直穩定，並維持六到八次呼吸。

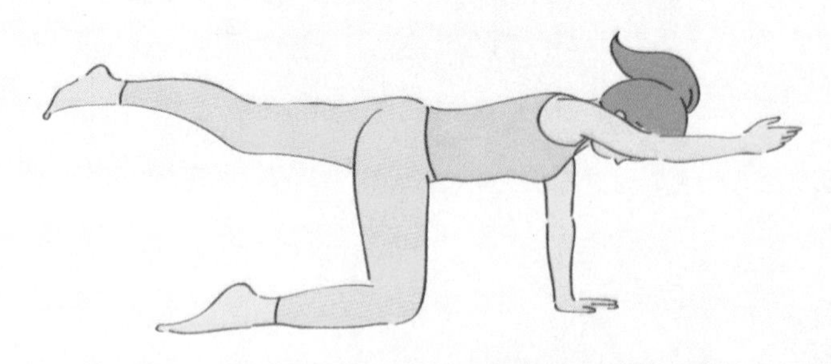

4. 換邊進行。

◎動作優點：

修飾腹部、手臂、腿部與背部線條，訓練腹直肌、闊背肌與臀大肌，同時矯正髖關節。

3屈膝側垂式

◎動作說明：

1. 平躺於瑜珈墊上，雙手手臂兩側張開，掌心與肩膀緊貼地板。
2. 雙腳抬起彎曲，小腿平行於地板，膝蓋於髖關節正上方，膝蓋夾緊，此時下背部緊貼地板。

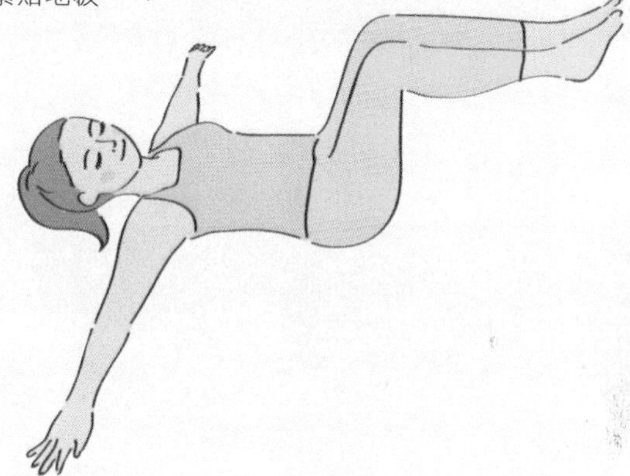

3. 吸氣後將雙腿側向右邊 45 度角，停留六到八次呼吸後，回正。
4. 接著進行另一邊。
5. 來回三到五次循環。

◎動作優點：

訓練側邊腰部肌耐力，強化胸腔肺活量，放鬆後腰部壓力，減少痠痛，雕塑腿部線條，緊收腹部，修飾手臂線條等。

4 捲背式

◎動作說明：

1. 坐姿於瑜珈墊上。
2. 雙腳膝蓋彎曲，腳掌踩地，兩腳與臀部同寬。
3. 吸氣，脊椎向上延伸。
4. 接著吐氣，身體向後躺，腹部縮起將背部往後捲，讓背部維持類似拋物線的弧度，停留四個呼吸，此時下巴往下收緊。

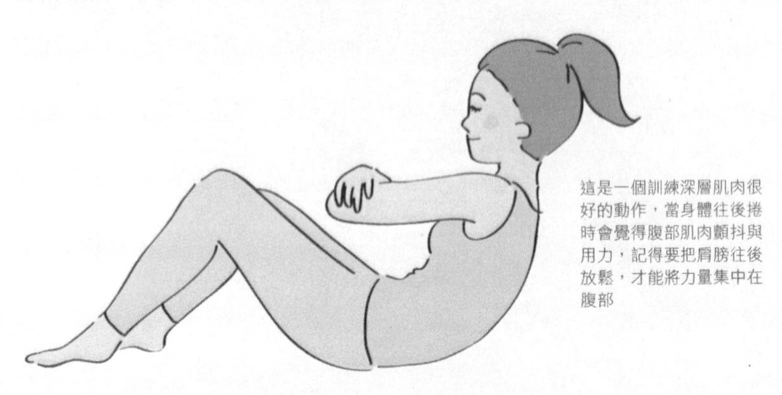

5. 然後吸氣，再次收縮腹部肌肉，將上半身捲回來恢復坐姿打直背部。
6. 重複六到八次。

◎動作優點：

強化腹部與背部肌肉，緩和背部酸痛，跟小腹婆說掰掰。

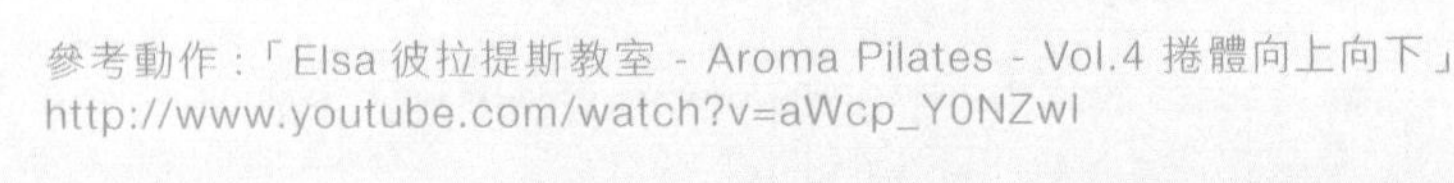
參考動作：「Elsa 彼拉提斯教室 - Aroma Pilates - Vol.4 捲體向上向下」
http://www.youtube.com/watch?v=aWcp_Y0NZwl

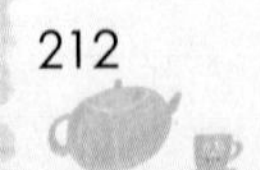

腰腹核心運動加強版

Aroma Yoga Pilates

腰腹是最容易囤積脂肪的部位，兩側多出來的腰部贅肉也是最難以消除的「叉燒包」。國民健康局近年來一直推動的健康口號——男生腰圍不要超過 90 公分、女性則要少於 80 公分。中醫則說百病始於腸，可見腰腹線條的維持與身體健康為一體之兩面。

就我擔任瑜珈提斯課程教練的醫院體重管理中心而言，許多學員是來自復健科的就醫患者，過度肥胖、脊椎側彎、背部緊繃、經常腰痠背痛或是椎間盤凸出者很多，而這時候除了藥物的幫忙舒緩之外，核心運動的加強就是最重要的關鍵。我特別推薦三個加強腰腹核心肌群的訓練動作，每週至少認真做一次訓練，一個月下來就有長足的改善，再搭配打擊脂肪按摩乳的按摩，腰腹脂肪的代謝更加有效果，整個人都輕盈了起來。

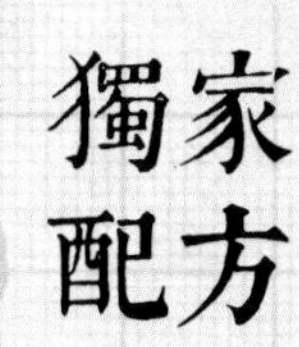

塑身：打擊脂肪按摩乳

馬鞭草酮迷迭香 10 滴 + 絲柏精油 10 滴 + 杜松子精油 5 滴 + 有機檸檬精油 5 滴 + 精油專用基底乳 15ml（作法見第 84 頁）

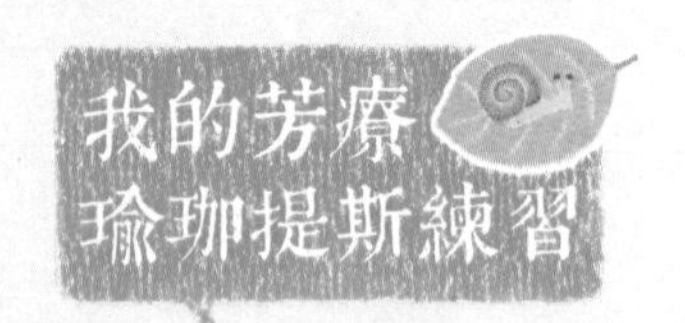

1 簡易自我按摩

取適量打擊脂肪按摩乳，均勻塗抹腹部、下背與側腰部位，可以搭配按摩中脘穴、天樞穴、關元穴、曲池穴、足三里、三陰交與豐隆穴等穴位。然後進行以下三個加強版的核心訓練動作。（穴位圖請見 279 ～ 281 頁）

腰腹核心運動加強版認真學：

2 天秤式

◎動作說明：

1. 坐姿於瑜珈墊上，上半身呈直立姿勢，兩邊坐骨穩穩坐住。
2. 雙腿彎曲、腳尖輕輕接觸地面。
3. 吸氣，將雙腳抬起讓小腿與地面平行。
4. 再一次吸氣後將雙腿打直併攏，與地面呈 45 度角。
5. 雙手臂伸直放置身體兩側，吐氣，停留六到八次呼吸。注意背部須保持直立，緊縮腹部。

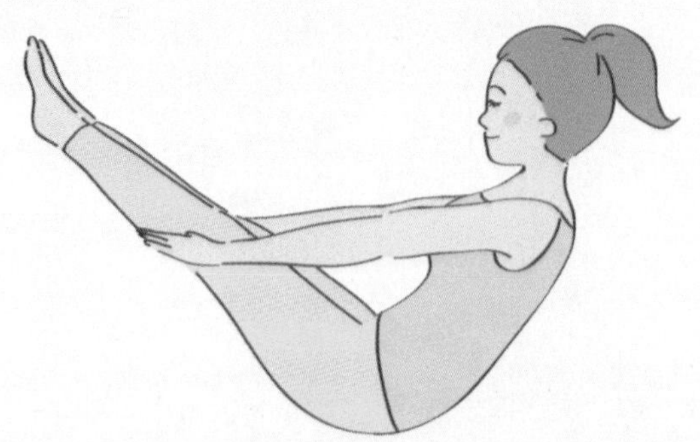

◎動作優點：

緊實腹部雕塑，修飾腿部線條，由於腹部核心的強化，同時帶動背部肌肉的訓練，並使身體保持平衡感。

3棒式：

◎動作說明：

1. 四足跪姿於瑜珈墊上。
2. 吸氣後將右腳往後伸直，接著左腳往後伸直。
3. 臀部下壓並夾緊，雙腿打直，並使背部、臀部與腿部保持一直線，像棒子一樣，保持六到八次呼吸。

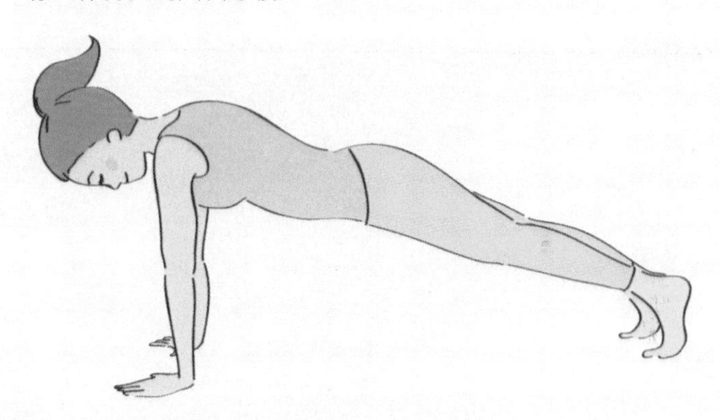

◎動作優點：

訓練核心肌群，緊實腹部，提臀同時修飾腿部線條。

參考動作：Elsa 彼拉提斯教室 - Aroma Pilates - Vol.3 強化背肌棒式
http://www.youtube.com/watch?v=yHpSDzy0qg0

4 蝗蟲式

◎動作說明：

1. 面向瑜珈墊俯臥姿勢。
2. 雙手朝背後方向延伸。
3. 吸氣後，將前胸與雙腿離開地面，以腹部頂住地板，保持六到八個呼吸。

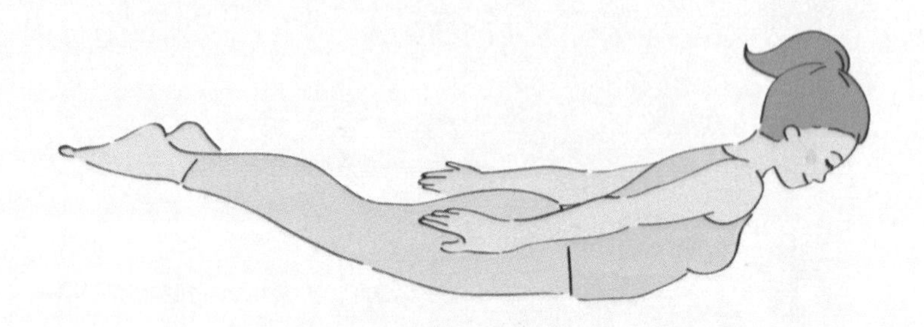

◎動作優點：

強化核心肌群，修飾手臂與雙腿線條，緊實臀部。

瘦腰減油有氧訓練

Aroma Yoga Pilates

這些年台灣氣候特別不一樣，寒冷的時間似乎維持很久且變化很大；忽冷忽熱的驟變不僅讓皮膚系統難以應付，體溫調節中樞更面臨強大的挑戰，若是飲食不均衡，再加上疏於活動身體，影響了免疫系統，那可就真正是身體發出抗議了！遇到所謂春天後母臉的天氣，若是寵愛自己的身體肌膚，懂得適時的舒壓，促進血液循環順暢，找回身心靈的赤子之心，就不用擔心春天後母的臉色囉！

透過打擊脂肪按摩乳疏通經絡，強化腰部肌耐力，加強瘦腰運動的成果，許多學員們都親自體驗了這樣的芳療瑜珈提斯雙重功效，除了促進身體的血液循環，也增加了肌肉的緊實度，修飾身形線條，更有效幫助了睡眠品質，天天都有好氣色！ 其中的躺姿扭腰式，我有兩位學員很認真的每天練習一百次，經過一個月的訓練，一位腰圍減了 1.5 吋，另一位減了近 5 公分喔，值得大家一起來試試看！

獨家配方

塑身：打擊脂肪按摩乳

馬鞭草酮迷迭香 10 滴 + 絲柏精油 10 滴 + 杜松子精油 5 滴 + 有機檸檬精油 5 滴 + 精油專用基底乳 15ml（作法見第 84 頁）

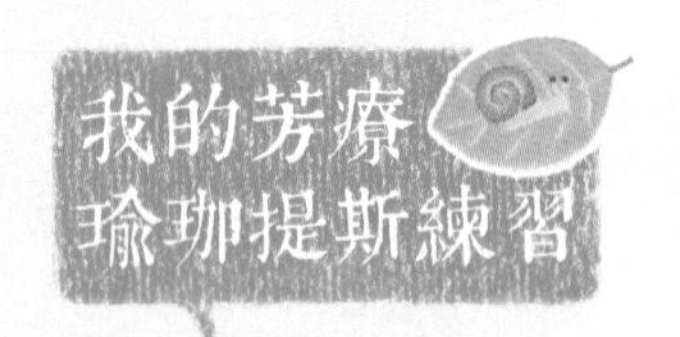

1 簡易自我按摩

取適量打擊脂肪按摩乳，均勻塗抹腹部、下背與側腰部位，可以搭配按摩中脘穴、天樞穴、關元穴、氣海穴、命門穴與陽陵泉等穴位。然後進行以下三個瘦腰減油有氧訓練。（穴位圖請見第 279 ～ 281 頁）

瘦腰減油有氧訓練美麗做：

2 橋式

◎動作說明：

1. 仰臥於瑜珈墊上。
2. 雙腳彎曲，腳掌位於膝蓋正下方，打開與臀部同寬，雙手置於身體兩側
3. 吸氣時將背部、腰部、臀部離地，腹部收緊。

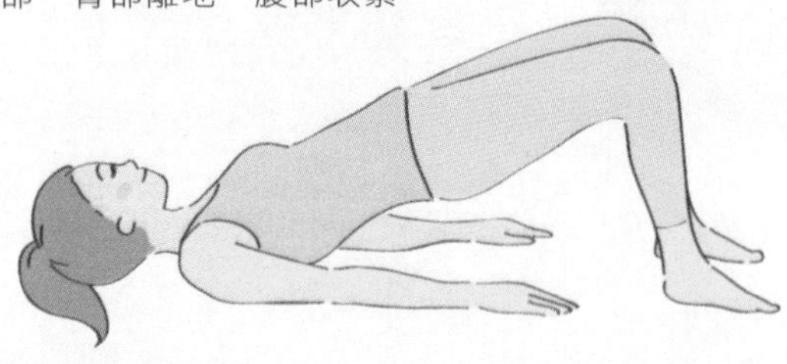

4. 接著將雙手臂上舉朝向天花板。
5. 吐氣，雙手朝向頭部後方。
6. 再次吸氣，將雙手上舉。
7. 吐氣後，將雙手貼回身體兩側墊上。
8. 再依序將背部、腰部、臀部依序貼回墊上，進行六到八次。

◎動作優點：

鍛鍊核心肌群、腰腹肌肉、背部肌群、緊實臀部。

參考動作 :Youtube 上「Elsa 彼拉提斯教室 -
Aroma Pilates - Vol.5 消小腹橋式與進階動作」
http://www.youtube.com/watch?v=pYMgDAnWm5E

【橋式進階動作】

雙腳腳掌、膝蓋與大腿內側夾緊，然後進行前述橋式標準動作，動作實施時務必讓雙腿膝蓋保持夾緊，此動作的腰腹核心肌群訓練更加緊實，更有助於脂肪燃燒。

3 躺姿扭腰式

◎動作說明：

1. 躺姿於瑜珈墊上。
2. 雙手兩側展開，肩膀與掌心緊貼地板。
3. 雙腿朝上舉起，併攏，膝蓋微彎，腳掌勾起，下背部緊貼瑜珈墊上。
4. 接著右臀向右腰扭轉、左臀朝左腰扭轉，左右扭轉連續進行一百次。

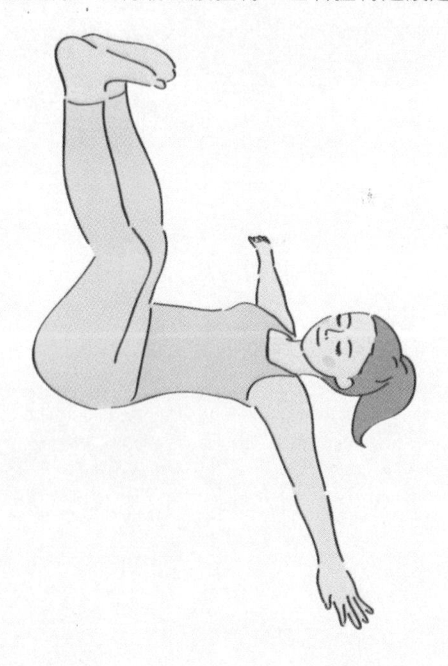

◎動作優點：

訓練核心肌群，緊實腹部肌肉，雕塑腰部曲線，修飾腿部線條。每天認真進行一百次，一個月後腰圍就能明顯縮小。

注意事項：進行本動作時， 兩側肩膀需緊貼地板，同時下巴保持收緊。

4 扭轉大三角

◎動作說明：

1. 站姿於瑜珈墊上，雙腳打開比肩膀略寬 1 倍。
2. 吸氣後將上半身往前彎曲到扶住地板。
3. 再次將雙腿打直，萬一柔軟度不足者，只要保持雙腿伸直，讓雙手扶住小腿肚或腳踝即可。
4. 接著將雙手一起移向左腳掌。
5. 右手停留在左腳背，左手慢慢向天花板方向延伸，眼睛注視著左手，停留約六到八秒後，左手下來扶地。

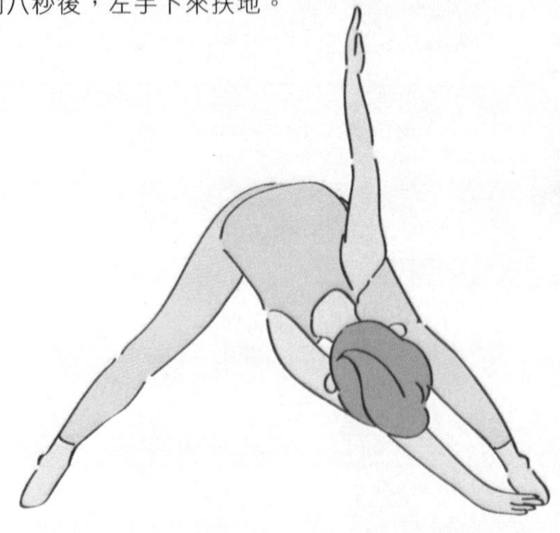

6. 雙手再慢慢滑向右腳掌，換邊實施。兩邊各進行三到五回。

◎動作優點：

訓練側邊腰部肌耐力、胸腔肺活量，放鬆後腰部壓力，減少痠痛，雕塑腿部線條，緊收腹部，修飾手臂線條等。

提臀美腿伸展操

Aroma Yoga Pilates

擁有美好的身形是每位女生最大的夢想，無論身高如何，能夠有一雙勻稱修長、比例美好的雙腿，與緊實俏麗的臀部，就是最開心的事，這在所有牛仔褲廣告中也是最主要的訴求。

瑜珈與彼拉提斯運動正好是幫助所有女生養成這樣的美腿與翹臀身形的最佳幫手。重點是每位女生一定要每天練習，持之以恆，既能讓每天帶著我們辛勞一整天的雙腿舒緩疲憊，又能讓長時間久坐辦公室的臀部揮別下垂，換成緊實有彈性的翹臀。搭配大象腿雕塑按摩膠，幫助分解脂肪、促進血液循環，同時消除因乳酸堆積而形成的緊繃肌肉，讓腿部雕塑超輕鬆！

獨家配方

腿部痠痛：大象腿雕塑按摩膠

樟腦迷迭香精油 30 滴 + 辣薄荷精油 15 滴 + 絲柏精油 15 滴 + 有機綠茶浸泡液 50ml+ 蘆薈膠 50g+ 外用調和劑 3cc

（作法見第 93 頁）

1 簡易自我按摩

取適量大象腿雕塑按摩膠，均勻塗抹腿部、臀部等部位，可以搭配按摩委中穴、承山穴、足三里與太谿穴等穴位，然後進行以下三個提臀美腿伸展操的動作。（穴位圖請見第 279 ～ 281 頁）

提臀美腿伸展操認真學：

2 抬腿運動

◎動作說明：

這個動作是既簡單又容易學習的抬腿動作。

1. 雙腿微張與肩膀同寬，雙手插腰，若是核心不穩定者可以扶著椅背（需要椅腳穩定的椅子）。
2. 接著將右腳彎曲向前，往上抬八下。

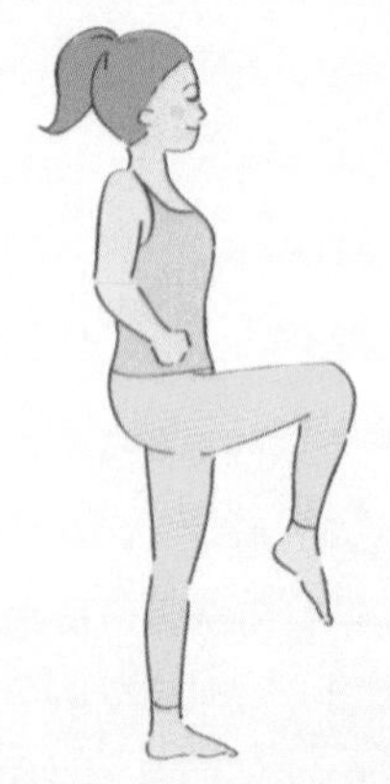

3. 接著將右腿腿部打直，朝右邊抬八下。

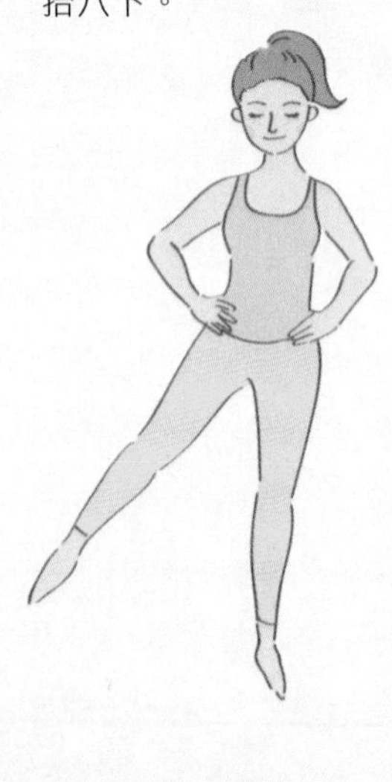

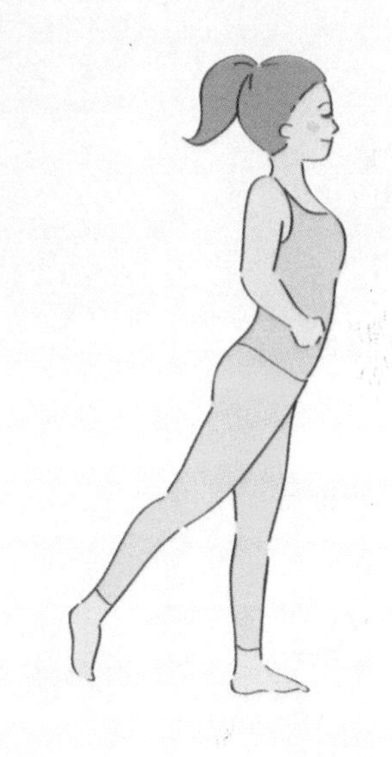

4. 最後是右腿往後抬八下，進行中身體必須保持穩定不晃動。
5. 接著換左腳，也是前、左、後三方向抬腿各八下。每天兩腳各進行三到五個循環。

◎動作優點：

訓練核心穩定度，調整髖關節，強化腿部前側與後側肌耐力，活化膀胱經絡。

3 剪刀腳

◎動作說明：

1. 平躺於瑜珈墊上。
2. 雙腳屈膝抬起，小腿與地板平行。
3. 吸氣，雙腳伸直指向天花板方向，腰部需緊貼瑜珈墊上。
4. 吐氣，雙手輕扶膝蓋後方，上半身離地，下巴向下收緊。
5. 左腳伸直往自己身體方向靠近，右腳向前向下延長伸直不碰地，吸氣換腳，左右各進行十次。
6. 接著吸氣收回雙腳併攏，吐氣上半身躺回地板。
7. 回到屈膝、小腿平行地板，再將雙腳平放瑜珈墊。

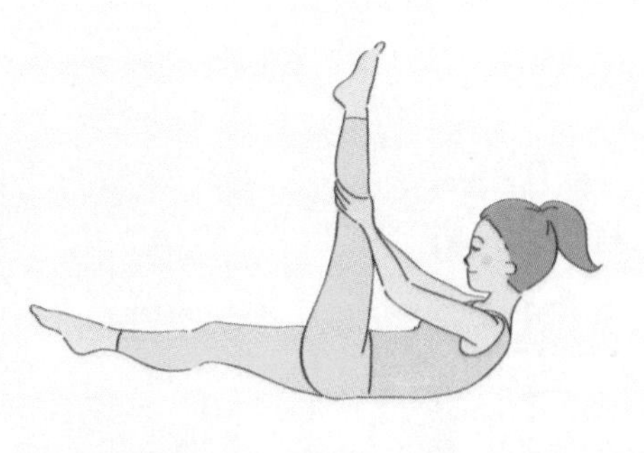

◎動作優點：

訓練核心肌群穩定度，調整髖關節，瘦小腹，以及修飾腿部線條。

【進階動作】

可以維持平衡的同學還可以將雙手手臂上舉，將胸腔伸展開來。

4 弓箭步

◎動作說明：

1. 雙足跪姿於瑜珈墊上。
2. 吸氣後將右腳前跨步於兩手掌之間，然後左腳腳趾踩地。

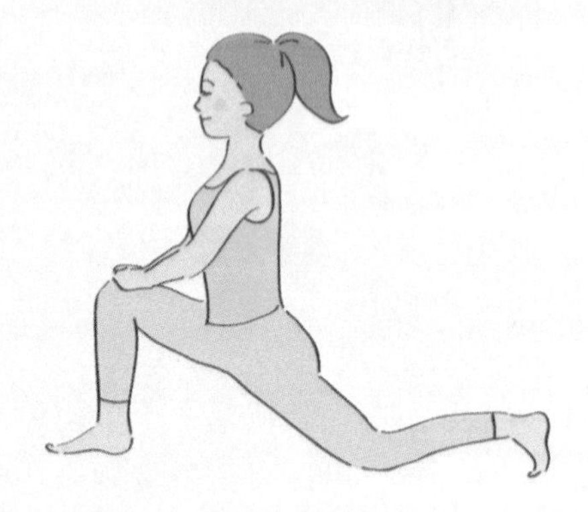

3. 身體向上延伸，同時將左膝離地，伸直左腿，雙手置於右膝蓋位置，保持六到八次呼吸。

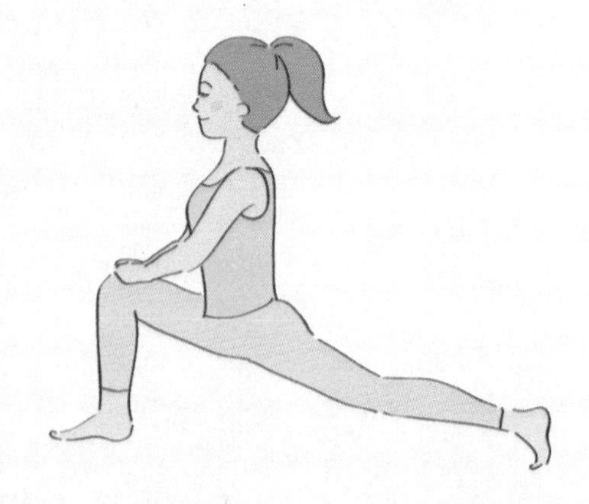

◎動作優點：

強化大腿內側肌群、鼠蹊步伸展、雕塑臀部與髖關節，提升核心肌群穩定度。

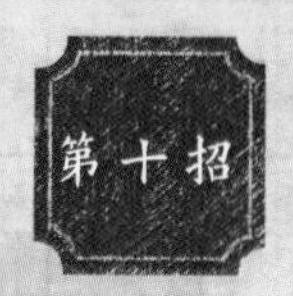

髖關節調整運動

Aroma Yoga Pilates

髖關節與骨盆腔的位置可說是人體的中心位置，也是支撐全身力量最重要的部位。它承受了上半身軀幹的重量，幫助身體保持最美好的形態，也緩衝了下半身腿部行動的反作用力。當我們在辦公室或是回到家中，超過一半以上的時間都是坐姿，自然它也承受了血液循環的不順暢與脂肪堆積的風險。

我發現 80% 以上的女生都有骨盆腔歪斜、臀部過寬與下垂的困擾，有些嚴重的狀態還會有長短腳問題，導致腰痠背痛等不舒服狀態。多注意自己走路的姿勢，從輕微的狀況時開始調整，透過瑜珈提斯的訓練就能夠獲得適當的改善。強化血液循環、增加骨盆腔周圍的肌耐力以及提高身體柔軟度，都是髖關節調整運動的基本目標。而在辦公室減少久坐，提醒自己每半小時起來走動一下，補充水分。調整一下生活形態，使用照顧下腹部與骨盆腔溫暖的月來月幸福舒緩按摩油按摩，配合三個髖關節調整運動的練習，走路時抬頭縮腹，重心放在腳掌而非腳趾頭，睡覺時讓腳掌與腳趾頭保持朝向天花板的方向，慢慢的就能暖化髖關節、強化骨盆腔肌耐力，找回優美的體態。

獨家配方

月來月幸福舒緩按摩油

快樂鼠尾草精油 15 滴 + 真正薰衣草精油 15 滴 + 埃及天竺葵精油 10 滴 + 甜杏仁油 18ml（作法見第 48 頁）

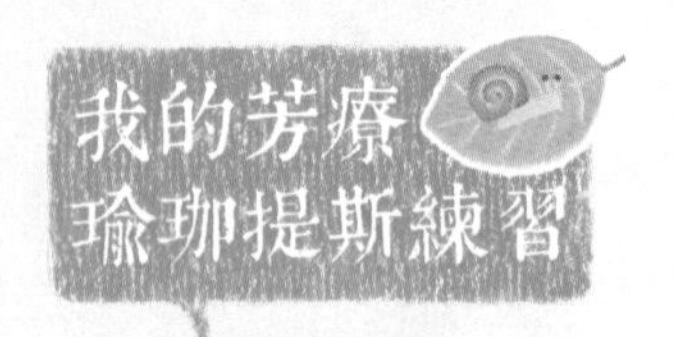

1 簡易自我按摩

取適量月來月幸福舒緩按摩油，均勻塗抹下腹部、髖關節與骨盆腔，以及腰椎與尾椎等部位，可以搭配按摩承扶穴、委中穴、足三里與陽陵泉等穴位，然後進行以下三個髖關節調整運動的動作。（穴位圖請見第 279 ～ 281 頁）

髖關節調整運動健康做：

2 骨盆腔旋轉與八字扭轉

◎動作說明：

1. 站姿於瑜珈墊上，雙腿打開與肩膀同寬。
2. 膝蓋微彎，雙手插腰，保持上半身軀幹穩定。
3. 接著以骨盆腔的位置寫橫的數字 8（即由自己的視線觀察骨盆腔如「∞」的形狀扭轉），每次進行三十個循環。

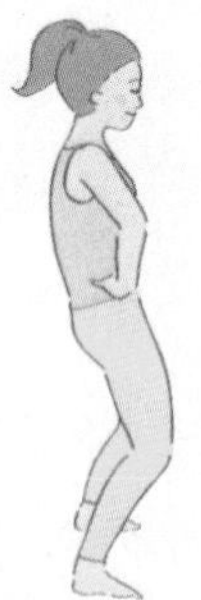

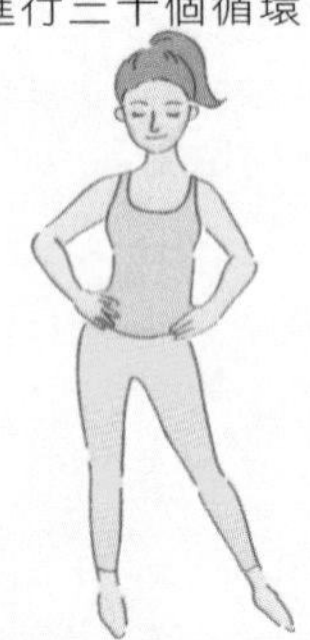

4. 接著讓骨盆腔畫圓，骨盆腔向左邊開始畫圓，連續八次。
5. 再向右邊畫圓，連續八次，左右各進行六到八個循環。

◎動作優點：

強化骨盆腔肌肉，調整髖關節，緊縮小腹同時提臀，訓練大腿股直肌力量，穩定核心肌群。

3 跪姿夾臀式

◎動作說明：

1. 雙腿高跪姿於瑜珈墊上。
2. 手掌前伸扶住地板，將右腳跨過左腳，讓兩腿膝蓋著地並夾緊大腿內側
3. 吸氣後將軀幹伸直，雙手合掌手臂朝天花板方向伸展，保持核心穩定，並保持骨盆腔朝向前方，停留六到八個呼吸。

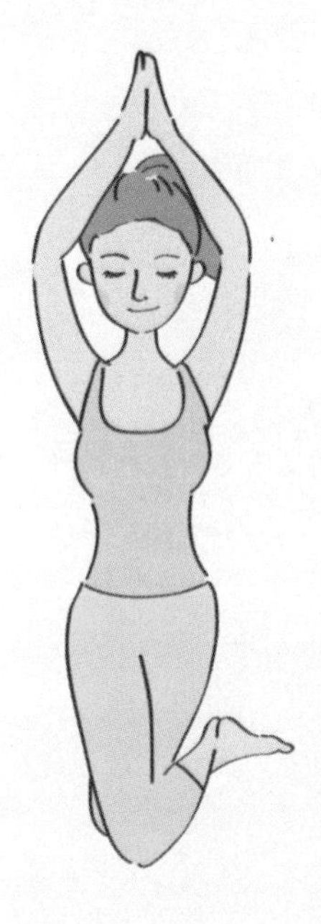

4. 最後將雙手放下扶地，換腳實施。

◎動作優點：

緊縮並訓練髖關節外側肌群，強化骨盆腔的穩定，訓練大腿內側與前側的肌耐力，上提緊實並臀部。

4 鴿式

◎動作說明：

1. 首先將右腿彎曲，讓膝蓋朝向身體前方，膝蓋內側朝上。
2. 接著讓左腿大腿前方的股直肌朝下，小腿脛骨朝下直到腳背貼地，使整個髖關節平行於瑜珈墊上，切忌不可讓骨盤外翻。
3. 接著雙手手掌於右膝兩側貼地，吸氣後將上半身貼於地板，胸腔緊貼右膝內側，停留六到八秒。
4. 吐氣後將身體抬起，收小腹，肩膀放鬆。
5. 接著延伸頸部將視線移向天花板。
6. 將左腿勾起，腳掌維持踮腳姿勢，用左手抓著腳背下壓接近臀部位置，停留六到八秒。

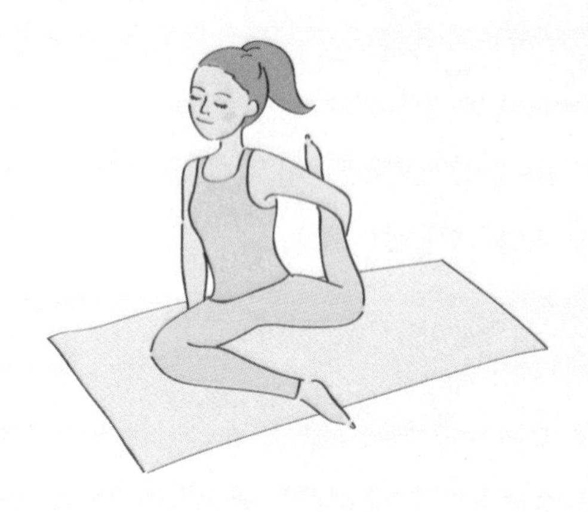

7. 同一腳進行三到五次之後，換邊實施。

◎動作優點：

調整骨盤與髖關節姿勢，幫助腹部緊收，訓練腹部肌耐力，大腿前側與後側線條雕塑，消除小腿蘿蔔與帶動循環，同時撫平頸部紋路，修飾頸部肌肉，強化背部線條，消除腰痠背痛。

消小腿水腫瑜珈提斯

Aroma Yoga Pilates

小腿的形狀一方面是天生形成，另一方面則是過度使用、長時間站立與穿高跟鞋等動作，將力量集中在小腿而產生的乳酸堆積，以及血液循環不良所造成的「蘿蔔腿」。除此之外，因為飲食方面食用過多的鈉、高油高脂也可能形成身體的水腫、代謝不良，如果能夠減少以上的不當姿勢，同時進行健康的飲食習慣，再搭配適當的小腿腿後腱肌肉群的舒緩運動，暢通膀胱經，就能夠幫助消除小腿水腫，還妳一雙「美人腿」！

我的瑜珈提斯課程中有一些女同學屬於經常需要穿著高跟鞋，往來公司與客戶廠商間的業務型工作，由於水分總是往低處聚集，因此小腿是人體最容易發生水腫的部位。加上經常穿著緊身褲、牛仔褲的學員也相當多，造成腿部的血液循環非常受到阻礙，幸好她們每週至少固定做一次的瑜珈提斯運動。我在腿部舒緩的動作設計上也會加強伸展，幫助促進膀胱經的循環，以加強體內多餘組織液的代謝。也提醒同學不要盲目運動，尤其是跑步、單車這樣大量倚靠腿部肌肉的運動，反而會使腿部肌肉更為發達。如果允許，甚至可以減少走路，多做一些抬腿的動作。最明顯的成效就是，在一小時的瑜珈提斯運動後，每位同學都能感受到小腿不再緊繃，腳掌也有縮小一號的輕盈感喔！

獨家配方

腿部瘦痛：大象腿雕塑按摩膠

樟腦迷迭香精油 30 滴 + 辣薄荷精油 15 滴 + 絲柏精油 15 滴 + 有機綠茶浸泡液 50ml+ 蘆薈膠 50g+ 外用調和劑 3cc

（作法見第 93 頁）

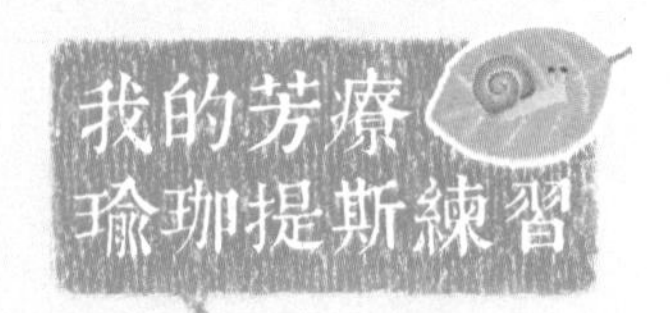

1 簡易自我按摩

取適量大象腿雕塑按摩膠，均勻塗抹小腿、膝蓋與腳踝等部位，可以搭配按摩委中穴、承山穴、足三里、太谿穴、陽陵泉與陰陵泉等穴位，然後進行以下三個消小腿水腫瑜珈提斯的動作。（穴位圖請見第 279 ～ 281 頁）

消小腿水腫瑜珈提斯美麗學：

2 直腿前彎

◎動作說明：

1. 坐姿於瑜珈墊上。
2. 將左腿彎曲，腳掌緊貼右腳膝蓋內側，伸直的右腳腳趾指向天花板方向。
3. 吸氣後將小腹緊縮，身體前彎，雙手抓住右腳腳掌，停留六到八個呼吸。

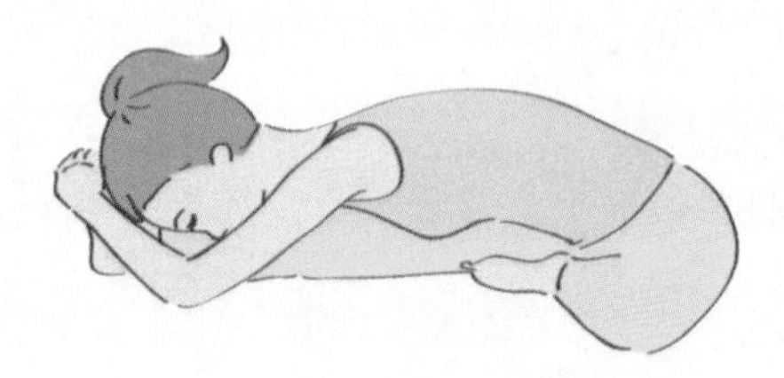

4. 再換另一腳進行伸展。

注意事項：初次進行本動作者若剛開始雙手無法碰觸到腳掌，則只要維持腿部伸直腳趾朝天花板，雙手扶在小腿肚的位置，保持六到八個呼吸，之後柔軟度強化後，再慢慢進步讓雙手抓到腳掌即可。

◎動作優點：

強化小腿後側肌腱群伸展，消除水腫，強化膀胱經循環，並訓練身體柔軟度。

3 下犬式

◎動作說明：

1. 雙手緊貼地面，雙腳跪姿於瑜珈墊上。
2. 吸氣後依序將右腿向後伸直，接著伸直左腿。
3. 然後雙腳往前跨一小步。
4. 吐氣後將雙腳腳後跟踩向瑜珈墊。
5. 再次吸氣後，讓臀部朝向天花板伸展，讓肩胛骨擴展，保持六到八個呼吸。

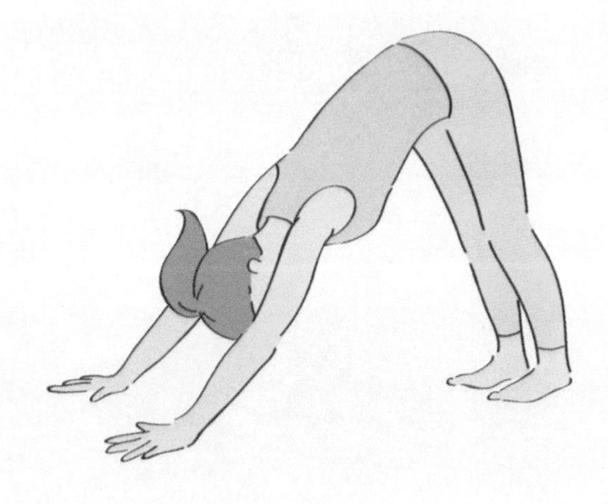

◎動作優點：

強化核心肌群，伸展小腿後側肌腱群，展開肩胛骨，暢通膀胱經。

4 側腿門閂式

◎動作說明：

1. 雙腿高跪姿於瑜珈墊上。
2. 將右腿向旁邊伸直，腳掌踩穩瑜珈墊。
3. 吸氣，讓身體朝向右腿彎曲，右手貼緊小腿。
4. 左手朝天花板方向延伸，臉部也看向天花板方向，讓胸腔展開，保持六到八個呼吸後，換左腿進行。

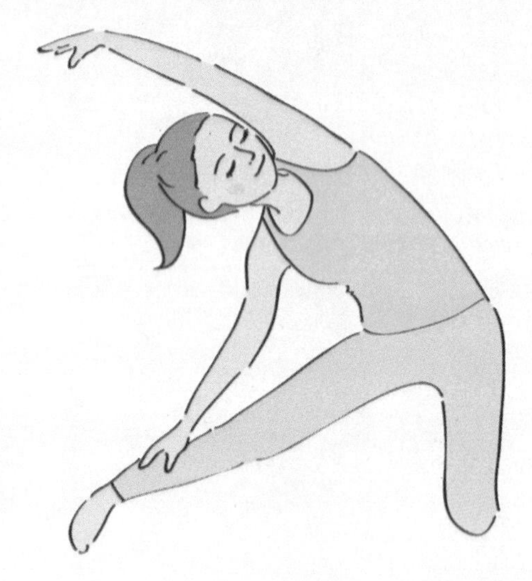

◎動作優點：

強化核心肌群，胸腔開展、側腰伸展、小腿放鬆、訓練大腿前側股直肌的肌耐力。

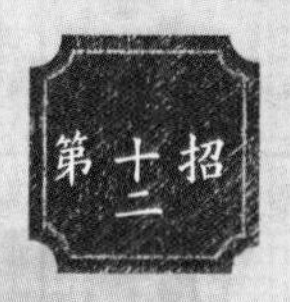

矯正脊椎強化運動

Aroma Yoga Pilates

脊椎側彎是青少年常見的問題，其發生機率約為 1 ～ 3%，尤其以女性居多；加上現今智慧型手機充斥，低頭族隨處可見，小心網路成癮長期低頭的後果，恐造成脊椎側彎！長期使用智慧型手機且保持固定姿勢，使得幾乎人人都有輕微的脊椎側彎。

我在醫院體重管理中心的瑜加提斯課程中，有為數不少的學員有著腰痠背痛的困擾，其中最大的原因也是在於脊椎不正、姿勢不良所引起。瑜珈提斯有幾個我非常推薦的脊椎強化動作，透過持續的伸展，加上深度呼吸的配合，達到脊椎兩側肌肉的強化，對於矯正脊椎不良姿勢的效果十分有助益。當然滑手機的習慣若能再減少一些時間，或是每隔三十分鐘伸展脖子與脊椎的強化，腰痠背痛的問題也能逐步緩解。

獨家配方

身體暖和按摩油

薑精油 10 滴 + 樟腦迷迭香精油 10 滴 + 甜馬鬱蘭精油 10 滴 + 甜杏仁油 20ml+ 山金車藥草油 10ml（作法見第 191 頁）

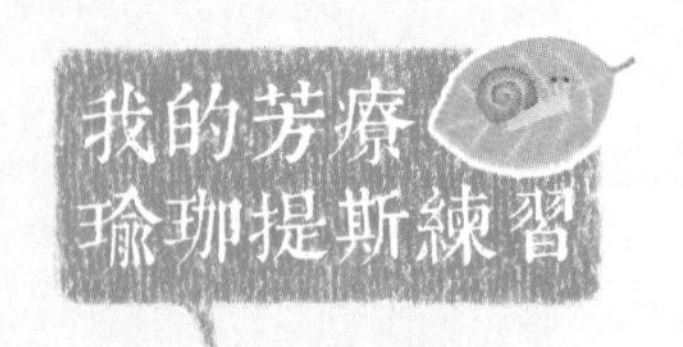

1 簡易自我按摩

取適量身體暖和按摩油，針對脊椎兩側肌肉輕柔按摩，可搭配天柱穴、腎俞穴、大腸俞穴與上髎穴等穴點按摩。然後進行以下三個脊椎扭轉強化運動的動作。（穴位圖請見第 279 ～ 281 頁）

脊椎扭轉強化運動健康做：

2 脊柱核心平衡式

◎動作說明：

1. 站姿於瑜珈墊上。
2. 吸氣後將右腿向上彎曲提起。
3. 吐氣後將右腿彎向左邊，左手扶住右腳膝蓋。
4. 然後將右手臂向右側延伸，保持平衡，停留六到八個呼吸。
5. 接著換邊進行。

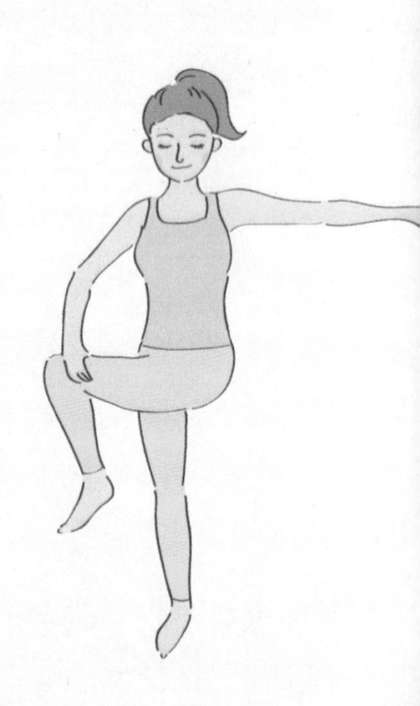

注意事項：初次進行者可以先將側邊延伸的手臂輕扶牆壁，待平衡後再慢慢將手掌離開牆壁。

◎動作優點：

脊椎兩側肌肉扭轉與強化，訓練核心肌群，脊柱向上延伸，舒緩下背部痠痛。

3 大三角式

◎動作說明：

1. 站姿於瑜珈墊上，兩腿張開比肩寬一倍。
2. 吸氣後將身體左邊側彎，左手掌貼緊左腳掌旁地墊上。
3. 然後吐氣將右手臂朝向天花板方向延長，並將臉朝向右邊天花板方向，停留六到八次呼吸。

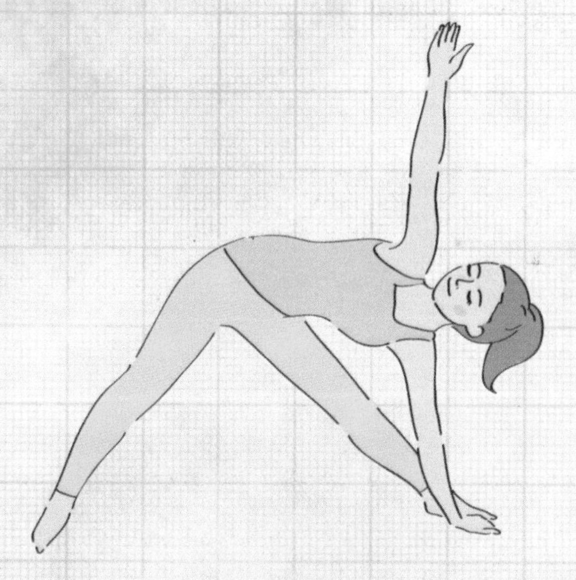

4. 接著進行另一側動作。

◎動作優點：

強化核心肌群，伸展側腰肌肉，強化脊椎平衡，訓練兩腿肌肉群。

4 脊柱兩側扭轉

◎動作說明：

1. 平躺姿瑜珈墊上。
2. 雙手手臂向兩側張開，肩膀與掌心緊貼地板。
3. 雙腳貼地，膝蓋併攏，吸氣後將雙腿朝左邊旋轉貼地，再將臉部轉向右邊，維持六到八個呼吸。
4. 換邊進行。
5. 再次吸氣後，將雙腿朝左邊旋轉貼地。
6. 然後將右腿朝左伸直貼於地板，左手抓住右腳掌後，再將臉部朝向右邊，維持六到八個呼吸。
7. 換邊進行。

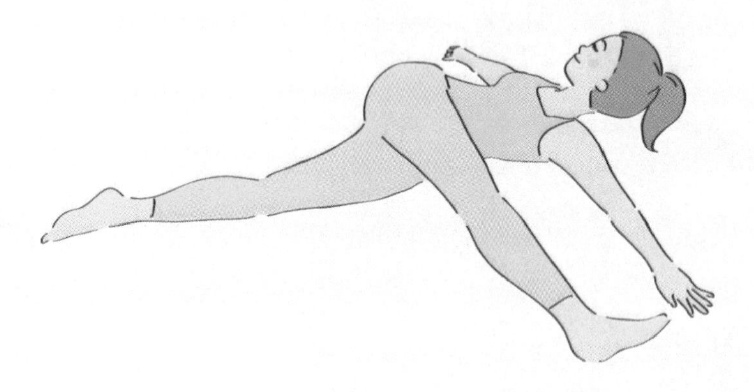

◎動作優點：

脊柱旋轉強化，訓練下背部與上背部肌肉，核心延伸訓練，腿部伸展訓練。

全身血液循環有氧操

Aroma Yoga Pilates

近來在網路上十分流行來自於韓國的鄭多燕有氧操運動，許多年輕女生、家庭主婦在家中就開始跟著網路影片動起來，這樣的運動現象相當令人開心。對於我這種希望帶動更多人保持運動、健康養生的瑜珈提斯老師而言，更是覺得大大的鼓舞，因為認真運動的女生最是美麗。

在進行這樣的有氧操運動時，必須要考量自身的身體狀況，避開飯前飯後一小時，身心過度疲累、感冒或是生理期時容易不舒服者也避免運動。同時選擇適合的動作來進行，例如是否有膝蓋退化的問題、核心肌耐力不足、髖關節不正、體重過重、脊椎側彎或是肩頸肌肉緊繃等疑慮。因此，對於全身血液循環的促進，我設計了以下三個簡單基本的有氧動作，每天認真的練習，只要十分鐘，也能打造充滿氧氣的美麗身形喔！

獨家配方

塑身：打擊脂肪按摩乳

馬鞭草酮迷迭香 10 滴 + 絲柏精油 10 滴 + 杜松子精油 5 滴 + 有機檸檬精油 5 滴 + 精油專用基底乳 15ml

（作法見第 84 頁）

1 簡易自我按摩

取適量打擊脂肪按摩乳，均勻塗抹腹部、下背與側腰部位，可以搭配按摩位於身體前側的中脘穴、天樞穴、關元穴、足三里、三陰交、豐隆穴，以及位於身體後側的肝俞穴、脾俞穴、曲池穴及大腸俞穴等穴位。然後進行以下三個全身血液循環有氧操動作。（穴位圖請見第 279 ～ 281 頁）

全身血液循環有氧操動動看：

2 雙手開合

◎運動準備：

進行有氧操時建議穿著保護腳踝的吸汗運動襪以及適當的球鞋，以保護好關節部位。

◎動作說明：

1. 站姿，雙腳張開與肩同寬，保持腹部緊縮但配合呼吸。
2. 雙手向上向下開合動作，連續二十下。
3. 休息十秒。
4. 再繼續開合動作二十下，先進行五個回合，總計一百下。

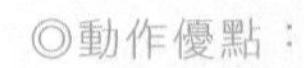

注意事項：雙手向上時可以拍掌，向下時手臂肌肉需稍加用力，不可用力拍打腿部。

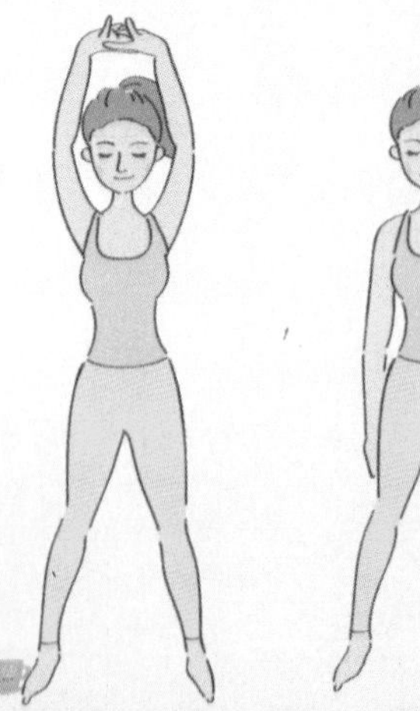

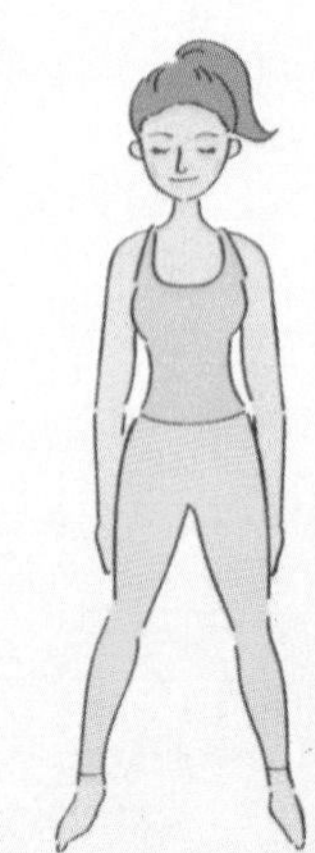

◎動作優點：

活絡手臂血液循環，預防五十肩，強化核心肌群。

3 夾胸擴胸操

◎動作說明：

1. 站姿，保持雙腿打開與肩同寬。
2. 雙手輕輕扶在腰部，吸氣時手臂向前，腹部緊縮。
3. 吐氣時手臂向後，稍微擴胸。

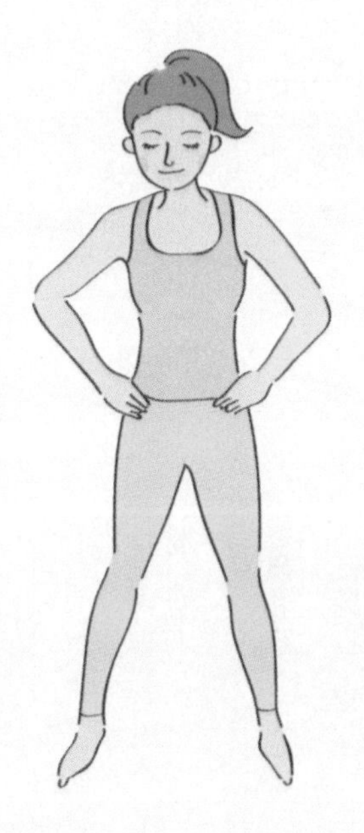

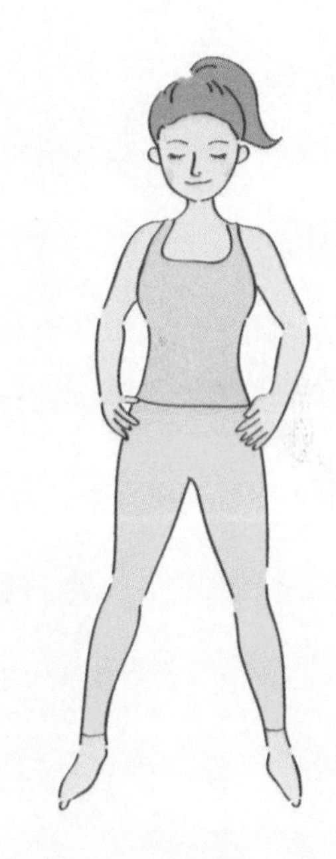

4. 前後各一次算一下，進行二十下後，休息十秒，再繼續進行二十下，共進行五個回合，總計一百下。

◎動作優點：

強化核心肌群，訓練肺活量，強化肩胛骨與斜方肌，放鬆肩膀肌肉，消除副乳。

4 左右擺動伸展操

◎動作說明：

1. 站姿，保持雙腿打開與肩同寬。

2. 吸氣時雙手擺動朝右上，左腿同時向左邊伸展。

3. 吐氣時雙手擺動至左上，右腿同時向右邊伸展。

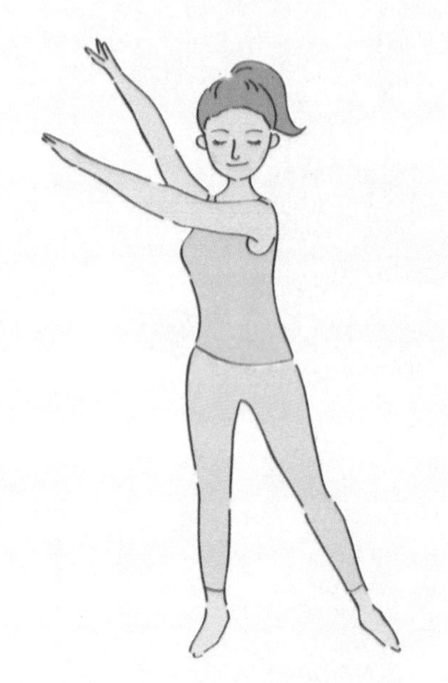

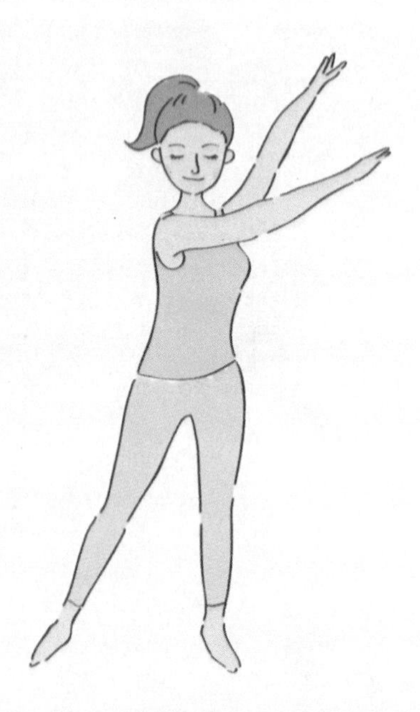

4. 左右各一次算一下，進行二十下後，休息十秒，再繼續進行二十下，共進行五個回合，總計一百下。

◎動作優點：

強化核心肌群，訓練肺活量，暢通全身血液循環，雕塑腰線，修飾手臂與腿部曲線。

全身雕塑伸展操

Aroma Yoga Pilates

對於很少運動的朋友來說，瑜珈提斯與伸展操可說是最容易入門的運動之一。身體的大幅度伸展與運動，能夠有效的舒展緊綳的肌肉，促進血液循環，排除體內堆積的多餘組織液與水分。在腹式呼吸的配合下，讓體內充滿氧氣，暖化內臟肌肉，同時也幫助體內脂肪有效代謝，刺激大腦腦下垂體分泌荷爾蒙，釋放血清素，心情也會更加輕鬆與開心。

我有一些課程是到公司企業的會議室教授瑜珈提斯以及動態的有氧課程。上班族學員們只要利用中午休息時間，或是下班後的一小時進行運動，再繼續上班或是下班回家，是相當便利的運動環境。許多同學們非常期待這一週一次或兩次的運動，因為適當的揮灑汗水，伸展坐了一天辦公室的全身肌肉，真的是最有效的「百憂解」！中午經過了一些伸展操運動，學員們都覺得下午上班更加有精神；而下班後運動的同學們，則覺得好像一天的工作壓力都頓時減輕了許多，肩膀也不再沉重。以下三個全身雕塑伸展操動作，除了希望讀者們可以自己嘗試看看，也很期待企業公司能夠安排下午有十分鐘休息時段，讓員工們動一動，對於工作效率會更有幫助呢！

獨家配方

葉片類與柑橘調的精油香氣，對於忙碌一天的疲憊身心，能夠創造相當放鬆的氛圍，也能暢通阻塞的呼吸道，讓頭部感覺清涼舒暢。

全身雕塑伸展操放鬆做：

1 樹式

◎動作說明：

1. 站姿於瑜珈墊上，雙腳張開與肩同寬。
2. 雙手插腰，讓腹部稍微用力收緊。
3. 吸氣，將右腿彎曲，腳掌貼於左腿膝蓋內側。
4. 吐氣將雙手合掌。
5. 再次吸氣，向上伸直手臂，手臂盡量緊貼兩側耳朵，同時讓身體有向上拉提的感覺，保持六到八次呼吸。

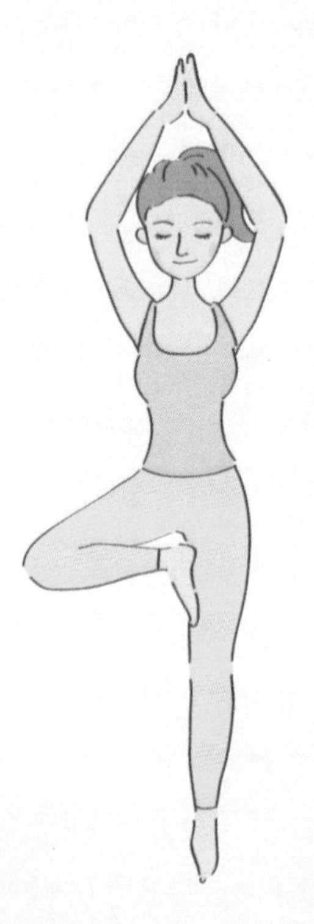

6. 再慢慢將右腿放下，換邊進行。

◎動作優點：

強化核心穩定度，促進全身血液循環，向上拉長全身肌肉，同時訓練腿部曲線。

【樹式進階練習】

若此基本動作練習熟練後，可以再將彎曲的腿部向上貼於另一大腿內側，對於身體的穩定度訓練更加完整。

2 閃電姿

◎動作說明：

1. 站姿於瑜珈墊上，雙腿打開與肩同寬。
2. 吸氣後將臀部向下如坐椅子般，雙手手臂朝天花板延伸。
3. 接著再將臀部後推，讓彎曲的膝蓋不超過腳趾尖，如蹲馬步般。

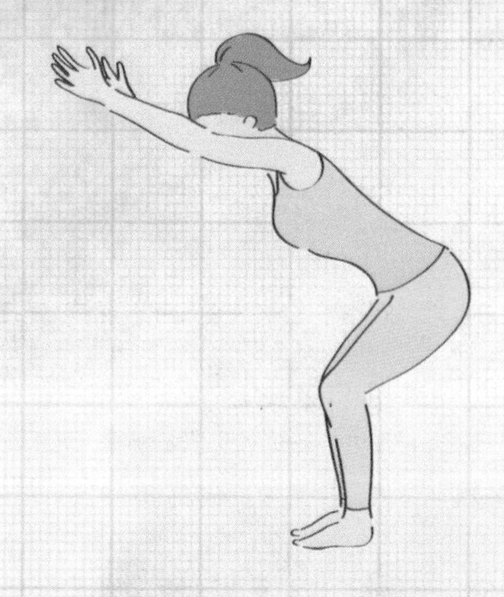

4. 然後將身體向前傾斜，延長背部肌肉，停留六到八次呼吸。
5. 最後再慢慢伸直身體，恢復站姿。

◎動作優點：

強化核心肌群，訓練大腿前側股直肌，雕塑手臂曲線，伸展背部肌肉。

3 手腳前後擺動操

◎運動準備：

進行有氧操時建議穿著保護腳踝的吸汗運動襪以及適當的球鞋，以保護好關節部位。

◎動作說明：

1. 站在瑜珈墊上，雙腳打開與肩同寬。
2. 吸氣後將左腿前伸，同時右手向前、左手朝後擺動。

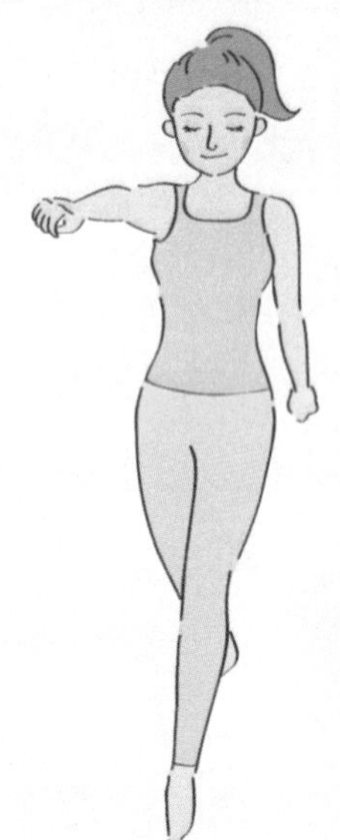

3. 接著吐氣，左腿向後伸展，右腿膝蓋微彎，左手向前擺動，右手向後擺動。

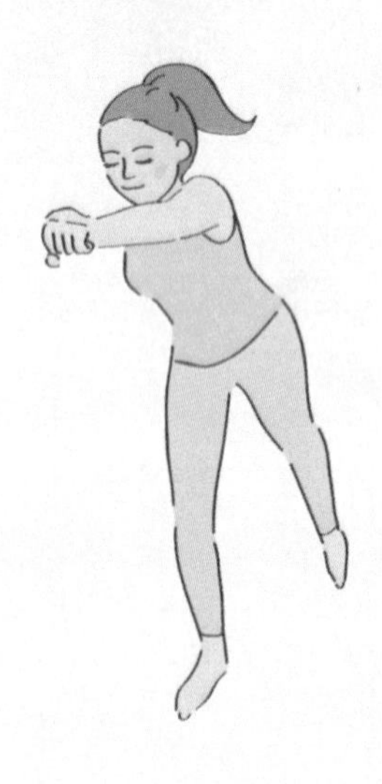

4. 一邊進行八次後，換邊進行。
5. 左右各進行三到五個循環。

注意事項：每次擺動時讓手臂盡量向前後伸展延長，感覺身體拉長開來。

◎動作優點：

強化核心穩定度，雕塑手臂與腿部曲線，伸展背部線條，訓練肺活量，促進全身血液循環。

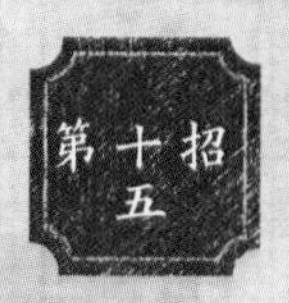

揮別 Blue Monday 打造能量運動

對於上班族群而言，星期一的工作倦怠、沮喪、懶洋洋、病懨懨等症狀可能都相當熟悉，有時併發頭痛、噁心，而且通常在星期一發作，星期三症狀緩解，週末夜晚是潛伏期，到了下星期一再度凶猛發作。身心症醫師指出醫學上沒有這種診斷，它所顯示的意義並不是疾病，而是生理狀態和工作狀態的警訊。

長期面對職場壓力使得星期一症候群更為嚴重，並且擴散到其他的工作天裡。因此運用芳香療法，搭配適當的能量加分運動，舒緩星期一症候群特別有效。我的瑜珈提斯班學員每次參與週一晚上的課程時，總是拖著疲憊的身軀來到教室，可是一聞到轉換心情的天然植物香氣，搭配五分鐘的腹式呼吸與暖身運動後，馬上就能一掃工作帶來的陰霾，調和好最佳的身心狀態，進入接下來的一小時正面能量打造運動，身心靈都變得更加美好，身體也變得活力充沛了！

獨家配方

精油水氧機薰香：

有機檸檬、回青橙與真正薰衣草精油能打造放鬆與活力的氛圍。

身輕如燕：消化系統按摩膠

有機檸檬精油 10 滴 + 回青橙精油 10 滴 + 辣薄荷 10 滴 + 真正薰衣草精油 10 滴 + 甜杏仁油 10ml+ 外用調和劑 10ml+ 蘆薈膠 20g（作法見第 80 頁）

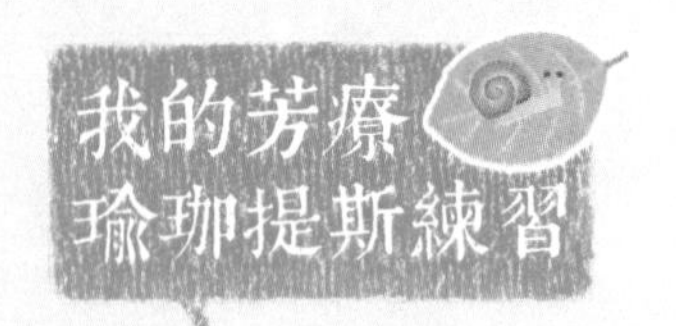

1 簡易自我按摩

運用身輕如燕「消化系統按摩膠」，按摩壓力來源的第三脈輪（肝、腸、胃臟等部位），以肚臍為中心，輕柔向外畫圓直至腰部。接著進行三個揮別 Blue Monday 打造能量運動的動作。

揮別 Blue Monday 打造能量運動：

2 手臂反向伸展

◎動作說明：

1. 站姿於瑜珈墊上，雙腿張開與肩同寬。
2. 吸氣後將左手臂向右，延著胸腔向右方延伸。
3. 再用右手扣住左手臂，然後吐氣將頭部轉至最左側，停留六到八個呼吸，再換邊進行。

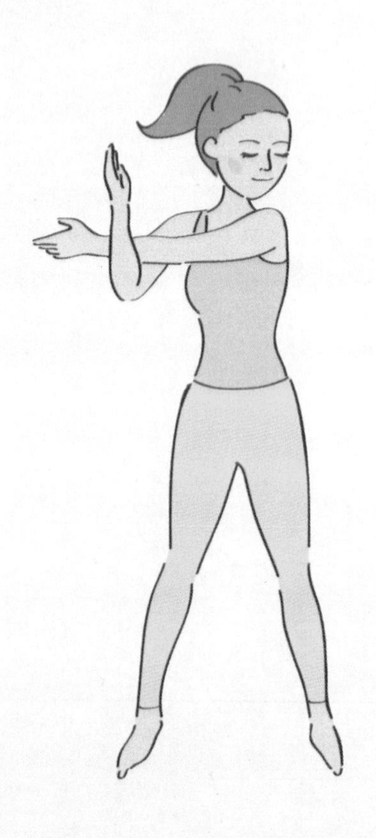

◎動作優點：

伸展手臂，緩和肩頸緊繃部位，延展背部肌肉，順暢呼吸道。

3 側腿腰部伸展

◎運動準備：

進行本動作時建議穿著保護腳踝的吸汗運動襪以及適當的球鞋，以保護好關節部位。

◎動作說明：

1. 站姿魚瑜珈墊上，雙腳打開與肩同寬。
2. 吸氣時將右手臂置於頭部後方，左手握住右手腕。
3. 接著身體朝左側彎曲，右腿朝左後方伸展。
4. 吐氣後右手放下，左手插腰，右腿回正。

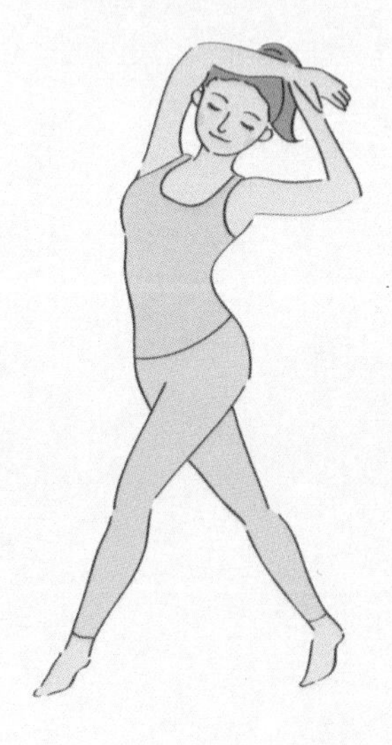

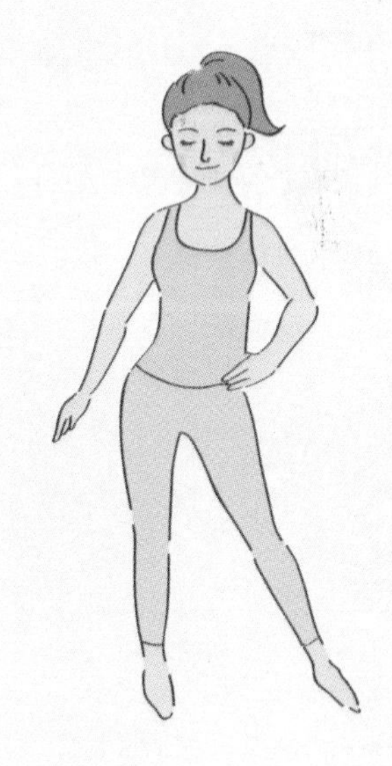

5. 單邊進行八次後，換邊進行。

◎動作優點：

穩定核心，伸展側腰，雕塑手臂與腿部線條，訓練肺活量。

4 腳踏車式

◎動作說明：

1. 躺姿於瑜珈墊上，將雙腿彎曲，膝蓋置於髖關節正上方，小腿平行地板。
2. 接著雙手輕扶大腿後側，吸氣後將上半身離地，下巴收緊，視線置於腹部位置，減少頸部用力。
3. 接著雙腿如踩腳踏車般，彎曲與伸直，雙手抱著彎曲的腿部，保持呼吸，連續進行二十次後，雙腿踩回墊上，身體躺回地墊。

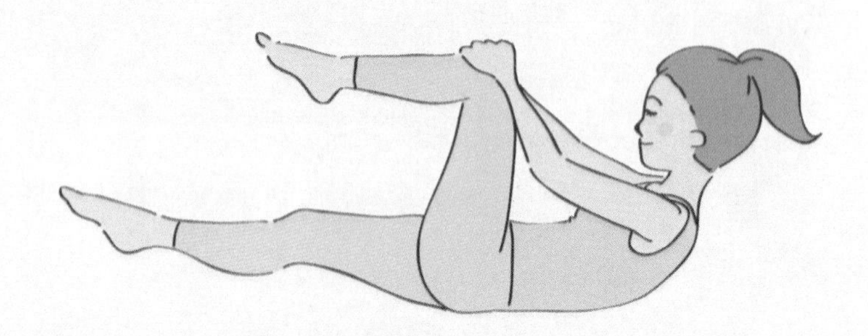

4. 休息十秒後再次進行，總計進行五個回合，共一百次。

◎動作優點：

訓練核心穩定度，腿部伸展雕塑，瘦小腹，促進大腦腦下垂體釋放快樂血清素。

六・情緒氣心篇

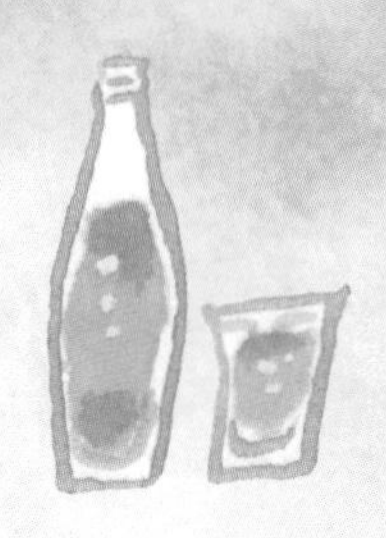

精油香氣帶來的直覺式芳療，是開啟情緒深處的心田鑰匙，而芳療瑜珈提斯則是敞開身體能量的生命之窗。如果你的身體現在正處於需要面對精神、情緒、身體與心理等層面的主題時，不妨試著閱讀相對應的香氣宣言與精油故事，經過一段時間之後，將能感受到潛意識心靈的能量。當身體的感官知覺與心中的想望產生了連結，特別是嗅覺，香氣宣言將能產生促成心想事成的巨大力量。當我們逐漸從負面的思考與情境中轉變，而能夠用正面的能量期待未來的美好時，身心靈又將再次回到無限美妙的境界了。

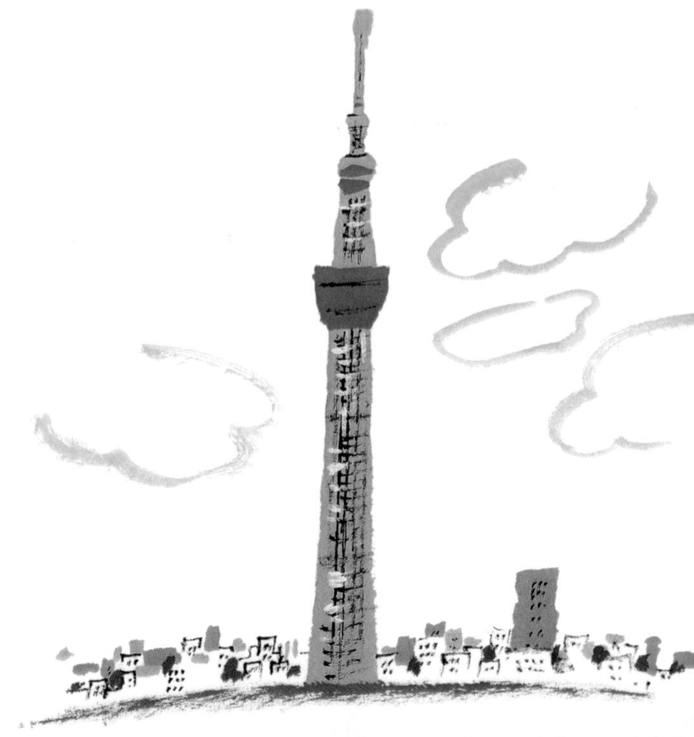

認識自己

自我人格九型芳香基因學(上)

你，認識自己嗎？我們終其一生都在追求想要的生活方式，而認識自己應該是達到自我目標的關鍵。學習一種簡單的自我認識的方式，不僅能夠瞭解自我特質，同時也能接納自己、肯定自我，學習正向的自我態度，創造自我形象，培養自信，更能開發自我潛能，調和情緒、心理與生理的健康。

以古希臘的數字命盤理論，配合相對應的植物特質，發展而成的「芳香基因學」，是近代職場心理學上一個新興的概念。把一個人的西元出生年、月、日的八個數字全部相加，加成一個個位數的數字，這數字叫做「命運數字」，可以說出一個人的性格特質、天賦才華及性格中的衝突與矛盾。這一套運用數字來解釋人格特質的「數字學」，源自於數學鼻祖畢達哥拉斯的理論。而芳香療法在情緒的照顧上，則將一到九的每個數字搭配適當的植物特質，來幫助認識自我，發揮潛能，看見自己的獨特，改進自己的弱點，這個追求成長的學習過程，將會啟發我們用新的眼光看待人生，掌握未來。

計算命運數字範例：
西元出生年月日為 1970 年 8 月 10 日者，為 1+9+7+0+8+1+0=26，2 再加 6=8，其命運數字就是「8」。

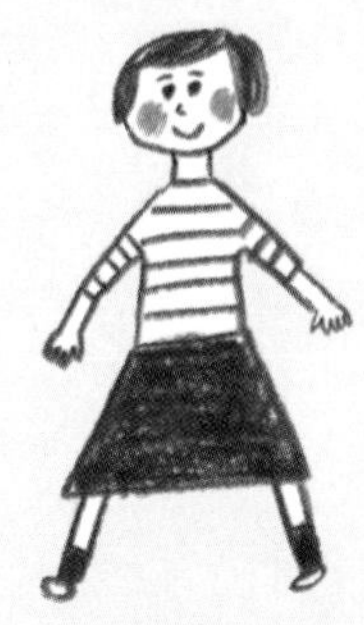

◎數字一到四：

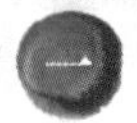

開創數 木質

優　　點：強烈自我、勇往直前、獨立的極限，直覺力與無中生有的原創力強，具有領導力與影響力，有自信、獨立、有主見。

缺　　點：固執、只相信自己、愛面子、自尊心強、不喜歡被人依賴，擁有獨特品味且不喜歡與別人相同。

適合職業：領導者、老師、高階主管、發明家、藝術家、運動家、各種可以獨立完成的工作。

KEY WORD：我來決定 。

適合精油：木質精油：東印度檀木、花梨木、檜木 。

健康之道：維持各方面的獨立性，保持心情愉快 。

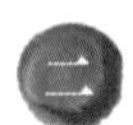

溝通數 根莖

優　　點：溫柔細心、合作順從、分析與洞察力佳，重感情、含蓄、具正義感。

缺　　點：依賴、矛盾、不喜歡別人說謊也不擅於說謊，喜歡掩飾內心想法。

適合職業：軍公教、警察、分析師、檢察官、律師、演員 。

KEY WORD：沒關係、你決定就好 。

適合精油：根莖精油：薑、穗甘松、岩蘭草 。

健康之道：找到可依賴的人，同時學習獨立。

三 創意數 花朵

優　　點：具有創意、點子多、活力充沛、極度的理想主義者，善溝通表達、喜愛美的事物、應變能力好、求新多變、舉一反三。

缺　　點：思緒快不易集中、三分鐘熱度、過度自信、不喜歡受限制、天馬行空。

適合職業：講師、溝通師、美髮美容設計師、音樂家、作曲家、創意家、演員 。

KEY WORD：我知道我想要的 。

適合精油：花朵精油：玫瑰、茉莉、橙花 。

健康之道：從事創意活動，朝目標前進，找對理想情人。

四 執著數 果實

優　　點：穩重行事、規劃組織的執行者、追求安全感、組織力強、數理推理概念清楚、善理財規劃、方向感佳。

缺　　點：保守固執、不喜變化、缺乏安全感、愛說教、守財。

適合職業：管理者、規劃師、店長、理財人員、政治家。

KEY WORD：我只相信事實、眼見為憑。

適合精油：果實精油：佛手柑、檸檬、橘子、甜橙 。

健康之道：找到安全感、學習由自身建立安全感 。

認識自己

自我人格九型芳香基因學（下）

◎數字五到九：

五 自由數 香料

優　　點：無拘無束、能量四射的自由鬥士、極度追求自由、行銷力佳、異性緣好、敢冒險、好動、不怕拒絕、勇於挑戰。

缺　　點：喜新厭舊、不喜束縛、五分鐘熱度、任性、害怕承諾。

適合職業：業務行銷、公關、旅遊業、導遊、空服員、考古學家、探險家。

KEY WORD：我想再看看吧 。

適合精油：香料精油：黑胡椒、丁香、肉桂 。

健康之道：誠實面對自己，選擇事業與愛情時皆需兼顧自由 。

六 關懷數　藥草

優　　點：熱愛生命、關懷朋友的人道主義者、富責任感、熱心服務、富同情心、善於療癒他人心靈、是愛的化身，長輩緣佳、願意為別人犧牲奉獻。

缺　　點：不懂拒絕別人、愛別人勝過自己、好管閒事、有時容易幫倒忙而使自己受傷。

適合職業：醫生、護士、治療師、營養師 心理諮詢、藥劑師、客服人員、服務業。

KEY WORD：無法拒絕別人 。

適合精油：草本精油：快樂鼠尾草、檸檬草、薰衣草 。

健康之道：被需要且忙於解決問題、但需照顧好自己 。

七 真理數 樹脂

優　　點：善於分析質疑、探求真理的研究者、求知慾強、充滿智慧，數字七也代表著幸運。

缺　　點：凡事必須打破砂鍋問到底才會行動、容易猶豫不決，不易吐露真心、個性情緒化、翻臉像翻書。

適合職業：司法工作者、宗教家、藝術家、記者、作家 。

KEY WORD：你說的是真的嗎？

適合精油：樹脂精油：沒藥、乳香、白松香 。

健康之道：研究與學習新事物。學習接受事實真相，盡早採取行動解決。

八 領導數 種子

優　　點：老闆格局、向成功看齊的實踐家、擁有絕佳的經營能力、善於財經管理與掌控力、有企圖心、是決策高手。

缺　　點：控制慾強、較少為人著想、缺乏同理心、主觀、耐心不夠、脾氣暴躁 。

適合職業：各行業的老闆、自營生意、財經專家。

KEY WORD：哪裡可以賺到錢？

適合精油：種子精油：胡蘿蔔籽、茴香籽、黑胡椒、肉豆蔻 。

健康之道：開發具潛力的事業，誠實面對自己的內在與外在 。

九 智慧數　葉子

優　　點：富慈悲心與愛心，付出不求回報的完美主義者，深具聖靈力、智慧力，適合修行，剛柔並濟。

缺　　點：個性容易兩極化、難以捉摸、過於理想主義、易逃避現實、放縱懶散。

適合職業：身心靈工作、宗教文物、法師、生死殯葬業、政治人物。

KEY WORD：一定沒問題！

適合精油：葉片精油：迷迭香、百里香、茶樹、回青橙。

健康之道：明白勾勒自己的人生夢想，開枝散葉落實理想與夢想，吃苦耐勞堅持到底 。

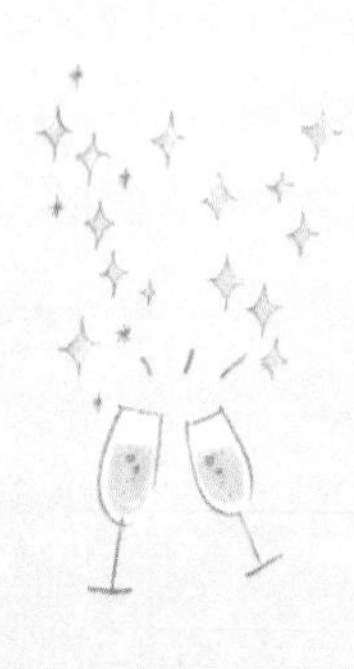

職場工作

提升創造力，靈感源源不絕

近來有調查結果發現，國內有高達六分之一的民眾對未來抱有不確定性與恐懼感，不論是藍領或白領上班族群，對於未來充滿不確定感更達三成以上。其中工作因素佔了將近一半，除了擔心物價上漲、薪水太低之外，更重要的是因為工作競爭壓力大，擔心自己飯碗不保。

我的一位瑜珈提斯課的女同學，接近四十歲的年紀，單身，在廣告公司上班。她所處的是一個腦力、體力與人際關係都需要競爭的一個環境，加上家人不定時的催婚、每次參加同學會總是小孩的嬉鬧聲蓋過熟女們的談天聲，她更覺得單身的自己一定得好好的保住這份薪水。她每次下課後都會來跟我聊天，吐露工作上的壓力與心聲，特別是她的同事們個個二十出頭，年輕又有活力，創意十足，而她總是擔心自己年紀稍長、想法跟不上新世代的多樣化。我也曾經在產業中擔任行銷企劃與公關的工作十多年，自然深知箇中辛苦滋味。而且在課程中，總是能看到她在冥想的時間中完全的放鬆自我，因為長時間養成的運動習慣，體態也保持很好，於是我特別為她調製了一瓶「創意加分靈氣香水」，當做是鼓勵她從不間斷上課的精神。結果使用了一陣子之後，她覺得上班的情緒非常平穩，不必要的擔憂減少了，對自己的能力表現更有自信心。同時她也積極充實自我，參與一些創意激盪與企劃管理的課程，結交更多志同道合的朋友，擴展個人的生命廣度。

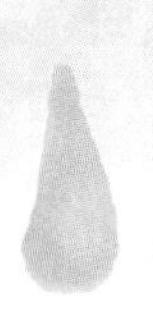

獨家配方

樟腦迷迭香 10 滴 + 西澳檀香 5 滴 + 真正薰衣草 10 滴 + 有機檸檬草 5 滴 +50ml 橙花精露

我的 DIY 練習

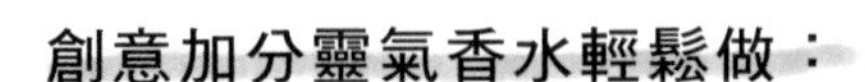

創意加分靈氣香水輕鬆做：

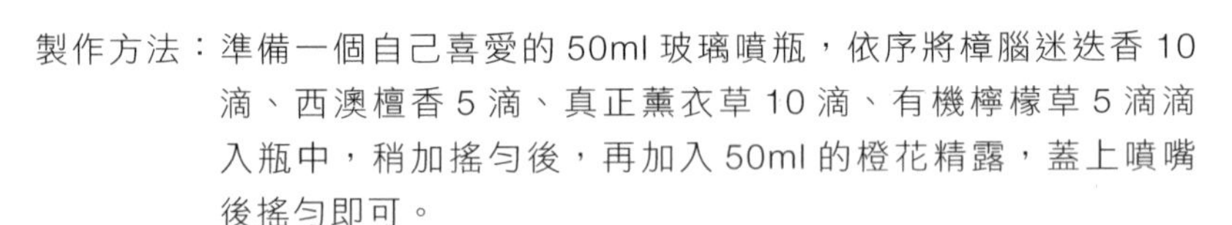

製作方法：準備一個自己喜愛的 50ml 玻璃噴瓶，依序將樟腦迷迭香 10 滴、西澳檀香 5 滴、真正薰衣草 10 滴、有機檸檬草 5 滴滴入瓶中，稍加搖勻後，再加入 50ml 的橙花精露，蓋上噴嘴後搖勻即可。

使用方法：隨身攜帶，隨時噴於身上，特別是要進行報告前、提出企劃案或是感到身心疲憊時都可以使用。

調合的替代材料：

有機檸檬、乳香、沒藥、埃及天竺葵、快樂鼠尾草精油。

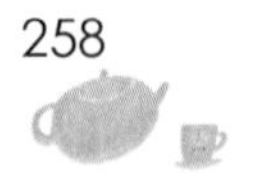

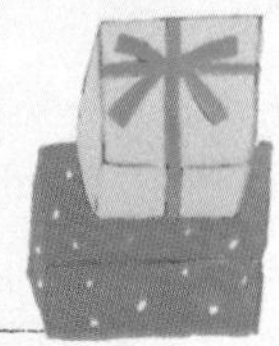

職場工作

維持好心情，好印象、好感度

現代人的壓力主要來自心理，當壓力造成心跳加速、血壓升高，卻又缺乏運動以獲得舒解時，長久下來就會造成消化系統疾病及免疫功能下降，身體虛弱、容易疲倦、心情不佳，影響工作表現，個人的競爭力逐日下降，長官與同僚對妳／你的印象自然大打折扣。

「我的主管其實對我蠻好的，也肯定我的工作能力，可是同部門的同事好像總是要找我麻煩，質疑我的工作方法，甚至常常在工作上擺爛，逼得我得常常加班，沒辦法來上瑜珈課。」每次來上課總是眉頭深鎖，背部、腰部總是感覺挺不直的她，在公司是擔任會計的工作。她說她很需要這份工作，倒不是因為經濟的壓力，而是習慣勞碌、追求完美的她在家中也閒不下來，總是東擦擦、西抹抹，先生希望她有個簡單的工作，有些其他事情可做，也可跟同事建立人際關係。無奈她的認真工作，反而招致同事看不順眼，覺得她讓大家的工作負擔變重，讓主管要求更高，給大家帶來麻煩。瑜珈提斯課程中，我鼓勵她多加強脊柱與腰腹部的核心強化訓練，一方面腹部的位置屬於脈輪醫學的第三脈輪，與情緒的舒緩和壓力的放鬆有直接關係，另一方面則用「好心情舒壓香膏」讓她塗抹肚臍周圍部位，緩和她的緊張，恢復她的自信與調理消化系統，搭配療癒藥草類與香料類的「好心情舒壓香膏」，讓她能夠減少自我的壓力，同時也能以寬容的態度面對同事的指責，更讓她能夠有正面的能量，運用良好的溝通技巧與同事討論工作的想法，既不傷和氣，又能促進良性的互動。果然一陣子之後，她來上課的心情變得開朗自在，笑容也多了不少。

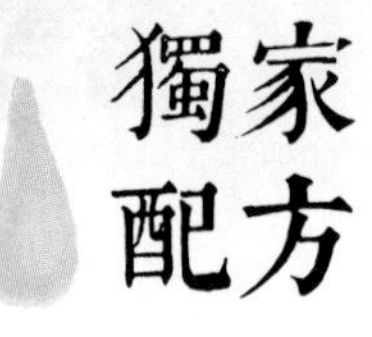

獨家配方

埃及天竺葵 15 滴 + 真正薰衣草 15 滴 + 中國肉桂 5 滴 + 薑 5 滴 + 有機蜂蠟 4g+ 有機可可脂 4g+ 甜杏仁油 12ml

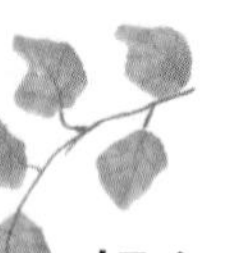

好心情舒壓香膏開心做：

製作方法：將有機蜂蠟 4g 與有機可可脂 4g 置於不銹鋼杯中加熱，待融化後將甜杏仁油 12ml 加入調合均勻，移開火源後，將埃及天竺葵 15 滴、真正薰衣草 15 滴、中國肉桂 5 滴與薑 5 滴分別加入調合好的植物油中，調勻後裝入自己喜愛、有造型的耐精油香膏瓶中，待凝固後即可使用。

使用方法：每日沐浴後或是需要時，取適量塗抹肚臍周圍，慢慢由中心向外畫圓按摩。另再取適量按摩後背部腰椎與尾椎處。

調合的替代材料：

西澳檀香、乳香、葡萄柚、佛手柑、甜橙、羅馬洋甘菊精油。

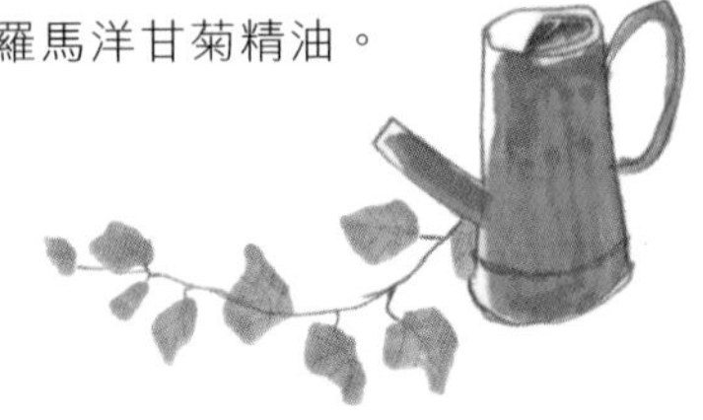

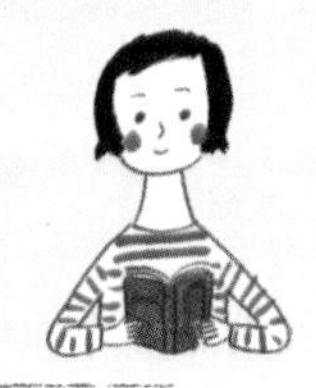

職場工作

擁有好人緣，溝通無往不利

辦公室的職場關係既單純也複雜。任何工作都脫離不了「人」，有人的地方就會有是非，尤其是辦公室。超過一半以上的上班族對於人際關係問題感到困擾，其中最令人感到難以相處的同事類型有三種：只出嘴不做事、人前人後態度兩極化與裝忙打混、沒有責任感的摸魚仙。而要能好好的處理人際關係、擁有好人緣，良好的溝通能力、個人的領導魅力與衝突管理能力等訓練便十分關鍵。

我的芳療或是瑜珈提斯課程中的學員大多以上班族群為主，在課堂中除了上課的進度以外，也會有各式各樣養生方法、休閒活動，以及辦公室的八卦，題材相當廣泛。我發覺 90% 以上的學員都是活潑外向、開朗積極的，正如韓國第一位女總統朴槿惠是跆拳道的黑帶高手、女星賈永婕是三鐵運動的常客，透過運動增進自信與力量，是現代女性崛起的新面向。那麼，因為運動而舒解緊張、穩定情緒，同時打造美麗線條，為職場生活創造許多無形的成功基因，也更能培養良好人緣的基礎。

此外，從自己的保養用品中注入天然植物精華，選用人氣加分的植物精油，調合出專屬於個人的「人氣加分滋養乳液」。大馬士革玫瑰迷人的香氣，自古以來就有著與「愛」這個字同義詞的意涵，加上修護保養肌膚的聖品蘆薈膠的滋養，適當運用這個幸運配方，更能幫助自己在職場上獲得好人緣，使工作得心應手，無論是向主管提報，或是跨部門溝通整合，將更能暢通無阻喔！

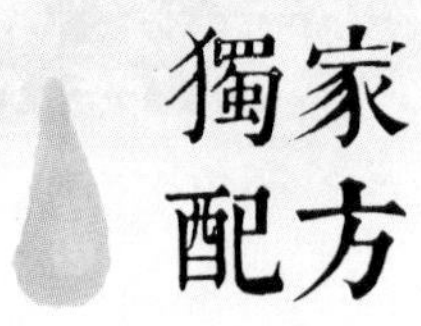

蘆薈膠 10g+ 大馬士革玫瑰精露 20ml+
大馬士革玫瑰療癒保濕霜 20g

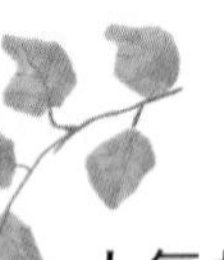

人氣加分滋養乳液幸運學：

製作方法：先將蘆薈膠 10g 與大馬士革玫瑰精露 20ml 攪拌均勻，然後再將加入大馬士革玫瑰療癒保濕霜 20g，以電動攪拌棒打勻後，裝入 50g 乳液玻璃罐中。置於陰涼處保存，盡量於半年內使用完。

使用方法：每日早晚洗臉後，於拍完保濕收斂水後使用。

調合的替代材料：

橙花、茉莉、真正薰衣草、羅馬洋甘菊精露。

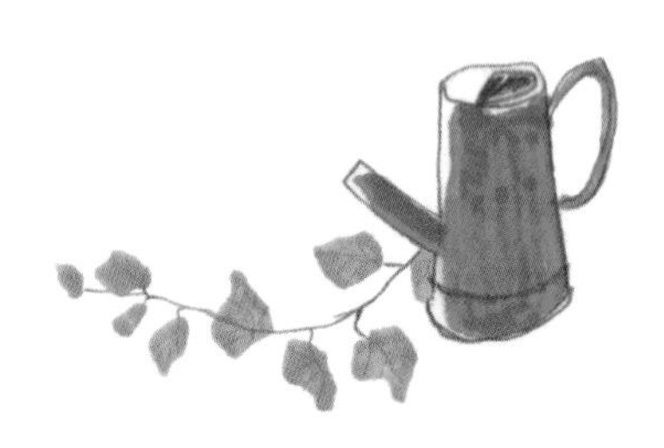

職場工作

輕鬆化解壓力，元氣百倍

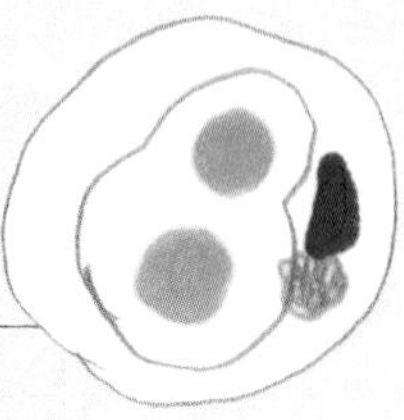

根據 1111 人力銀行「職場媽媽壓力指數調查」顯示，有子女的職場媽媽們的自評壓力指數落在壓力大的區間；此外統計也發現，年紀越小，壓力也越大。其中七年級媽媽最大壓力來源為「公婆」、六年級媽媽最擔心的是「工作」、五年級媽媽則認為最大壓力來源是「自己」。

台灣女性工作能力佳且家庭觀念重、責任感強，即便如此，大多數職場媽媽仍感到對家庭有虧欠。普遍職場媽媽認為自己「缺乏時間陪伴子女」、「平日疏於照顧子女，影響品行」及「無法每日下廚作飯給家人吃」，充分反映出工作與家庭無法兼顧的無奈。每次在芳療課程或是瑜珈教學中，我總是喜歡以藥草類或是葉片類的精油薰香，如真正薰衣草、迷迭香、澳洲尤加利、埃及天竺葵等平衡身心、撫慰心靈的精油，讓求知慾強、懂得用適當的運動來照顧自我的職場媽媽們一進到教室，在芬芳的植物香氣中，釋放匆忙與緊張的壓力。「我很喜歡來上課，因為流流汗、伸展一下筋骨之後，都會覺得身心舒暢，輕盈許多。」話雖如此，也還是有許多其他的職業婦女與家庭主婦角色的學員們，有時上一次課停一次課，因為「晚上跑出來上課，有時候要看婆婆臉色，」三代同堂的學員有時會受制於家庭的因素而缺課；「今天晚上老公得加班，小孩沒人顧，所以沒辦法來上課。」另一種小家庭類型的學員們偶爾有這樣的困擾。

無論如何，一家和樂融融相處當然是最幸福不過的事了，不過，職場媽媽或是家庭主婦們還是應該在有限的時間中，儘可能的安排一點點屬於自己的成長時間，也就是近來流行的一個新名詞「大小姐時間」（me time），辛苦的媽媽在家庭與工作兼顧之餘，也應重拾未婚時期的大小姐時間，好好為自己充電。再配合「me time 沐浴液態皂」，消除一整天下來的緊繃情緒，重拾元氣與活力，認真而開心的享受自己與家人的充實生活。

獨家配方

澳洲尤加利 5 滴 + 真正薰衣草精油 5 滴 + 埃及天竺葵精油 10 滴 + 精油專用沐浴精（或卡斯提爾液態皂）50ml

我的 DIY 練習

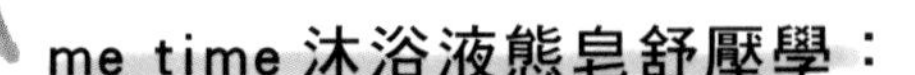

me time 沐浴液態皂舒壓學：

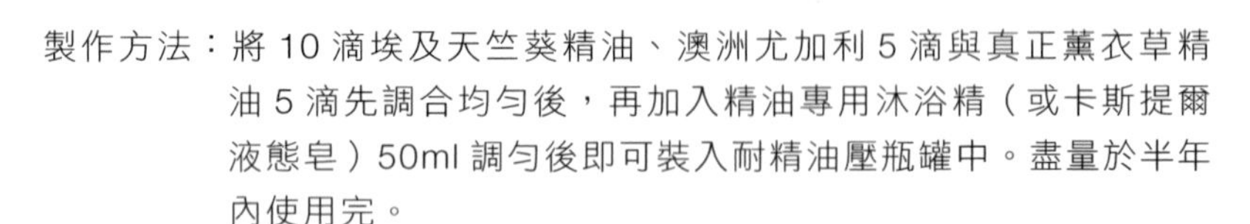

製作方法：將 10 滴埃及天竺葵精油、澳洲尤加利 5 滴與真正薰衣草精油 5 滴先調合均勻後，再加入精油專用沐浴精（或卡斯提爾液態皂）50ml 調勻後即可裝入耐精油壓瓶罐中。盡量於半年內使用完。

使用方法：每日沐浴取適量使用，亦可做為潔手精。

調合的替代材料：

馬鞭草酮迷迭香、茶樹、佛手柑、快樂鼠尾草精油。

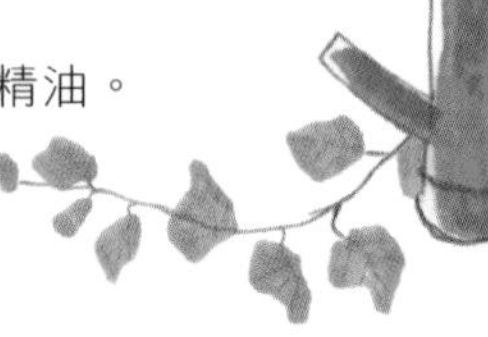

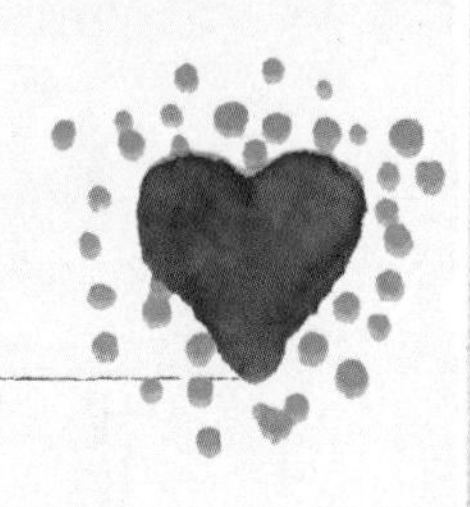

戀愛感情

魅力提升，增加異性緣

吾愛好比紅玫瑰，燦爛初放六月天。
吾愛好比歌一曲，優美旋律滿人間。

「吾愛」（My love），蘇格蘭詩人伯恩斯（Robert Burns,1759-1796）

自有人類以來，「愛情」二字就與我們的生活息息相關。在愛情的世界裡，我們感到滿足、自信，遠離孤單寂寞；我們也在愛人與被愛之間學習成長，懂得關懷。愛情是我們人生在世一門必修的學分，它讓人們腎上腺素上升、心跳加速；也讓人們學習用不同的方式對待生命，創造生活的意義與價值。而紅玫瑰象徵熱烈的愛情，白玫瑰則是純潔之愛，玫瑰總是在情人節與婚禮等重要慶典中擔任重要的角色。希臘女詩人莎芙（Sappho）早在西元前七世紀便將玫瑰封為「花中之后」，也象徵了玫瑰與神聖如皇后之愛密不可分。

我在情緒芳療的課程中，常常會接收到來自學員們對於愛情的一些苦惱與傾訴，有些是與另一半相處的問題，有些是想要加強自我的個人魅力。我不是愛情專家，只能用擅長的芳療來撫慰心靈，而每當我運用玫瑰精油薰香或是用玫瑰精露做為 DIY 的配方時，學員們總是能夠感到安心與幸福；而沉澱心靈、重新與內心世界對話的西澳檀香的沉穩香氣，也能讓猶豫不決的心靈再次獲得自我的肯定與力量。所以我喜歡用玫瑰與檀香製作成「魅力滿分隨身油」，呵護需要愛情的心靈，滋養愛人的勇氣，讓戀愛加分，提振異性魅力。

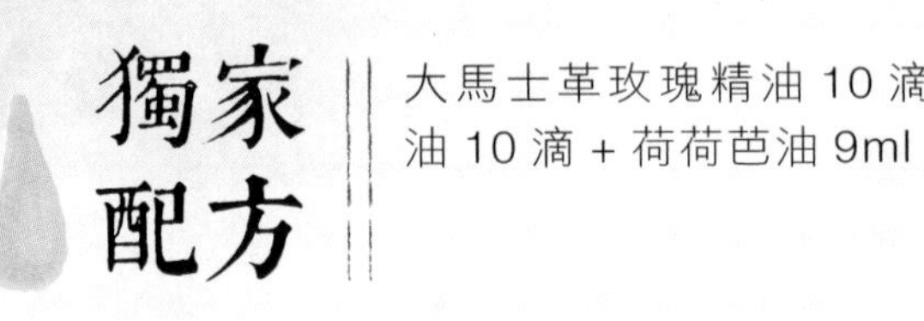

大馬士革玫瑰精油 10 滴 + 西澳檀香精油 10 滴 + 荷荷芭油 9ml

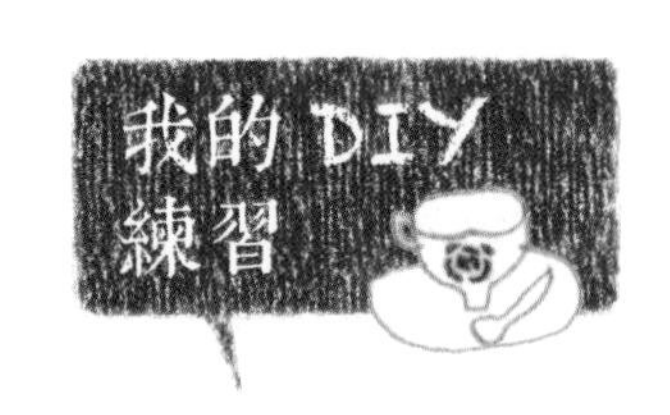

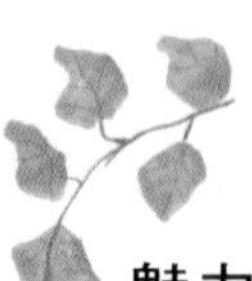

魅力滿分隨身油幸福學：

製作方法：將 10 滴大馬士革玫瑰精油、西澳檀香精油 10 滴滴入喜愛的玻璃滾珠瓶中，稍加調和均勻，再加入荷荷芭油 9ml，蓋上滾珠瓶塞搖勻後即可使用。

使用方法：隨身攜帶，於耳後、頸部、手腕與手肘內側塗抹，增添個人美好香氣。

調合的替代材料：

真正薰衣草、橙花、茉莉、埃及天竺葵、香水樹精油。

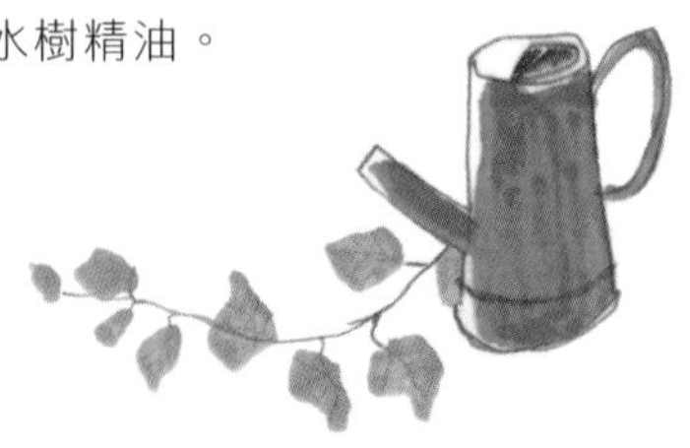

第八招

戀愛感情

感情加溫，甜蜜過日子

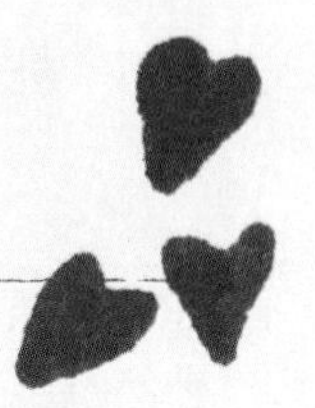

生活需要一些安靜的片刻，讓香氣發揮無聲的影響力。

在那裡，有一個安靜的世界，擁有源源不絕的能量與不斷更新的生命力。

澳洲自然療法師、動力能量療法師 Robbi Zeck

愛情的趣味，在兩人如膠似漆時你儂我儂，在醋意紛爭產生時傷心欲絕。我喜歡用舒壓類的精油，為前來參加芳療瑜珈提斯課程的學員們，打造一個放鬆減壓的氛圍，期待她們暫時放下一天忙碌工作的壓力，放空心思，好好投入舒展身體的美妙運動中。

一次的課程中，我觀察到有位學員心事重重、悶悶不樂的，感覺得到她肢體跟著同學一起在進行，但是心思卻是閉鎖的；下課後，她也特別留下來與我分享心情，是一段積累了十年的情感糾結；一個因為誤會引起的紛爭，導致了感情裂痕，事情可能走到分手這一步。我幫她使用精油洞悉卡分析，第一張抽出了沒藥，代表這段感情在過去，可能影響了她追求人生目標的渴望，也顯示了她為人著想的體貼。而在代表現在的花梨木這張牌，則代表了她因為呵護這段感情而願意調整自我的心態，用接納現狀的態度，幫助自己看清過去的脈絡，重新找出人生的另一個方向。同時應該適時向對方表達出來，更能為她開啟喉輪的能量。而代表了未來的尤加利，則指引她快樂的融合身心靈，激勵她大步邁向自己的人生。

這樣的植物訊息對應在她當下面對的情境中，不僅給予她祝福，更釋放了她的情緒，她當場激動落淚。我為她調製了這三種香氣組合而成的「感情加溫隨身油」，鼓勵她將不愉快的心情說出來，這段期間隨身帶著這個香氣，塗抹嗅聞，讓身心俱疲、負荷過重的壓力。適當地釋放，重新回歸身心合一的能量，在激勵心靈的香氣中，擴展並整理思緒，好好與另一半重新拼出屬於兩人未來共同生活的思維與人生藍圖。

獨家配方

沒藥精油 5 滴 + 花梨木精油 10 滴 + 澳洲尤加利精油 5 滴 + 荷荷芭油 9ml

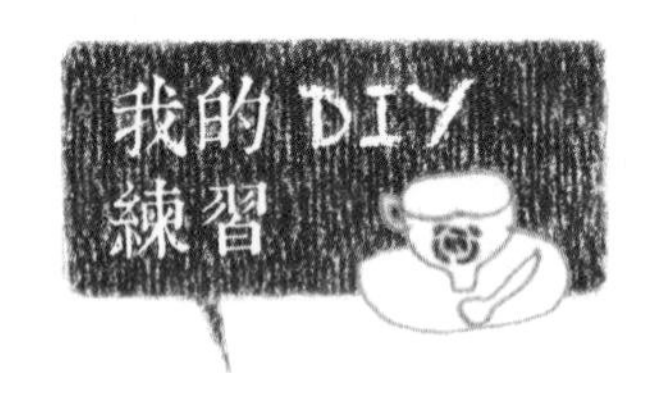

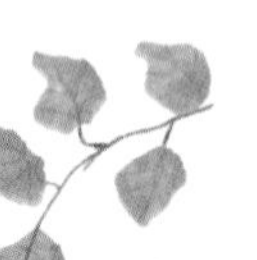

感情加溫隨身油甜蜜學：

製作方法：將沒藥精油 5 滴、花梨木精油 10 滴與澳洲尤加利精油 5 滴滴入喜愛的玻璃滾珠瓶中，稍加調合均勻，再加入荷荷芭油 9ml，蓋上滾珠瓶塞，搖勻後即可使用。

使用方法：隨身攜帶，於耳後、頸部、手腕與手肘內側塗抹，增添個人美好香氣。

調合的替代材料：

乳香、馬丁香、真正薰衣草、羅馬洋甘菊、香水樹精油。

美滿家庭

打造家庭和諧

人生最大的快樂與最深的滿足，皆來自充滿愛的家庭。雖然努力以赴、功成名就、敬業樂群也能使人得到滿足和快慰，但都不及和諧家庭給人的安全與幸福感。但為什麼現今會有那麼多不和諧的家庭呢？主要原因在於，往往在憤怒難以控制時，會有意或無意傷害到最親密的家人，而衍生了破壞性的相處關係。但相信沒有人願意讓家人的關係陷在衝突中，那麼如何營造和諧、快樂、幸福的家庭呢？一個非常簡單的方法就是，對著家人，把感受到的愛和所懷有的善意，恰當的表達出來，確實地讓家人感受到愛心和善意就是和諧家庭的不二法門。

忙碌的現代人常常容易忽略了身邊最熟悉的家人，以及家人們的感受。多年前我在慈濟社會大學的芳療瑜珈提斯班級授課，一位和家人似乎處得不太好的女學員在我談到芳香基因學的主題後，在課後找我聊天。她說：「我覺得家人給我的壓力很大，他們常覺得我是個麻煩人物。」她參與我的課程有兩期的時間，大約有四、五個月了，可是我總是看她認真的伸展肢體，一段時間下來體態也調整的不錯，沒想到她與家人的關係竟是如此緊張。原來因為她兩年前才離婚，一下子失去住所，原本全職家庭主婦的她才三歲的兒子又被婆家用盡各種方法帶走，不讓母子相見。失去生活與經濟重心，娘家自然是她最大的依靠，但是經過破碎的婚姻摧殘，她習慣用防衛的心理面對娘家的親人，久而久之娘家的父母與兄弟姐妹也不太願意理她。

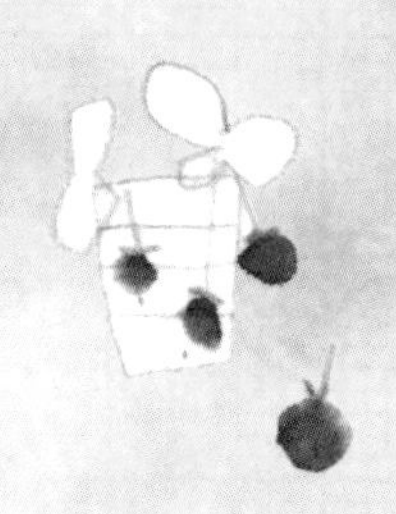

我告訴她：「妳能夠把這樣的家庭狀況跟我分享，表示妳其實是愛家人的，只是妳還將自己鎖在婚姻的陰霾中。」除了鼓勵她繼續認真的上課，透過芳療瑜珈提斯的運動課程敞開身體能量的生命之窗，我也為她調製了「靜心冥想保濕噴霧」，讓她隨身帶著使用，特別在晚上就寢前請她噴灑全身，播放著輕柔的音樂，寫寫日記，將每天的心情透過文字自我分享與省思，沒想到兩個多月後，她找到了一份簡單的工作，能夠用部份的薪資補貼娘家的生活開銷，也變得更加寬容，能夠體會家人對她的擔心與關懷，與家人和諧的相處。

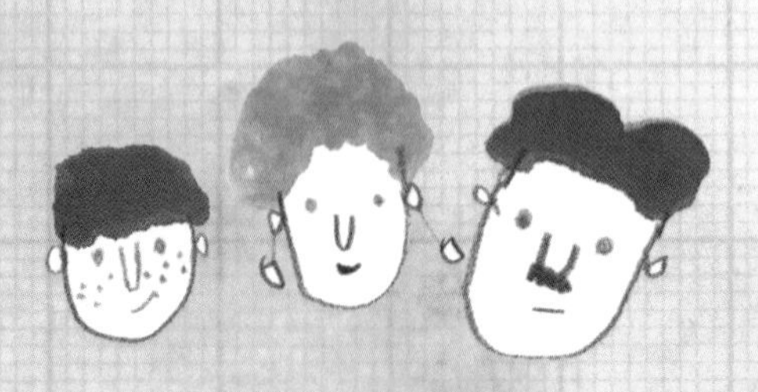

獨家配方

西澳檀香 5 滴 + 真正薰衣草 10 滴 + 花梨木精油 5 滴 + 羅馬洋甘菊精露 50ml

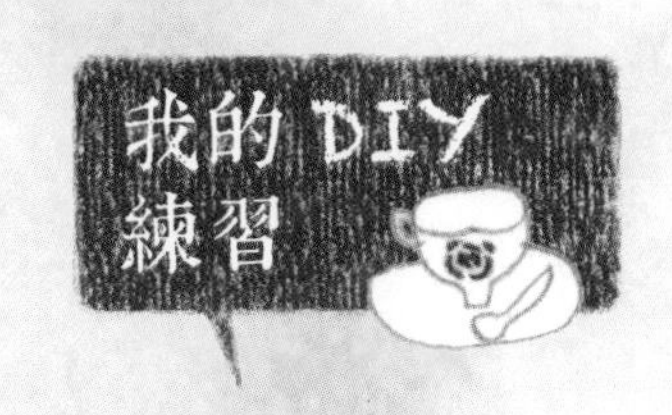

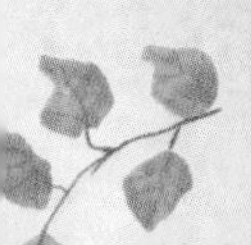

靜心冥想保濕噴霧愛心做：

製作方法：準備一個自己喜愛的 50ml 玻璃噴瓶，依序將西澳檀香 5 滴、真正薰衣草 10 滴與花梨木精油 5 滴滴入瓶中，稍加搖勻後，再加入 50ml 的羅馬洋甘菊精露，蓋上噴嘴後搖勻即可。

使用方法：隨身攜帶，可隨時噴於身上，特別是晚上就寢前、早上出門工作前，或是感到身心疲憊時都可以使用。

調合的替代材料：

精油：檜木、乳香、沒藥、埃及天竺葵、快樂鼠尾草、樟腦迷迭香。

精露：大馬士革玫瑰、真正薰衣草、橙花。

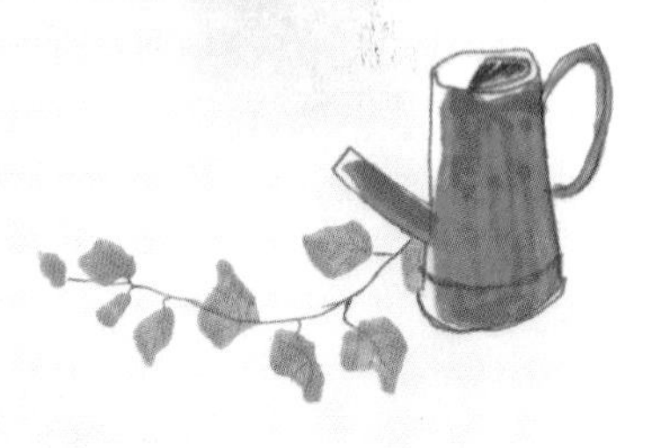

美滿家庭

討好長輩歡心

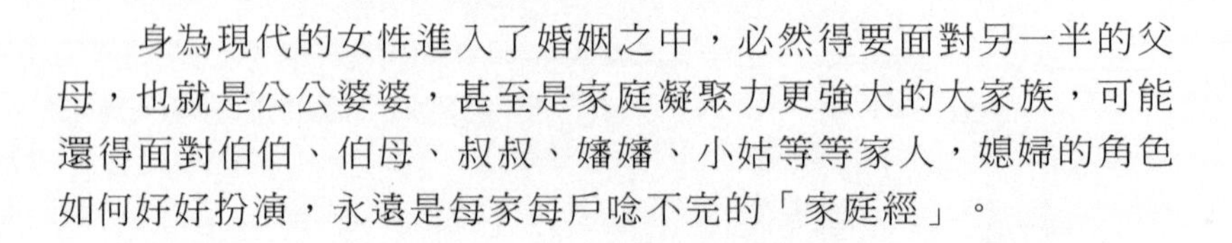

身為現代的女性進入了婚姻之中，必然得要面對另一半的父母，也就是公公婆婆，甚至是家庭凝聚力更強大的大家族，可能還得面對伯伯、伯母、叔叔、嬸嬸、小姑等等家人，媳婦的角色如何好好扮演，永遠是每家每戶唸不完的「家庭經」。

無論是哪個類型的長輩，最重要的當然是投其所好。我有一位長相甜美、才二十多歲就嫁做人妻的芳療瑜珈提斯學員，與公婆住在一起，她常在課堂上分享如何與公婆「過招」的致勝關鍵，雖然我用過招來形容，其實她們之間的相處很和氣，一點都沒有火藥味，而她就是經常會帶一些婆婆喜歡的日式點心回家，她也會把每次在課堂上學到的按摩手法與精油調製的按摩霜帶回家幫婆婆按摩。她說：「所以我婆婆每天都把家裡整理得很乾淨，而且會煮好晚餐等我和老公回家吃。」後來她有了小孩，婆婆自然主動要求照顧孫子，無須假保姆之手，省去了保姆費，但有可能換來婆媳間教養的差別。「我就訂閱一些親子教養的雜誌，讓公婆在家中時可以看，用專家的教養方式跟他們溝通。」好在她的公婆也都是明理之人，看到自己的媳婦用專家的建議方式來教育自己的孫子，誰能有負面的言詞呢？當然，針對操持家務、照顧年幼孫子的辛苦長輩，我也特別為她調製了「青春活力按摩乳液」，讓她可以帶回去孝敬公婆。而這配方對於容易有睡眠品質不佳的長輩而言，更是助眠的好幫手喔！

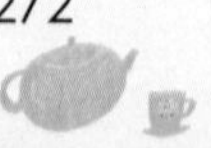

獨家配方

真正薰衣草 20 滴 + 檜木精油 10 滴 + 甜馬鬱蘭精油 20 滴 + 精油專用基底乳 50ml

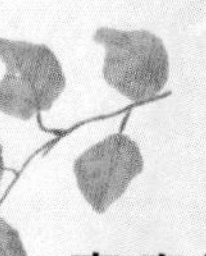

青春活力按摩乳液孝順做：

製作方法：依序將真正薰衣草 20 滴、檜木精油 10 滴與甜馬鬱蘭精油 20 滴滴入玻璃燒杯中，稍加搖勻後，再加入 50ml 的精油專用基底乳，用電動攪拌棒攪拌均勻後，裝入玻璃壓瓶中即可。建議半年內使用完畢。

使用方法：每日沐浴後，取適量按摩於肩頸、背部與四肢部位，特別是晚上就寢前，或是感到身心疲憊時都可以使用。

調合的替代材料：

橙花、乳香、沒藥、杜松子、絲柏、埃及天竺葵、回青橙、佛手柑精油。

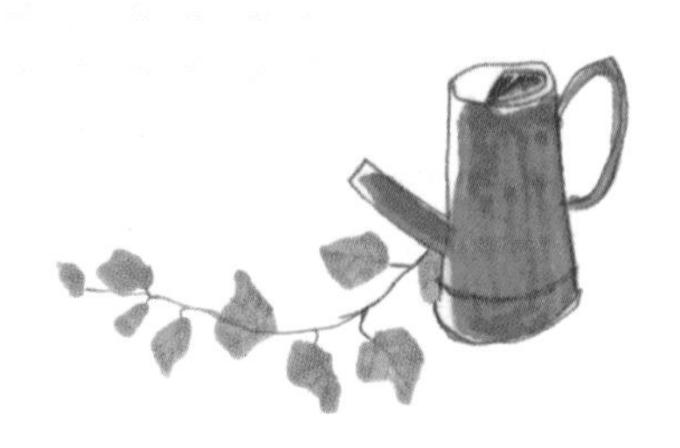

七·居家氣身篇

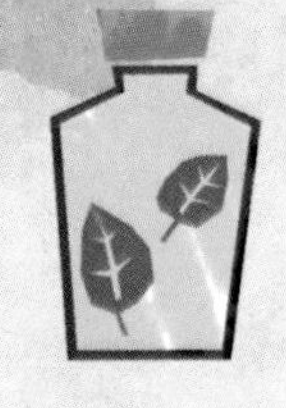

居家必備 12 款
精油與香氣氧身錦囊妙方

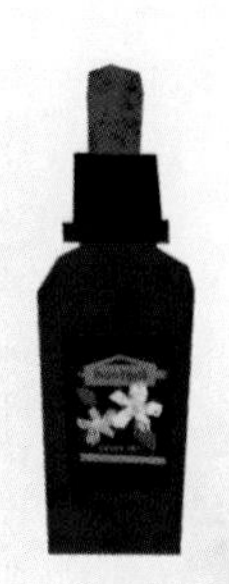

日常生活中，我們可以很輕鬆且自在的運用各種精油，創造更美好的生活品質。芳香療法運用在輔助身心靈的照護上種類極多，本書特別推薦以下十二款必備的居家精油，同時針對各種日常生活中可能會需要運用到的配方，分別以身體保健、情緒保養與居家香氣等三大類常見需求，設計出很容易就可以上手使用的三十六種香氣氧身錦囊妙芳，親愛的朋友們不妨親身體驗試試，讓幸福的香氣創造美好愉悅的人生！

居家必備 12 款精油：

1 真正薰衣草（Lavandula angustifolia ）

2 辣薄荷（Mentha pipertia ）

3 茶樹（Melaleuca alternifolia ）

4 有機檸檬（Citrus limon ）

5 澳洲尤加利（Eucalyptus radiata）

6 樟腦迷迭香（Rosmarinus officinalis ct camphor）

7 埃及天竺葵（Pelargonium graveolens）

8 羅馬洋甘菊（Anthemis nobilis）

9 佛手柑（Citrus bergamia）

10 快樂鼠尾草（Salvia sclarea）

11 絲柏（Cupressus sempervirens）

12 乳香（Boswellia carterii）

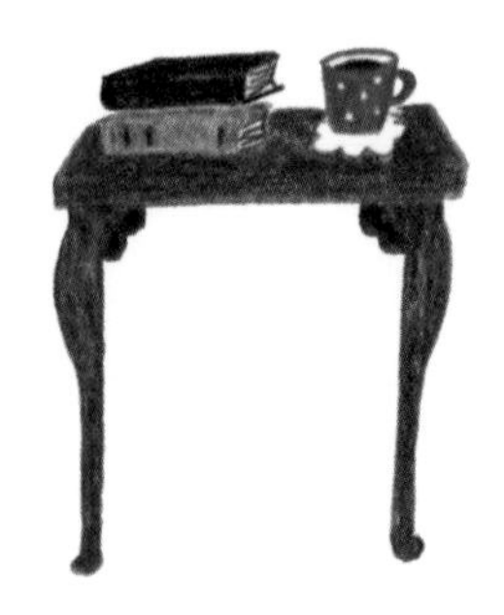

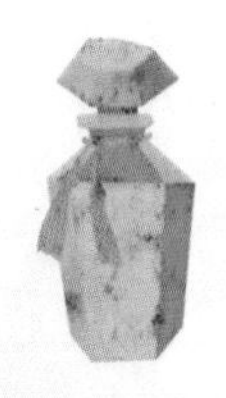

◎香氣氧身錦囊妙方 TIPS：

用 12 種必備精油創造出 36 種功能配方。

1 身體保健

偏頭痛	眼睛舒緩	肩頸舒壓	提振免疫
真正薰衣草 2 滴 + 辣薄荷 2 滴 + 羅馬洋甘菊 2 滴	真正薰衣草 2 滴 + 羅馬洋甘菊 2 滴 + 快樂鼠尾草 2 滴	樟腦迷迭香 2 滴 + 真正薰衣草 2 滴 + 絲柏 2 滴	樟腦迷迭香 2 滴 + 澳洲尤加利 2 滴 + 茶樹 2 滴
心悸平緩	**咳嗽緩解**	**好呼吸**	**健胃消化**
真正薰衣草 2 滴 + 乳香 2 滴 + 佛手柑 2 滴	羅馬洋甘菊 2 滴 + 佛手柑 2 滴 + 絲柏 2 滴	澳洲尤加利 2 滴 + 乳香 2 滴 + 真正薰衣草 2 滴	辣薄荷 2 滴 + 有機檸檬 2 滴 + 羅馬洋甘菊 2 滴
婦科保養	**關節暖化**	**腿部循環**	**末梢暖和**
快樂鼠尾草 2 滴 + 埃及天竺葵 2 滴 + 真正薰衣草 2 滴	樟腦迷迭香 2 滴 + 真正薰衣草 2 滴 + 辣薄荷 2 滴	樟腦迷迭香 2 滴 + 有機檸檬 2 滴 + 絲柏 2 滴	埃及天竺葵 3 滴 + 真正薰衣草 3 滴

使用方法：薰香或是加入植物油（基底油）中做為按摩油。

2 情緒保養

重拾目標	考試記憶	身心平衡	舒眠放鬆
真正薰衣草 3 滴 + 辣薄荷 3 滴	樟腦迷迭香 2 滴 + 澳洲尤加利 2 滴 + 真正薰衣草 2 滴	有機檸檬 2 滴 + 埃及天竺葵 2 滴 + 佛手柑 2 滴	真正薰衣草 3 滴 + 羅馬洋甘菊 3 滴

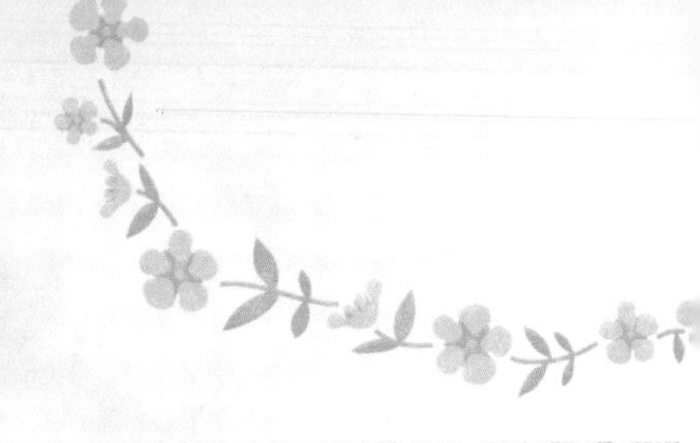

接受挑戰	創意無限	沉澱心靈	情緒平衡
樟腦迷迭香 2 滴 + 辣薄荷 2 滴 + 絲柏 2 滴	樟腦迷迭香 3 滴 + 快樂鼠尾草 3 滴	乳香 3 滴 + 羅馬洋甘菊 3 滴	真正薰衣草 2 滴 + 埃及天竺葵 2 滴 + 佛手柑 2 滴
消除負面	**感情美滿**	**極度疲憊**	**溝通順暢**
真正薰衣草 2 滴 + 羅馬洋甘菊 2 滴 + 絲柏 2 滴	真正薰衣草 2 滴 + 羅馬洋甘菊 2 滴 + 乳香 2 滴	乳香 3 滴 + 佛手柑 3 滴	乳香 2 滴 + 絲柏 2 滴 + 真正薰衣草 2 滴
自信滿分	**揮別憂鬱**	**平息怒火**	**集中精神**
樟腦迷迭香 2 滴 + 佛手柑 2 滴 + 有機檸檬 2 滴	佛手柑 3 滴 + 有機檸檬 3 滴	真正薰衣草 2 滴 + 佛手柑 2 滴 + 有機檸檬 2 滴	樟腦迷迭香 3 滴 + 有機檸檬 3 滴

使用方法：薰香或是加入植物油（基底油）中做為按摩油。

3 居家香氣

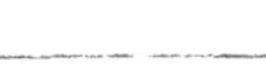

客廳	臥房	浴室	書房
真正薰衣草 2 滴 + 有機檸檬 2 滴 + 佛手柑 2 滴	快樂鼠尾草 2 滴 + 羅馬洋甘菊 2 滴 + 真正薰衣草 2 滴	茶樹 3 滴 + 有機檸檬 3 滴	樟腦迷迭香 2 滴 + 澳洲尤加利 2 滴 + 有機檸檬 2 滴
家俱清潔	**廚房**	**陽台**	**搬新家**
有機檸檬 3 滴 + 茶樹 3 滴	辣薄荷 2 滴 + 絲柏 2 滴 + 茶樹 2 滴	真正薰衣草 3 滴 + 乳香 3 滴	真正薰衣草 2 滴 + 乳香 2 滴 + 絲柏 2 滴

使用方法：水氧機薰香效果最好。

附錄：精油按摩穴道圖

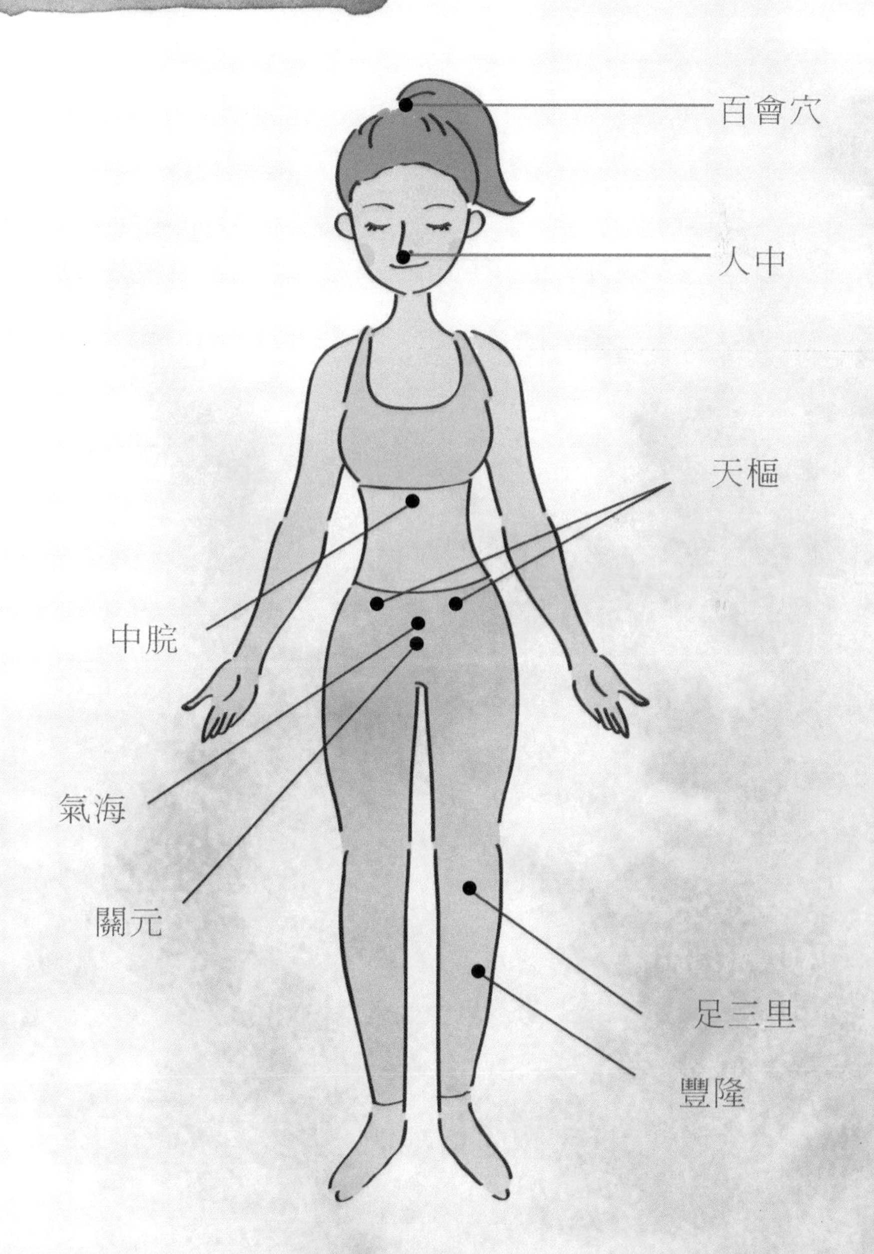

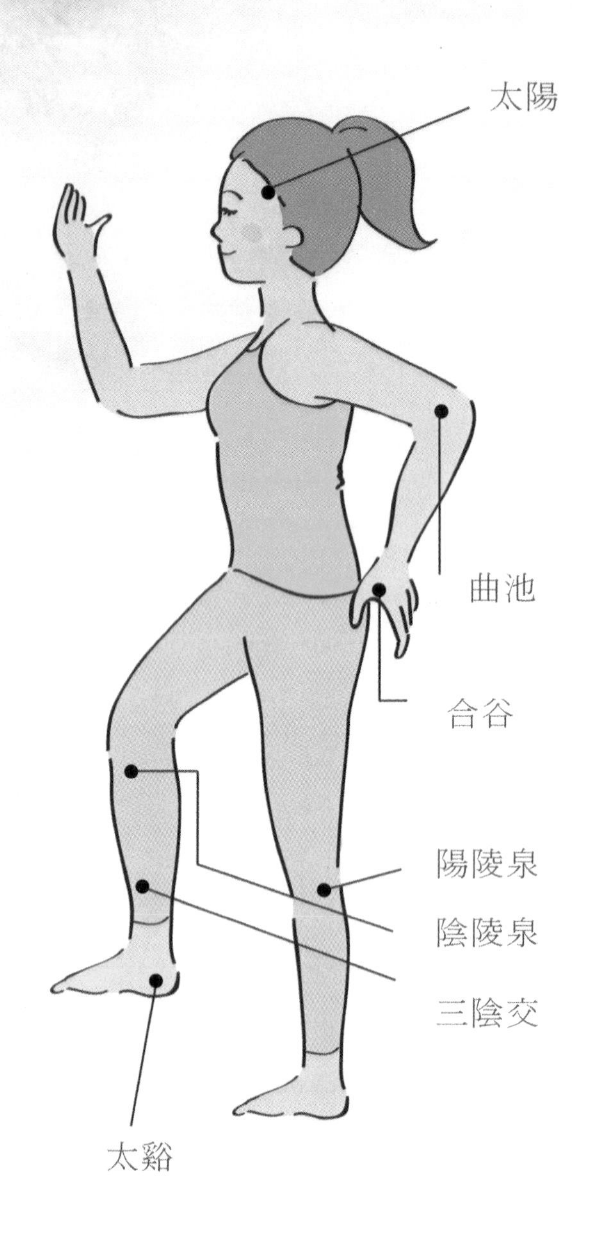
太陽
曲池
合谷
陽陵泉
陰陵泉
三陰交
太谿

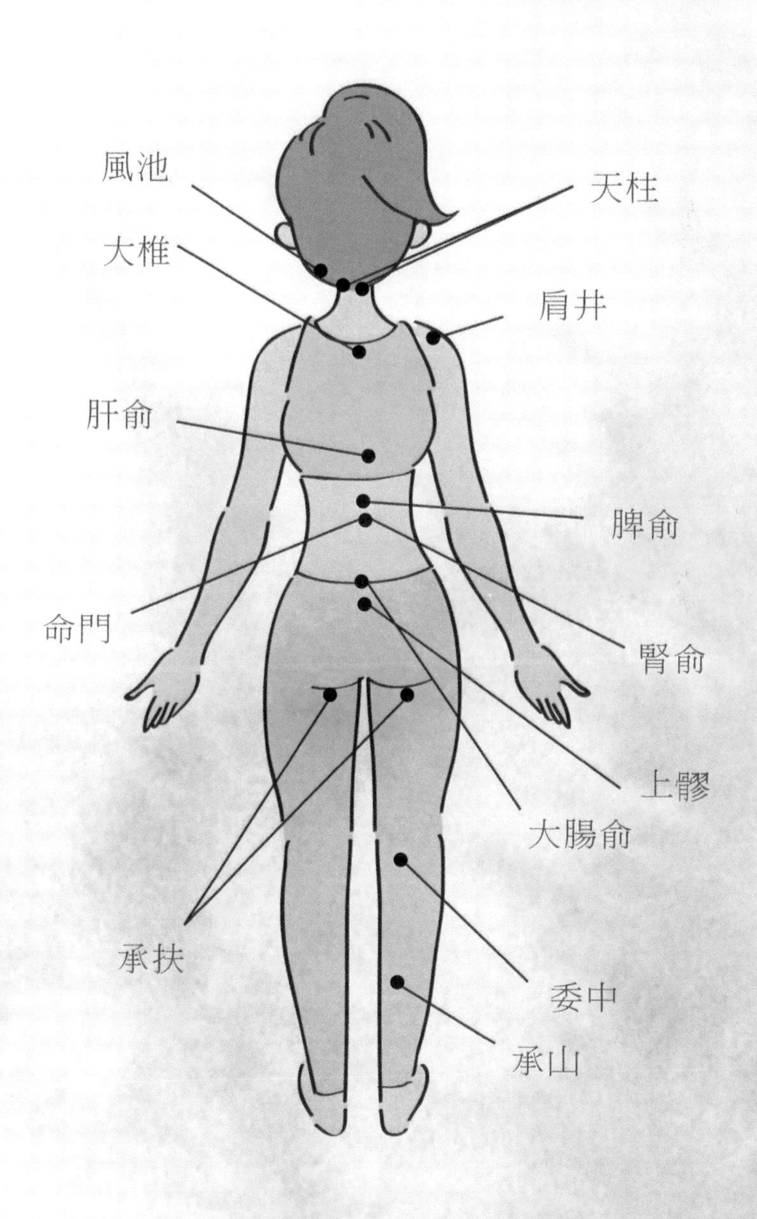
風池
天柱
大椎
肩井
肝俞
脾俞
命門
腎俞
上髎
大腸俞
承扶
委中
承山

自然生活 09

跟著四季作芳療，效果 Up10 倍

101 種順應四季的精油配方與舒展身心的瑜珈提斯，打造水嫩肌膚，腰腹臀通通瘦下去！

作　　者　林瑜芬
編　　輯　黃懿慧
插　　畫　黃鈺涵
校　　稿　溫貴花
封面設計　徐小碧
排　　版　徐小碧
出 版 者　大樹林出版社
地　　址　新北市中和區中正路 872 號 6 樓之 2
電　　話　(02) 2222-7270
傳　　真　(02) 2222-1270
網　　站　www.guidebook.com.tw
E- mail　notime.chung@msa.hinet.net
Facebook　www.facebook.com/bigtreebook

劃　　撥
戶　　名　大樹林出版社
帳　　號　18746459
總 經 銷　知遠文化事業有限公司
地　　址　新北市深坑區北深路 3 段 155 巷 25 號 5 樓
電　　話　(02)2664-8800
傳　　真　(02)2664-8801
數位印刷　2018 年 5 月

定　　價　300 元
ISBN 978-986-6005-32-9

版權所有，翻印必究
本書如有缺頁、破損、裝訂錯誤，請寄回本公司更換
本書部分圖片出自 http://tw.123rf.com/
Printed in Taiwan

國家圖書館出版品
預行編目 (CIP) 資料

跟著四季作芳療，效果 Up 10 倍：101 種順應四季的精油配方與舒展身心的瑜珈提斯，打造水嫩肌膚，腰腹臀通通瘦下去！/ 林瑜芬著 . -- 初版 . -- 新北市：大樹林，2014.11
　面；　公分 . -- (自然生活；9)
ISBN 978-986-6005-32-9(平裝)

1. 芳香療法 2. 香精油 3. 瑜珈

418.995　　103017807